传染病暴发流行与诊治防控

主 编 林小田 王 昱 蔡立莉

科学出版社

北 京

内 容 简 介

本书介绍了传染病暴发流行概述，容易引起暴发流行的病毒性传染病、细菌性传染病、立克次体病、寄生虫病，新发与重大传染病、传染病暴发流行预测预警与疫情报告，传染病流行病学调查，传染病突发公共卫生事件，传染病的消毒、隔离与控制技术，传染病的预防与控制措施，医护防护与职业暴露等内容，重点阐述传染病暴发流行诊断、治疗和预防。

本书构思新颖，内容丰富，科学性和实用性强。适合从事传染病与疾病预防人员及临床医师等阅读参考。

图书在版编目（CIP）数据

传染病暴发流行与诊治防控 / 林小田, 王昱, 蔡立莉主编. — 北京：科学出版社, 2022.1

　ISBN 978-7-03-070537-2

　Ⅰ. ①传… 　Ⅱ. ①林… ②王… ③蔡… 　Ⅲ. ①传染病 – 流行病学 ②传染病 – 诊疗 ③传染病防治 　Ⅳ. ①R51 ②R183

中国版本图书馆 CIP 数据核字（2021）第 224374 号

责任编辑：李 玫 / 责任校对：张 娟
责任印制：苏铁锁 / 封面设计：龙 岩

科 学 出 版 社 出版
北京东黄城根北街 16 号
邮政编码：100717
http://www.sciencep.com

北京凌奇印刷有限责任公司 印刷
科学出版社发行　各地新华书店经销
*
2022 年 1 月第 一 版　开本：720×1000　1/16
2022 年 1 月第一次印刷　印张：13 1/2
字数：260 000

POD定价： 78.00元
（如有印装质量问题，我社负责调换）

编著者名单

主　编　林小田　王　昱　蔡立莉

副主编　谢嫒琪　俞　宏　朱艳萍　吕　靖

编著者　（按姓氏笔画排序）

王　丽　王　萍　王春丽　仇建国

全飞宇　全任庆　李文达　陈丽娟

陈宝佳　陈海棠　陈惠茜　赵兴辉

饶俊鹏　袁　莹　贾　芳　积　累

前　言

传染病是由病毒、细菌、立克次体、衣原体、螺旋体、放线菌、真菌、原虫、蠕虫、巴尔通体、朊病毒感染等引起的具有传染性的疾病。其中，病毒、细菌、立克次体、原虫和蠕虫等病原体，在一定的条件下可引起传染病的暴发流行。据估计，全世界每年因患传染病及其相关疾病而死亡的人数高达 2000 万以上，尤其是某些传染性强的传染病可出现跨国界甚至跨洲的暴发流行，常常给人类的生命健康带来巨大的威胁并造成巨大的经济财产损失。

在人类的古近代历史上，曾记载过无数次重大传染病暴发流行案例。例如，公元 542 年，世界首次记载了鼠疫的暴发流行，当时称之为"黑死病"。疫情从中东起源，经陆路、海路商业贸易迅速传播至北非及欧洲，持续五六十年，每日引起成千上万人死亡，估计总死亡人数达 1 亿以上；公元 1520 年，西班牙殖民者入侵墨西哥，同时将天花病毒同时传入墨西哥，造成墨西哥天花传染病暴发流行，导致 300 多万人死亡；1918 年，始于美国军营的"西班牙流感"，很快波及全世界大多数国家，共导致 4000 万～8000 万人死亡。

近年来，全世界许多国家都曾遭受多种新旧传染病的暴发流行。例如，原有的传染病如肺结核、霍乱、麻疹等；近年新发的传染病如严重急性呼吸综合征（SARS）、新型甲型 H1N1 流感、人感染高致病性禽流感（H7N9、H5N1）、埃博拉出血热、拉沙热、中东呼吸综合征（MERS）、西尼罗河脑炎等，其中，有些新发重大传染病在多个国家甚至世界范围内暴发流行，给世界各国传染病防治工作带来了极大挑战。

本书阐述了传染病暴发流行的基本概念，重点对容易引起暴发流行的某些病毒性传染病、细菌性传染病、立克次体病和寄生虫病等的病因、发病机制、流行病学、临床表现、实验室检查、诊断、治疗、预防等进行了详细介绍；关注了近60 年来新发重大传染病的流行进展；分别就传染病暴发流行的流行病学调查，预测预警，突发公共卫生事件，传染病消毒、隔离、预防、控制和医护防护以及职业暴露等诸多问题进行了讨论。本书力求反映传染病暴发流行的总体概貌、各种容易引起暴发流行的传染病的诊治要点与科学防控措施，并对传染病暴发流行相关的流行病学调查、预测预警和医护防护等做了充分阐述。

　　本书参考和引用传染病防治工作者的研究成果与经验，在此表示最衷心的感谢！

林小田

主任医师　教授　硕士生导师

南部战区海军第一医院

2021年6月

目 录

第一章

传染病暴发流行概述

第一节　传染病的概念与结局

一、传染病的概念

我国古代医学很早就有"疫病""瘟病""疫气"等类似传染病的记载，但人类真正认识到传染病的病因是在 19 世纪下半叶。1886 年，科学家认识到传染病的发病是因病原体所致，提出了"病因-环境-宿主"模式。有两位著名科学家贡献较大：一位是法国的路易•巴斯德（Louis Pasteur, 1822—1895）；另一位是德国的科赫（Kober Koch, 1843—1910）；此外，德国公共卫生学家皮腾科费尔（Pettenkofer.M, 1818—1910）也证明，传染病的发生除病原体外，还可能与环境及人体自身的免疫力有关。

现已明确，传染病是指由病原微生物（如朊病毒、病毒、细菌、立克次体、真菌和螺旋体等）和寄生虫（如原虫、蠕虫）感染人体后发生的具有传染性的一类疾病。传染病归属于感染性疾病范畴，后者涵盖的疾病谱更广，其中，有些感染性疾病并无传染性。

二、感染性疾病的概念

传染，又称感染，是指病原体经各种途径进入人体后在病原体的致病力、机体的免疫力和其他外力如劳累、药物、手术和放疗等综合因素的角逐下表现出的不同结果。

感染性疾病与传染性疾病（简称传染病）是两个既有联系又有明显区别的疾病。感染性疾病（简称感染病）英文为"infectious disease"，传染性疾病（简称传染病）英文为"communicable disease"或"contagious disease"，这两类疾病的共同点是均由病原微生物感染所引起，但传染病是指一类具有传染性的疾病（如病毒性肝炎、麻疹等），它只是感染病的一部分，而感染病包括的范围更为广泛。感染病范围包括：①传染性较强的疾病，如麻疹、肺结核、艾滋病、严重急性呼吸综合征、血吸虫病等；②受气候、地理等影响，仅部分人、地方性或季节性流行，如支原体肺炎、普通感冒等；③有病原因子感染，但一般不传染他人，如败血症、军团病、金黄色葡萄球菌感染等。考虑到传染病与感染病的密切联系以及学科未来的发展方向，同时，尽可能减少社会公众的误解和有利于学科与国际专业组织的交流，1995 年我国中华医学会传染病学分会变更为中华医学会感染病学分会，许多综合性医院将传染病科改为感染性疾病科。

三、传染性病原体感染机体的结局

1. 病原体被清除　病原体侵入人体后，机体通过自身非特异性免疫屏障（如胃酸、吞噬细胞等）和特异性免疫功能（如中和抗体、杀伤性 T 淋巴细胞等）将病原体彻底清除。

2. 隐性感染　又称亚临床感染，指病原体侵入人体后，无任何临床症状和体征，仅通过免疫学检查方法发现病原体已被杀灭，并产生了免疫反应的证据，对病原体的再次入侵有一定的保护作用。

3. 显性感染　又称临床感染（发病），指病原体侵入人体后，引起机体的组织器官功能损伤，出现轻重不一的临床症状、体征和实验室检查异常等情况。轻症患者无须住院，较明显者需住院治疗。

4. 病原携带状态　指病原体侵入人体后，机体不发病或发病后症状恢复，但机体内仍有病原体存在。可分为 3 类。①潜伏期病原携带者：即在发病之前的潜伏期内携带病原体者；②恢复期病原携带者：指发病后临床症状消失但继续排出病原体者；③健康病原携带者：指整个感染过程中均未出现明显临床症状与体征而排出病原体者。实际上，有的所谓"健康携带者"并不一定身体健康，只不过是症状不明显，但组织学病理检查可能显示已有损害存在。

5. 潜伏性感染　指病原体侵入人体后，由于机体的免疫功能暂时使病原体在某个局部器官潜伏下来而不发病，但如果因某种因素出现机体免疫功能降低时，其潜伏的病原体又可引起机体发病。

第二节　传染病的暴发流行

一、传染病传播的基本条件

（一）传染源

传染源是指病原体已在体内生长繁殖并能将其排出体外的人和动物。

1. 患者　急性和慢性传染病患者，由于具有临床症状与体征，故容易引起重视。

2. **隐性感染者**　患者体内有病原体存在，但并无任何症状或症状轻微，故不易被重视，易出现漏诊和延诊，是某些传染病的重要传染源。

3. **病原携带者**　患者无任何症状，但仍可将病原体排出体外，并在一定条件下传染他人，因此，在流行病学上具有重要意义。

4. **受感染的动物**　为人畜共患传染病（如狂犬病等）的重要传染源。

（二）传播途径

传播途径是指病原体从传染源排出后感染另一个易感者之前在外界环境中所经历的全过程。传播途径可分为 3 个阶段：①病原体自宿主体内排出体外；②病原体停留在外界环境中；③病原体感染新的易感宿主体。

传播途径主要有以下方式。

1. **经空气传播**　经空气传播是呼吸道传染病的主要传播方式，包括 3 种传播途径，即经飞沫传播、经飞沫核传播和经尘埃传播等。空气传播的发生与多种因素有关，尤其是人口密度、卫生条件、易感者在人群中的比例等非常关键。

（1）经飞沫传播：含病原体的飞沫在患者呼气、打喷嚏、咳嗽时经口鼻排入环境，大飞沫迅速降落到地面，小飞沫在空气中短暂停留局限于传染源周围，故经飞沫传播只能累及传染源周围的密切接触者，多见于某些拥挤的公共场所，如车站、学校、临时工棚、餐厅、饭店、监狱、军营等。对环境抵抗力较弱的如流感病毒、脑膜炎奈瑟球菌、百日咳杆菌等常经此方式传播。

（2）经飞沫核传播：飞沫在空气中失去水分，余下蛋白质和病原体组成飞沫核，它以气溶胶形式漂流到远处，并在空气中存留较长时间。某些耐干燥的病原体如白喉杆菌、结核分枝杆菌等以此方式传播。

（3）经尘埃传播：含有病原体的较大飞沫或分泌物落在地面，经干燥后形成尘埃，当易感者吸入后被感染。对外界抵抗力强的病原体如结核分枝杆菌和炭疽芽孢杆菌可经此种方式传播。

经空气传播的传染病其流行病学特征为：①传播范围广，发病率高；②冬春季属于高发季节；③少年及儿童多见；④在未经免疫预防的人群中，发病呈周期性；⑤居住拥挤和人口密度大的地区易于暴发。

2. **经水传播**　经水传播包括经饮用水传播和接触疫水传播，前者为自来水被污染或饮用被粪便污染的水源所致，常引起肠道传染病；后者因接触疫水时经皮肤或黏膜感染如血吸虫病、钩端螺旋体病等。

因饮用污染的水源而导致传染病的暴发流行，在数十年以前还非常多见，但是，随着现代城市公共供水系统的建立及严格的水质卫生监测，因饮用水污染引起传染病暴发的案例已很少见，然而，广大农村的饮水问题仍须高度重视和加大投入。

经水传播传染病的流行强度，取决于污染水源类型、供水范围、饮用水污染强度和频度、病原体在水中的抵抗力和饮用水卫生监督管理力度等多种因素。

(1) 经饮用水传播。流行病学特征为：①病例来源均为饮用同一来源的水源；②病例的发生不分职业、年龄、性别等；③当停止饮用被污染的水后，传染病暴发流行很快停止；④如果水源再次被同样的病原体污染，又会引发新一波的类似病例暴发流行。最典型的例子是 1854 年英国伦敦暴发的霍乱大流行疫情。

(2) 经疫水传播。流行病学特征为：①病例均可追溯到曾经有过疫水接触史；②病例发生存在地区、季节、职业等特点；③当大量无抵抗力易感人群进入疫区并接触疫水后，可导致同类病例暴发流行；④当采取如避免接触疫水、疫水消毒和个人防护等措施后，可迅速阻止病例的发生和流行。

3. 经食物传播　当食用被病原体污染的食物后可引起肠道传染病和某些寄生虫病。例如，食用了感染绦虫的牛肉与猪肉后可引起绦虫病；食用了患炭疽的牛肉与羊肉后可引起炭疽病；食用了患结核病乳牛的乳汁后可引起肠结核；食用了被沙门菌感染的家畜肉及家禽蛋后可引起沙门菌感染；另外，食物在生产、加工、运输、储存与销售等各个环节也可受到病原体污染，当人们食用了这些被污染的食物后也可引起相关传染病。

经食物传播传染病的流行病学特征为：①可追溯到患者曾有食用被病原体污染的食品，而未食用者则一般不发病；②潜伏期短，如集体食用被病原体污染的食物后可引起传染病暴发流行；③在易于细菌生长繁殖的夏秋季节更容易发病；④当停止食用被污染的食品后则发病停止。

4. 接触传播　接触传播可分为以下两种。

(1) 直接接触传播：易感者直接接触传染源后引起的疾病传播，例如梅毒、淋病、狂犬病等。

(2) 间接接触传播：易感者通过接触被传染源的排泄物或分泌物所污染的日常生活用品（如毛巾、衣物、餐具、门把手等）所引起的传染病传播，故又称日常生活接触传播。其中，经污染的手发生的间接传播在传染病传播中非常重要。

经接触传播传染病的流行病学特征为：①病例以散发为主，在家庭内或同室成员之间多发；②流行过程缓慢，无明显季节性；③发病多见于生活环境差和卫生习惯不良等情况下；④通过对传染源严格管理，加强卫生消毒，可显著减少发病例数。

5. 经节肢动物传播　又称虫媒传播，是以节肢动物作为传播媒介而造成的感染，包括机械携带传播和生物性传播两种方式。

(1) 机械携带传播：节肢动物通过吞食或接触病原体，一般病原体可存活携带 2~5 日。节肢动物通过觅食接触、反吐或排泄粪便等方式，再将病原体排出体外污染食品，而人们通过食用这些污染食品后受到感染。例如，苍蝇通过该种方式传播伤寒、细菌性痢疾等。

(2) 生物性传播：吸血节肢动物通过叮咬带有病原体的宿主，病原体得以在节肢动物体内生长繁殖，然后再通过节肢动物的唾液、呕吐物或粪便等方式侵入易感者体内引发感染。例如，鼠疫、斑疹伤寒、疟疾等都是通过节肢动物叮咬而发病的，目前已知有200种以上的虫媒病毒性疾病。

节肢动物传播传染病的流行病学特征为：①疾病分布有地区性，病例与媒介昆虫的分布相一致；②发病有明显季节性，疾病发病率的高低与节肢动物活动频繁的季节一致；③患者有职业上的特点，如森林脑炎多见于伐木工人及野外作业者等；④病例存在年龄方面的特点，如在传染病老疫区患者多发于儿童，新疫区病例则无年龄上的区别；⑤病例不会在人与人之间传播。

6. 经土壤传播　指易感人群通过接触了被病原体污染的土壤而引起的传染病传播，主要见于某些肠道寄生虫病及能形成芽孢的细菌感染。土壤中病原体的来源可能是因为埋葬患传染病死亡的人或牲畜尸体后使土壤受到病原体污染；也有些肠道寄生虫需在土壤中发育后才会感染人，如蛔虫虫卵、钩虫虫卵等；还有某些细菌的芽孢需在土壤中才能长期生存，如破伤风梭菌、炭疽杆菌等。

经土壤传播传染病的概率取决于病原体在土壤中的存活时间、机体与土壤接触的机会与频度，以及个人卫生习惯和劳动条件等因素。

7. 垂直传播　指病原体通过母体传给子代的传播，又称母婴传播，包括经胎盘传播、上行性传播和分娩经产道传播等。

（1）经胎盘传播：指受感染孕妇体内的病原体经胎盘血液使胎儿引起宫内感染。例如，风疹病毒、水痘病毒、麻疹病毒、乙肝病毒、脊髓灰质炎病毒、柯萨奇B族病毒、流行性腮腺炎及巨细胞病毒等均可经胎盘感染胎儿。

（2）上行性传播：指病原体经孕妇阴道及宫颈口到达绒毛膜或胎盘引起胎儿宫内感染。例如，葡萄球菌、溶血性链球菌、大肠埃希菌、白念珠菌等。

（3）分娩经产道传播：指胎儿从羊膜腔产出暴露于母亲严重污染的产道内，导致胎儿皮肤、黏膜、呼吸道、肠道等受到病原体感染。例如，淋病奈瑟球菌、疱疹病毒等。

8. 医源性传播　指医务人员在医疗及预防工作中，因未能严格执行规章制度和操作规程，人为地造成传染病的传播。例如，未严格执行手卫生消毒、医疗器械消毒不严和药品或生物制剂被污染等多种因素均可造成患者感染疾病，典型例子是血液制品污染或血液透析等造成丙型肝炎感染。

（三）易感人群

易感人群是指对某种传染病缺乏特异性免疫力的人群。对某种传染病的易感人群数量越多则越容易感染某种病原体。当易感人群达到一定程度时就很容易引起某种传染病的暴发流行。

一般来说，新生人口增加、大量无免疫力人口涌入或计划免疫接种情况不佳等因素，均可明显增加易感人群的总数；反之，对某种传染病的易感人群总数越少，则越不容易感染某种病原体，更不易引起该种传染病的暴发流行。实践证明，降低总体人群对特定传染性病原体的易感性，最简便有效的方法就是对总体人群进行疫苗接种。

二、传染病的分布特征

（一）地区分布特征

传染病的地区分布取决于病原体和媒介动物的活动区域和环境条件。例如，血吸虫中间宿主钉螺喜欢温暖的水域，因此，血吸虫病多在热带、亚热带地区暴发流行；传播疟疾的按蚊适合于热带、亚热带地区生长繁殖，故疟疾常发生于按蚊活动频繁的热带及亚热带地区。

（二）时间分布特征

许多传染病的发生和暴发流行与时间、气候、季节等变动有关。据时间分布可分为 4 种类型。

1. **短期特征** 短期特征是指在某人群中在短时间内突然出现某种传染病发病人数增多的一种现象。这可能由很多人在短时间内接触了同一致病因子所致。对于潜伏期短、病例发病集中的传染病，时间特征可精确到以小时计算；对于潜伏期长的传染病，时间特征可以日、周等单位描述。

2. **季节性特征** 季节性特征是指某种传染病的发病率在某个季节月份出现升高的趋势。这可能与适宜生长繁殖季节的病原体和传播媒介生活习性以及人群的生活习惯和生产方式等有关。

3. **周期性特征** 周期性特征是指传染病的流行时间有一定的时间间隔规律性。这可能与病原体变异、一定数量易感者和适宜于病原体传播条件等因素有关。例如，甲型流行性感冒每隔 2～3 年可流行一次。

4. **长期性特征** 长期性特征是指在一个相当长的时间内传染病感染类型、病原体种类、宿主和医疗技术等影响而发生明显变化。

（三）人群分布特征

传染病的分布与人类的活动有很大关系，如社会活动、环境卫生、隔离消毒等均可影响传染病发病率的高低；此外，人群的年龄、性别、职业、种族和宗教信仰等均可影响传染病的暴发流行。

三、传染病的流行强度

传染病流行强度是指某种传染病在某一地区和某一时间内、在人群中发病的总数量及各病例之间的联系强度。传染病的流行强度可分为散发、暴发、流行与大流行。

（一）散发

散发是指某种传染病的发病率与常年的发病率相似或类似历年来的一般水

平。以散在形式发生的病例，病例之间在发病时间及地点上没有明显联系。一般是根据当地当年该病发病率与前三年发病率进行对比，如果发病率未显著超过前三年的水平则为散发。例如，乙型肝炎、丙型肝炎等以散发为主。据统计，传染病的发病多呈散发方式，其病例总数占全部传染病发病总人数的90%以上。

（二）暴发

暴发是指在较短时间内（一般以小时、日、周或月计算），在一个局部地区或单位中，突然发生较多或大量类似的传染病患者。暴发可分为以下几种。

1. 同源暴发　患者常因接触同一传染源或经过同一传播途径引起。例如，受同一水源或食物污染引起伤寒、甲型肝炎、感染性腹泻等暴发疫情。

2. 连续传播性暴发　通过人传人、节肢媒介等方式进行连续性传播。例如，通过呼吸道引起的流感、麻疹等暴发；通过蚊虫叮咬引起的登革热、黄热病等暴发；通过人与患病动物之间传播的钩端螺旋体病等暴发。

3. 混合型暴发　通过多种传播途径引起的传染病暴发。例如，伤寒或副伤寒在暴发初期可通过食品或水源污染引起，随后，这些疾病又可经日常生活接触病原体引起人与人之间的传播。

（三）流行与大流行

1. 流行　流行是指某种传染病在某地区的发病率显著超过历年散发水平（一般为前三年平均发病率的3～10倍）。主要原因有：①病原体数量增加或致病力增强；②新发病原体，群体缺乏免疫力；③因交通方式等原因使传播速度加快；④病原体基因突变使人类更加易感；⑤宿主暴露于病原体的机会增多。

2. 大流行　大流行是指某种传染病在短时间内迅速蔓延，其发病率显著超过该地区历年流行水平，流行范围超过省、国家甚至各大洲界。例如，1918年西班牙流感大流行、20世纪新出现的艾滋病、2019年新出现的新型冠状病毒肺炎等均为世界性大流行。

四、影响传染病暴发流行的因素

（一）社会因素

影响传染病暴发流行的社会因素主要有以下几种。

1. 人口状况　包括生物属性（如免疫遗传）和社会属性（如婚姻、阶层、家庭、生育、交际、情感、职业、人口迁移等）。

2. 文明程度　包括经济方面（如生产力水平、国民收入、国民营养等）和精神文明方面（如政治制度、文化教育、法律立法、卫生服务、医疗条件、伦理道德、宗教信仰、风俗习惯、生活方式、居住条件等）。

3. 环境因素　包括自然因素（如生物生态、物理化学、地理气候等）和社会因素（如公共关系、家庭关系、人际关系等）。

4. 人类因素　如人类长期滥用抗生素和杀虫剂，使得病原体和传播媒介的耐药性日益增强。据报道，目前全世界结核病耐多药病例多达 1 亿人、美国 14 年间抗生素耐药病例从 2%上升到 25%、蚊子对杀虫剂已普遍耐药等；此外，城市化过度扩张、人口居住密度增大、贫民窟群体增多、居住卫生条件恶劣、缺乏安全饮水和食物危机以及战争和难民潮等均为传染病的发生和扩散创造了条件。

（二）自然因素

影响传染病暴发流行的自然因素包括以下几种。

1. 气候因素　气温、湿度、气压、气流、雨量、风速与风向等对传染病的暴发流行有重要的影响。例如，在气候温暖的夏秋季节，非常适宜于蚊、牛虻等吸血昆虫的生长繁殖，容易发生吸血昆虫传播的传染病，如乙型脑炎、登革热、疟疾等；在寒冷潮湿的冬春季节，适宜于某些病毒、细菌的生长繁殖，故有利于经空气飞沫传播的呼吸道传染病的发生。

据研究，近 200 年来人类因无序开发矿产能源而消耗的大量热能，已使得大气中的二氧化碳、甲烷等温室气体量迅速增加，对全球气候无疑产生了重大影响，促使海洋平面上升、降水量分布不均以及极端天气频繁出现等。正是由于气候的异常改变，从而引起如厄尔尼诺现象、强热带风暴、雨水冰冻、炎夏干旱、城市热岛效应、印尼海啸等，结果造成人类饮用水系统的破坏、食物的短缺、公共设施的损坏、生存环境的恶劣、人类免疫力下降，人类变得更容易患病和死亡率增多；并且，气候条件潮湿和温度改变，也促使某些病毒、细菌等致病微生物以及虫媒更适合生长繁殖；此外，生态环境的异常变化，也会促使病原体为了自身生存而不断发生突变，这些改变为传染病的暴发流行创造了一定的条件。

2. 地理因素　自然环境如地理位置、植被、地质水文等对传染病的传染源、传播媒介、易感动物等均可产生复杂的作用。例如，我国嗜盐菌食物中毒多发生于沿海地区；血吸虫的生活史与水、钉螺有关，故好发于长江沿水系地理分布。

3. 物理因素　如日光、紫外线照射等不利于微生物的生长繁殖。

实际上，许多传染病的暴发流行受到许多综合因素的共同影响。1976 年，非洲刚果（金）北部的"埃博拉"河畔，突然发生一种新发传染病暴发，后证实病原体为埃博拉病毒。埃博拉病的主要表现为高热、头痛、呕吐、腹泻、大出血等，在短期内，这种新发传染病肆虐埃博拉河畔的 55 个村庄，引起数百人死亡；3 年之后，埃博拉病又在非洲苏丹暴发，导致 602 人感染，397 人死亡。

非洲为什么更容易引起这种新发传染病的暴发流行？分析原因可能与非洲的自然环境恶劣、不良风俗习惯、经济水平较差、医疗保障落后、受教育水平普遍较低等多种社会因素有关。据研究，果蝠是埃博拉病毒传入人类的最大可能中间宿主动物。由于非洲许多地区粮食不足和生活习惯，当地人曾把果蝠作为"美味佳肴"食用。

第三节　传染病的感染与免疫

传染病病原体侵入人体后与机体的免疫系统发生反应，在相互斗争的过程中产生一系列的病理损伤（称之为感染），并引起临床上不同程度的症状与体征（称之为传染病）。一般来说，传染病的发生、发展及结局与感染和免疫等因素有关。

一、感染

病原微生物侵入机体后可通过以下作用引起机体的损伤。①微生物的黏附作用：细菌可通过本身结构如菌毛、鞭毛、脂磷壁酸及分泌的糖萼等与宿主细胞黏附使得更容易侵入机体细胞。②微生物的侵袭力：某些微生物黏附细胞后，可通过荚膜、类荚膜及产生的胞外酶构成对宿主的侵袭力。③微生物的毒素作用：例如，革兰阳性菌和少数革兰阴性菌可分泌外毒素（如细胞毒、神经毒和肠毒素）造成机体的损伤；内毒素为革兰阴性菌细胞壁的脂多糖，具有免疫原性，可引起发热、白细胞反应、感染性休克、DIC 等机体损伤。

此外，微生物入侵的数量及侵入的特定部位也可影响机体发病。一般微生物毒力越强，则引起感染所需要的微生物数量越少；并且，微生物也需要侵入机体的特定部位才会发病。

二、宿主的抗感染防御机制

正常人体存在阻止病原微生物入侵及发病的防御屏障。许多时候即使病原微生物侵入机体后，也可通过机体的免疫系统将病原微生物清除而不发病；如果机体的免疫屏障功能受损，或病原微生物的毒力较强，则可引起机体的免疫病理损伤，引起传染病的发生。

1. 非特异性免疫功能

（1）屏障结构：皮肤和黏膜是阻止病原微生物入侵的第一道屏障。上皮细胞既可机械性阻止病原微生物的入侵，又可分泌杀菌或抑制病原微生物生长的化学物质。例如，泪液和唾液中含溶菌酶物质有抗菌作用；胃酸和消化酶对许多微生物有杀灭作用；皮肤和呼吸道上皮分泌的 β-防御素可破坏细菌的细胞膜等；血-脑屏障和胎盘屏障也能阻止某些病原微生物的入侵。

（2）吞噬细胞：吞噬细胞是机体重要的免疫细胞。当病原微生物被吞噬细胞表面的受体识别后，可诱导吞噬细胞活化，主动将病原微生物吞噬清除；并且，活化后的吞噬细胞还能分泌许多细胞因子，如肿瘤坏死因子-α、前列腺素、白三烯、白细胞介素-1 和白细胞介素-6 及血小板活化因子等，并在趋化因子的协助下，促使大量中性粒细胞集聚，进一步增强吞噬作用，引起局部炎症和全身反应。

（3）体液因素：补体系统能增强抗体对细菌的调理作用，并辅助抗体杀灭某些病原微生物；多种细胞激活后释放的细胞因子也能杀伤微生物。

（4）NK 细胞：NK 细胞是天然的杀伤细胞，它不需要免疫或激活就能杀伤某些淋巴样肿瘤细胞，其杀伤机制是 NK 细胞接触靶细胞后能释放细胞毒性颗粒，内含的效应蛋白穿透细胞膜并诱导靶细胞凋亡；并且，活化的 NK 细胞还可分泌多种细胞因子（如γ-干扰素等）在固有免疫中发挥作用。

2. 特异性免疫　特异性免疫是机体与病原体及其抗原物质（包括疫苗）相互作用后获得的抗病能力，它包括细胞免疫和体液免疫。细胞免疫是由 T 淋巴细胞介导的细胞毒性作用，主要针对被抗原入侵的宿主细胞，其作用方式是效应 T 细胞与宿主细胞紧密接触，通过抗原识别递呈等，使效应细胞产生淋巴因子。T 细胞毒性细胞包括 CD8 阳性 T 细胞和 CD4 阳性细胞，它们在限制和清除细胞内病原体（如病毒、刚地弓形虫等）的过程中发挥了重要作用，它们可通过多种途径使受染细胞凋亡；B 淋巴细胞介导的体液免疫是通过分泌免疫球蛋白（抗体）发挥抗微生物的作用。特异性抗体主要参与对细菌的调理吞噬、溶解和杀伤以及中和细菌的外毒素；此外，它们还参与抑制细菌黏附、抗体依赖细胞介导的细胞毒等作用。

第四节　传染病的基本特征与临床特点

一、传染病的基本特征

（一）有特定的病原体

每一种传染病都是由其特异性病原体引起的，包括病毒、细菌、立克次体、原虫、螺旋体、蠕虫等。例如，麻疹的病原体为麻疹病毒、水痘的病原体为水痘病毒、肺结核的病原体为结核分枝杆菌等。发现病原体阳性是确诊传染病的金标准。

（二）有传染性

传染病都有一定的传染性，它可通过一定传播途径感染他人，这也是传染病与其他由病原体引起的非传染病的重要区别。每一种传染病都有一定的传染时期，称之为传染期。一般传染病的传染期相对固定，可作为传染病患者隔离时间长短的重要依据之一。

（三）有流行病学特征

传染病具有流行病学的特征，例如，有些传染病有地方性和季节性；大多数传染病呈散发，少数传染病也出现暴发、流行和大流行。传染病流行过程必须具备传染源、传播途径和易感人群三个基本环节，但流行因素也会受到自然因素和社会因素等的影响。

（四）感染后可获得免疫力

患传染病后无论是显性感染还是隐性感染，大多数都可获得针对特定病原体及其产物的特异性免疫力，包括特异性细胞免疫和体液免疫。细胞免疫可表现为特异性 T 杀伤细胞和细胞因子等；体液免疫主要表现为特异性抗体。这种免疫力一般持续时间可达 2～4 年，有些抗原性强的传染病，其感染后的免疫力较持久，甚至可终身免疫，如天花、麻疹等。有些传染病患者治愈后，经过长短不等的时期，其体内保护性抗体的效价会降低甚至消失，但仍然存在免疫记忆，以后一旦再次受到同样的病原体侵袭时，机体会立即启动免疫防御机制，产生针对特定病原体的特异性免疫保护作用。

二、传染病的临床特点

（一）病程发展的阶段性

1. 潜伏期　指从病原体侵入机体至出现症状前这个时期。传染病潜伏期的长短与传染病的种类有关，与病原体感染的数量和毒力成反比。一般侵袭的病原体数量越多，毒力越强，则潜伏期越短。由于每种传染病的潜伏期相对固定，这为检疫及留检接触者提供了依据。

2. 前驱期　指从潜伏期末至出现传染病典型症状之前这个时期。大多无特异性症状，可表现为上呼吸道样症状，如乏力、发热、头痛等。通常持续 1～3 日，此期可有病毒血症，传染性强。有些发病急者可无明显前驱期。

3. 症状明显期　表现为传染病的典型症状体征，由轻至重，然后逐步缓解。例如，麻疹的典型皮疹、伤寒的稽留热及相对缓脉、病毒性肝炎的厌油及黄疸等；也有部分患者可无此期直接进入恢复期，称之"顿挫型"。

4. 恢复期　症状体征逐渐消失，食欲、精神逐渐好转，但也有部分患者在此期可"复发"或"再燃"。复发是指患者进入恢复期后，已稳定退热一段时间，由于体内残存的病原体再度繁殖而使临床表现再度出现的情况；再燃是指临床症状体征逐渐减轻，但体温并未恢复正常，由于体内病原体再度繁殖，引起体温升高等临床表现；另外，还有少数患者此期结束后留有"后遗症"。

（二）临床类型

1. 根据传染病临床过程长短可分为 3 种类型：急性、亚急性和慢性。
2. 根据病情轻重可分为 4 型：轻型、中型、重型和暴发型。
3. 根据症状典型与否可分为典型和非典型。

（三）传染病常见的症状与体征

1. 发热　指致热原作用于体温调节中枢或因体温调节中枢功能紊乱导致机

体体温超出正常范围的现象。一般而言，腋温超过 37℃，或直肠内测温度超过 37.5℃，或一昼夜体温波动超过 1℃以上，均为发热。

（1）发热程度： 根据体温高低可分为以下几种。

①低热：体温超过正常范围，但≤38℃。

②中度发热：体温 38.1～39℃。

③高热：体温 39.1～40℃。

④超高热：体温≥41℃。

（2）发热类型：常见的热型有以下几种。

①稽留热：持续发热 40.0℃左右，但 24 小时体温变动不超过 1.0℃。常见伤寒、斑疹伤寒等。

②弛张热：体温达 39.0℃以上，昼夜高峰波动很大，但最低体温仍高于正常。多见于败血症、伤寒缓解期、肾综合征出血热等。

③间歇热：体温突然上升并持续数小时，又突然下降至正常，间歇数小时或 1～2 日以类似发作。多见于疟疾、淋巴瘤等。

④消耗热：体温的高峰与低点波动很大，可达 4～5℃。多见于败血症、淋巴瘤、血行播散型肺结核等。

⑤回归热：体温在很短时间内上升至高峰，持续数日后体温降到正常，发热期及无热期各持续若干日，交替出现。多见于回归热、布鲁氏菌病、淋巴瘤等。

⑥不规则热：热型完全不规则，时高时低。多见于结核病、风湿热等。

2. 皮疹　皮疹的类型、出疹时间和顺序及伴随症状等对传染病的诊断有重要意义。

（1）皮疹形态

①斑疹：与皮肤齐平、有明显界线的皮肤色泽改变。a.红斑：由于皮肤毛细血管扩张、充血，血管壁通透性增强所致。形态可呈点状、斑状、环状或片状；颜色则呈红色，压之褪色。b.出血斑：由于毛细血管通透性及脆性增加，毛细血管栓塞、破裂而致的皮肤或黏膜出血。直径<2mm 为出血点，3～5mm 为紫癜，>5mm 为瘀斑。c.色素斑：斑疹后期色素增多所致。

②丘疹：高于皮肤的界限性隆起，是由于表皮或真皮浅层局限性水肿、炎症细胞浸润或异物沉积、毛囊角化等因素所致。丘疹直径多小于 1cm，形状、颜色、硬度均不一致，其顶面或平或尖或呈脐形。丘疹常由斑疹转化而成，可发展为水疱、脓疱或溃疡。

③疱疹：高于皮面，内有空隙，具有界限性隆起。初为水疱，内含清晰或浑浊的浆液，见于水痘、冻伤、烧伤或某些皮肤病。继发感染，形成含有脓液的水疱，谓之脓疱疹。

④荨麻疹（风团）：为暂时性水肿性皮肤隆起，顶面齐同，可融合成片，常伴有瘙痒和灼热感。 通常突然发生，经过数十分钟或数小时后迅速消失。可见于

荨麻疹、急性血吸虫病及其他过敏反应。

⑤结节：是位于皮下组织的硬结性损害。初起时仅能触及，而未能看见。在发展过程中逐渐高出皮面，小如黄豆，大可如核桃，其颜色、硬度、形态也不完全一致，可以发展为溃疡，也可完全吸收不留痕迹。

（2）出疹的时间：出疹的时间对某些传染病的诊断和鉴别诊断有价值。一般来说，出疹时间为：水痘、风疹在发病第1日，猩红热在第2日，天花在第3日，麻疹在第3、4日，斑疹伤寒在第5日，伤寒在第6日。

（3）出疹的顺序：麻疹先见于耳后、发际，逐渐由面、颈、躯干扩展到四肢；水痘自躯干、头扩展到四肢；猩红热自颈、上胸、肩、躯干扩展到四肢；肾综合征出血热最早见于软腭、腋部、胸背部等部位。

（4）皮疹的分布：水痘呈向心分布，躯干多，四肢少；天花呈离心性分布，头部、四肢皮疹多于躯干；伤寒主要见于躯干，以胸背部为多；流行性脑脊髓膜炎以四肢特别是下肢为多见等。

3. 毒血症状　病原体的各种代谢产物，包括细菌毒素在内，可引起除发热以外的多种症状，如疲乏、全身不适、食欲缺乏、头痛、肌肉和关节骨骼疼痛等，严重者可有意识障碍、脑膜刺激征、中毒性脑病、呼吸衰竭、休克等，实验室检查可见肝、肾、血等异常改变。

4. 单核-吞噬细胞系统反应　在病原体及其代谢产物的作用下，单核-吞噬细胞系统可出现充血、增生等反应，表现肝、脾及淋巴结肿大。

第五节　传染病暴发流行的诊断

快速诊断对传染病的早期发现、早期治疗、及时消毒隔离和预防控制非常重要，尤其是在新发重大传染病的暴发初期，首例病例的确诊极为关键，它对防止疫情扩散蔓延意义重大。通常传染病的诊断主要根据流行病学史、临床表现、实验室检查、病原学检查及免疫学等结果进行综合判定。

一、传染病暴发流行的病因诊断

控制传染病的暴发流行中有一个很重要的环节，就是需要及时对暴发流行传染病的病因做出正确的诊断，通过针对病原体的特点，可以针对性采取抗病原体治疗和消毒隔离防控措施等。病原体的正确诊断需要采集如下资料。

（一）流行病学资料

能够发生暴发流行的传染病常有其特征性表现，其中，流行病学资料对传染病的诊断非常重要。要具体了解传染病的发病地区、流行季节、既往患传染病史、患者与类似患者密切接触史、预防接种史、年龄、职业，以及近期去流行地区工作、生活及旅居史等情况；要初步判断传染病可能的传播途径、潜伏期、传染期和隔离期等。一般在潜伏末期和疾病初期的数日内传染性最强，传染病患者隔离期的长短，需参考该种传染病的平均潜伏期及最长潜伏期。

（二）临床表现

每种类型的传染病都有其本身相对特征性的临床表现，因此，应注意详细询问病史和查体，尤其注意某些传染病的特有症状与体征，如发热热型、皮疹形态、肝脾大等。发热热型对许多传染病有鉴别诊断意义，稽留热多见于伤寒、斑疹伤寒、兔热病、立克次体感染等；午后潮热见于肺结核；回归热见于登革热、鼠咬热等；特征性皮疹如恙虫病的焦痂、伤寒的玫瑰疹、肾综合征出血热的搔抓状出血点等。

（三）实验室检查

实验室检查对传染病的诊断很有价值，对寻找传染病的病因可以提供非常有价值的线索。常用的检查项目包括以下几种。

1. 三大常规检查

（1）血常规：一般病毒性传染病外周血白细胞总数计数减少或正常，但流行性乙型脑炎、传染性单核细胞增多症、流行性出血热、狂犬病等白细胞总数可明显增高，甚至出现类白血病反应；细菌性传染病白细胞总数多增高，而伤寒及沙门菌感染白细胞可减少，布鲁氏菌病可减少或正常。严重的细菌感染白细胞总数明显增高，且粒细胞有核左移及中毒颗粒、空泡出现。白细胞的绝对值及细胞分类在辅助诊断传染病中有重要意义；红细胞系统可反映血液疾病、血液浓缩或稀释改变，结合血红蛋白、血细胞比容、红细胞沉降率等检查，对许多传染病的诊断、鉴别诊断、治疗及预后等均有一定的作用；血小板计数对肾综合征出血热的早期诊断有重要意义，对反映病情的重度如肝衰竭、出血倾向等有重要的参考价值。

（2）尿常规：注意尿量、气味、颜色、透明度、酸碱度及比重，肉眼可发现血尿、脓尿、酱油尿、乳糜尿或有无膜状物。尿胆红素检查可早期发现黄疸，而尿液中出现"膜状物"应注意肾综合征出血热。

（3）粪常规：肉眼观察粪便的量、颜色、性状，有无黏液及脓血等，有助于对某些传染病的辅助诊断。例如，黏液脓血便可见于细菌性痢疾；米泔水样便可见于霍乱或副霍乱；水样便可见于肠道病毒感染；阿米巴痢疾大便呈果酱色；粪便涂片显微镜检查可发现红细胞、脓细胞、吞噬细胞和寄生虫虫卵等。

2. 感染性炎症指标检测

（1）降钙素原（PCT）：据研究，在脓毒血症时血清 PCT 水平迅速升高，且早于外周血白细胞和 C 反应蛋白等改变，而非细菌如病毒和真菌等感染时则 PCT 正常，并且，由于其半衰期 20～24 小时，血清 PCT 的下降程度可作为判断预后和评价疗效的良好指标，有助于临床医师合理选用抗菌药物。

（2）C 反应蛋白（CRP）：CRP 为急性期反应蛋白，是一种非特异性的炎症标志物，在感染性疾病时血浆 CRP 浓度可快速升高，但其他许多因素如各种急性炎症、心肌梗死、组织损伤、恶性肿瘤、手术创伤、放射性损伤等时也可增高，因此，CRP 在临床上无特异性诊断价值，常需结合临床、生化指标和影像学检查等进行综合判断。但检测它也有意义，因为病毒感染时 CRP 多正常，因此，有助于细菌与病毒性疾病的鉴别，并且，如临床上有症状、CRP 增高，结合外周血白细胞计数及中性粒细胞和 PCT 增高，可明显提高细菌感染的准确性判断；此外，CRP 的快速升高和降低，与感染的程度相关，有助于判断病情轻重及预后。

3. 浆膜腔积液检查　浆膜腔液包括胸腔积液、腹水、心包积液等。如浆膜腔积液异常增多，应行胸腔或腹腔穿刺抽液术，检查积液的颜色、透明度、比重、凝固性以及常规实验室检查、生化、细菌培养和病理学检查等，以便明确积液的性质，区别漏出液或渗出液，尤其获得病原学诊断的依据。

4. 脑脊液检查　怀疑有中枢神经系统疾病时，应行腰椎穿刺术获取脑脊液，进行常规、生化及病原学检查，可初步判定脑脊液的性质，如病原学阳性可确诊。病毒性脑炎的脑脊液外观澄清或微浑，细胞数以淋巴细胞为主，少有中性粒细胞、单核细胞和浆细胞等；化脓性脑膜炎外观浑浊或呈脓样，细胞数明显升高，以中性粒细胞为主，蛋白质含量明显增高，糖及氯化物降低；结核性脑膜炎外观清亮或呈磨玻璃样，放置后出现薄膜，细胞数可增高，以淋巴细胞为主，蛋白质增高，糖及氯化物降低。

在进行腰椎穿刺抽液检查时，应严格掌握适应证、禁忌证及注意事项。对于颅内压显著增高的患者不宜穿刺，以免诱发脑疝；对于颅内压增高的患者确因病情需要腰穿时，应先用脱水剂降低颅内压，并且，采用细针穿刺，缓慢放出脑脊液，最好不要超过 1ml，术后再应用脱水剂及密切观察病情变化等。

（四）病原学检查

传染病最重要的特征之一是每种传染病均有其特定的病原体，因此，获取病原体证据是传染病暴发流行病因诊断的金标准。一般有 4 种方法获取病原体证据：①病原体直接检查。如疟疾患者可从外周血涂片找疟原虫；鼠疫患者可从其血液、痰或淋巴结穿刺物中找鼠疫耶尔森菌等。②病原体分离培养。如肺结核取痰液细菌培养分离结核分枝杆菌可确诊；取粪便细菌培养如伤寒沙门菌阳性可确诊伤寒。③免疫学检查。特异性抗原和特异性抗体检查有助于传染病的早期诊断和流行病学调查。④基因诊断技术。如核酸分子杂交、聚合酶链反应（PCR）技术、DNA 序列分析等对病原体的确定均有重要的诊断价值。

一般绝大多数细菌、真菌、寄生虫引起的传染病均可从相应合格标本中分离出病原体，标本质量的好坏可直接影响检查结果的准确性。常用的标本有血液、痰液、穿刺液、分泌物、脓液、尿液、粪便和组织病理标本等。在留取标本时应注意：取材尽可能要严格无菌操作，同时采集多个不同部位的标本，在应用抗菌药物之前采集标本，标本采集后立即送检，在送检标本化验单上注意注明标本的来源和检验目的，以便有助于实验室人员在选取恰当的培养基和适宜培养环境时参考。

二、传染病暴发流行疫情的程度判定

传染病疫情通常分为两类：即暴发疫情和重大疫情。

（一）传染病暴发疫情

传染病暴发疫情指局限区域和范围内（如同一个单位或同一个村庄）在短时间内，因同一因素在某种传染病的平均潜伏期内出现许多同类传染病的现象。例如，在某一区域短期内达到如下数量时可定义为暴发：如霍乱 3 例，鼠疫、肺炭疽、脊髓灰质炎、白喉、斑疹伤寒各 1 例，其他法定传染病 5 例及以上等。

（二）传染病重大疫情

传染病重大疫情指发生《传染病防治法》规定的传染病或依法增加的传染病（包括不明原因疾病）暴发流行的重大疫情。传染病重大疫情程度的划分，根据不同国家、省份或市县可能有所不同。现举例如下。

1. 突发重大传染病疫情的分级标准（以某省级标准）

（1）特别重大传染病疫情（Ⅰ级）：有下列情形之一者为特别重大事件。①肺鼠疫、肺炭疽在大中城市发生并存在有扩散趋势，或肺鼠疫、肺炭疽疫情波及本省及其他省份，并有进一步扩散趋势；②发生传染性非典型肺炎、人感染高致病性禽流感病例，并有扩散趋势；③本省发生的群体性不明原因疾病波及其他省份，或者其他省份发生群体性不明原因疾病波及本省，并有扩散趋势；④发生新传染病或我国尚未发现的传染病在本省发生或传入本省，并有扩散趋势，或发现我国已消失的传染病在本省发生；⑤与本省通航的国家和地区发生特大传染病疫情，并且本省发现输入性病例；⑥国务院卫生行政部门认定的发生在本省境内的其他特别重大突发公共卫生事件。

（2）重大传染病疫情事件（Ⅱ级）：有下列情形之一者为重大事件。①在一个县市区行政区域内，一个平均潜伏期内（6 日）发生 5 例以上肺鼠疫、肺炭疽病例，或者相关联的疫情波及 2 个以上的县市区；②发生严重急性呼吸综合征、人感染高致病性禽流感疑似病例；③腺鼠疫发生流行，在一个设区的市政区域内，一个平均潜伏期内多点连续发病 20 例以上，或流行范围波及 2 个以上设区的市；④霍乱在一个设区的市行政区域内流行，1 周内发病 30 例以上，或波及 2 个以上设区的市；⑤乙类、丙类传染病波及 2 个以上县市区，1 周内发病水平超过前 5 年同期平均发病水平 2 倍以上；⑥我国尚未发现的传染病在本省发生或传入本省，尚未造成扩散；⑦发生群体性不明原因疾病，疫情波及 2 个以上县市区；⑧省内外隐匿运输、邮寄烈性生物病原体、生物毒素造成本省行政区域内人员感染或死亡的；⑨国务院卫生行政部门认定的其他重大突发公共卫生事件。

（3）较大传染病疫情事件（Ⅲ级）：有下列情形之一的为较大事件。①发生肺鼠疫、肺炭疽病例，一个平均潜伏期内病例数未超过 5 例，流行范围在一个县市区行政区域内；②腺鼠疫发生流行，在一个县市行政区域内，一个平均潜伏期内连续发病 10 例以上，或波及 2 个县市区；③霍乱在一个县市区行政区域内发生，1 周内发病 10～29 例，或波及 2 个以上县市区；④1 周内在一个县市区行政区域内，乙、丙类传染病发病水平超过前 5 年同期平均发病水平 1 倍以上；⑤在一个县市区域内发现群体性不明原因疾病；⑥国家、省卫生行政部门认定的其他较大突发公共卫生事件。

（4）一般传染病疫情事件（Ⅳ级）：有下列情形之一的为一般事件。①腺鼠疫在一个县市行政区域内发生，一个平均潜伏期内病例数未超过 10 例；②霍乱在一个县市区行政区域内发生，1 周内发病 9 例以下；③国家、省、市卫生行政部门认定的其他一般突发公共卫生事件。

2. 突发重大传染病疫情的分级标准（以某县为例） 各种传染病疫情分级见表 1-1。

表 1-1 某县各种传染病疫情分级

	特别重大	重大	较重大	一般
鼠疫、严重急性呼吸综合征、人感染高致病性禽流感	本县范围内发现其中 1 种确诊病例	发现疑似病例或动物间鼠疫	鼠类动物血清学检测发现鼠疫抗体阳性	在一个局部范围内短时间内发现较多自毙鼠，可疑鼠类动物间鼠疫
霍乱	在 1 周内发现 30 例并有扩散趋势，或有 1 例死亡病例，或霍乱疫区发现新的流行菌株	20～29 例病例和带菌者	5～19 例病例和带菌者	1～4 例病例和带菌者，或在水及外环境中检出霍乱菌株
甲型肝炎或戊型肝炎	5 日内发现 50 例以上病例	30～49 例	10～29 例	5～9 例
伤寒或副伤寒	5 日内发现 50 例以上病例	30～49 例	10～29 例	5～9 例
肠出血性大肠埃希菌 O157:H7 感染性腹泻	有确诊病例	有可疑病例	5 日内出现感染性腹泻 100 例以上病例，且地区较集中；或一个集体单位发现 30 例以上病例	5 日内发现 50～99 例病例，且地区较集中；或一个集体单位发现 20～29 例病例

续表

	特别重大	重大	较重大	一般
流行性脑脊髓膜炎	5 日内发现 30 例以上	20～29 例	10～19 例	3～9 例
流行性感冒	发生新亚型病毒株	全县内出现大流行	大部乡镇流行	局部暴发疫情，且有扩散趋势
细菌性和阿米巴痢疾	5 日内发现 300 例以上	200～299 例	100～199 例	40～99 例，或一个集体单位 5 日发现 10～29 例
肾综合征出血热	5 日内发现 10 例以上	6～9 例	3～5 例	1～2 例
乙型脑炎及其他病毒性脑炎	5 日内发现 20 例以上	10～19 例	5～9 例	2～4 例
疟疾	5 日内发现 20 例以上或恶性疟本地持续病例 5 例以上	15～19 例，或恶性疟 3～4 例	10～14 例，或恶性疟 1～2 例	5～9 例，或出现恶性疟
登革热	5 日内发现 10 例以上	6～9 例	3～5 例	1～3 例
肺炭疽	出现肺炭疽病例或 5 日内发现 2 例以上炭疽病	出现炭疽病例，或出现肺炭疽疑似病例	发现炭疽病例	发现疑似病例
脊髓灰质炎	发现脊髓灰质炎野毒株病例或疑似病例			
白喉	发现确诊病例	发现可疑病例		
钩端螺旋体病	5 日内发现 30 例以上	20～29 例	10～19 例	2～9 例
麻疹		大部分乡镇出现暴发流行	在一个麻疹潜伏期内发病超过历史一般流行年的平均水平	一个村或一个集体单位在一个麻疹潜伏期内发生 2 例以上病例，但未达到暴发水平

第六节　传染病暴发流行的治疗

　　传染病暴发流行时由于在短时间内发病人数众多，医疗资源有限，为了提高效率和救治成批患者，在治疗上往往会与平时收治一般的传染病有所不同。诊治方面既要参照传染病教科书、诊治指南或专家共识方案进行，又要根据患者的具体病情、并发症及合并病等因素进行综合考虑，以采取更加有效的治疗措施。

一、治疗原则

（一）常规治疗与经验治疗相结合

传染病暴发流行期间，对于成批的传染病患者，一般优先采用教科书或诊治指南或专家共识等进行；同时，也可参考既往的有效治疗经验综合考虑。

（二）病因治疗与对症治疗相结合

临床上一经确诊或高度怀疑为某种传染病或某一类传染病时，应尽早进行病因治疗，剂量要足，疗程要够，直到症状消失，连续检查2～3次病原体均为阴性为止；同时，对症治疗也很重要，尤其对无特效药物、严重影响生命体征的危急症患者，更应重视对症处理，尽可能减轻患者的痛苦和防止病情恶化。

（三）危重病例救治与一般治疗相结合

危重症患者是导致传染病死亡的主要原因，因此，对于危重症及有重症倾向的患者，临床上应争分夺秒，积极采取最有效措施以控制病情发展，尽可能挽救患者的生命；同时，对于病情一般的传染病患者，也应密切观察病情变化，及时给予病因治疗，防止轻症病例病情恶化和向重症化发展。

（四）西医治疗与中医治疗相结合

西医药物对消灭病原体、改善症状和抢救危急重症具有针对性强、起效快和治愈高等特点，是救治大批患者的主要措施；同时，我国中医中药治疗传染病历史悠久，经验丰富，尤其对一些病因未明、临床上无特效药的传染病暴发疫情，具有较好的辅助治疗作用。采取中西医结合治疗，可以达到取长补短、促进病情康复的目的。

（五）临床治疗与预防控制相结合

临床治疗消除病原体不仅有利于患者病情的恢复，同时，对控制和隔离传染源、防止传染病疫情扩散也具有重要意义；但是，对群体采取广泛的预防控制措施也非常重要，严格做好隔离、消毒和防止医源性感染，及时向上级和有关部门报告疫情，对传染病密切接触者（甚至传染性很强的传染病的次密切接触者）及时采取隔离措施，做好流行病学调查，对易感人群进行及时的疫苗接种，对防止疫情扩散和减少传染病发生均至关重要。

二、治疗方法

（一）一般治疗

1. 消毒和隔离　　医护人员应严格按传染病消毒隔离原则进行日常诊疗护理工作，根据病原体的特点和传播方式采用不同的隔离措施，如呼吸道隔离、消化道隔离、接触隔离、昆虫隔离等，并严格执行各种隔离技术及消毒方法；对于传染性强的传染病应严格限制探视和陪护，确因病情需要时，陪护人员也要严格执行消毒与隔离原则。

2. 生活护理　良好周到的护理，仔细的病情观察，对调整患者心态、及时发现病情变化和促进病情恢复有益。急性期传染病患者，应注意休息，限制过多的活动，待病情进入恢复期后可适当增加活动量。保持个人清洁卫生，注意口腔和皮肤清洁；病房尽可能整洁舒适，保证足够睡眠。尤其是重症患者应加强护理措施，针对危重症如休克、出血、昏迷、惊厥、窒息、呼吸衰竭等患者进行特殊护理，以降低病死率和减少并发症的发生。

3. 饮食营养　对于因高热、食欲缺乏、恶心、呕吐等原因进食不足者，应补充足够的热能和多种营养物质，有利于损伤组织的修复。可根据病情和患者的饮食习惯给予易消化、高热量、富有营养的食物，如流食、半流食、软食等，重症或不能进食者予以鼻饲和静脉肠外营养补充。

（二）病因治疗

针对传染病病原体治疗是最有效的病因治疗。传染病病因有细菌、病毒、立克次体、原虫、蠕虫等多种，临床上可根据具体病原体分别选择如抗生素类、抗病毒类、抗立克次体、抗原虫和蠕虫类等药物，并遵循有关药物应用原则进行。例如，抗生素的应用原则是：①严格掌握适应证；②病毒感染性疾病不宜选用；③使用抗生素之前应做好病原体培养，并按药敏试验选药；④在多种抗生素治疗无效的未明热患者，应停用或根据药敏选用合适的抗生素；⑤对疑似细菌感染又无培养结果的危急患者，或免疫力低下的传染病患者可试用抗生素治疗；⑥预防性应用抗生素必须目的明确。

（三）免疫治疗

1. 免疫治疗主要包括免疫调节剂和免疫血清。免疫调节剂可分为以下 5 类。

（1）自然形成的细胞因子，如集落刺激因子及干扰素。

（2）单克隆抗体和炎症细胞因子受体阻断剂。

（3）免疫球蛋白。

（4）肾上腺皮质激素类药物。

（5）具有免疫调节功能的合成物质等。

2. 免疫血清是抗毒、抗菌、抗病毒及抗 Rh 血清的总称，它们在重症传染病救治中发挥了重要作用。例如，白喉抗毒素、破伤风抗毒素、肉毒抗毒素、抗炭疽血清、抗狂犬病血清、抗腺病毒血清等。选择免疫血清时应注意以下事项。

（1）针对性极强，每一种血清制剂只能针对相应毒素或病原体起作用。

（2）应用越早，效果越好。诊断已经明确或高度怀疑时，即应立即使用。

（3）剂量要足够，以达到完全结合血液循环中的游离毒素。

（4）针对原发病因的治疗。例如，细菌引起的传染病，则应早期足量应用抗菌药物。

（5）密切观察不良反应，同时做好可能出现的过敏反应（如过敏性休克等）的急救措施。

（四）对症治疗

1. 高热　对于高热患者可采取物理降温，如冰袋冷敷头部或大血管处、25%～50%乙醇或 32～36℃温水擦浴、冷（温）盐水灌肠等，但要注意不要长时间冰敷同一部位，以防止冻伤。全身发疹者不要用擦浴降温；还可采用针刺合谷、曲池、大椎等穴位；超高热物理降温效果欠佳者，可采用亚冬眠疗法，或间断应用肾上腺皮质激素等；此外，对于发热者要注意穿透气和棉质衣服，伴寒战者注意保暖，病房通风换气，保持室内清新，室温维持在 16～18℃，湿度以 55%～60%为宜。

2. 腹泻　饮食上给予少渣、少纤维素、高热量、易消化食物；腹泻频繁者，注意卧床休息，伴有呕吐者可暂时禁食；对于肠道感染者可给予抗感染药物治疗病因，不宜过多给予止泻药物；对于无明显肠道炎症者，可酌情选用如藿香正气丸、蒙脱石散、消旋卡多曲等药物。

3. 酸碱失衡及电解质紊乱　对因高热、呕吐、腹泻、大汗、多尿等所致失水、失盐、酸中毒者，轻症患者以口服补液盐散补液，重症患者可采用静脉输液纠正之。

4. 惊厥　因高热、脑缺氧、脑水肿等引起的惊厥，应立即采用降温、镇静和脱水药物等处理，同时，要注意防止舌后坠窒息，持续吸氧，保持呼吸道通畅；要将患者置入光线暗、安静的房间内，避免操作过猛和频繁搬动患者，以免诱发惊厥。

5. 心功能不全　注意消除诱因，减轻心脏前后负荷，增强心肌收缩力，改善血液循环等，同时，注意减慢输液速度和避免输液量过多。

6. 呼吸衰竭　去除呼吸衰竭的各种诱因，保持呼吸道通畅，吸氧，酌情应用呼吸兴奋剂和呼吸机辅助呼吸等。

（五）中医中药治疗

传染病多属中医学"温病"范畴，通过对传染病患者进行"望、闻、问、切"辨证施治，有一定效果。现代药理研究证实，许多中草药也具有抗菌消炎、抑制病毒、护肝退黄、退热利尿、调节免疫等功能；此外，如针灸、按摩、理疗等对改善患者症状、提高生活质量和减少后遗症也均有较好的效果。

（六）心理治疗

传染病暴发流行常使患者产生不同程度的焦虑症状，如神色紧张、坐立不安、失眠、注意力不集中等。医护人员应帮助患者分析产生焦虑的原因，有针对性地对患者进行心理疏导；要尊重患者，态度和蔼，与患者进行有效沟通，耐心倾听患者陈述，认同患者目前的应对方式；为患者提供安全舒适的环境，指导患者采取如深而慢的呼吸、按摩、听轻松愉快的音乐等松弛术，以减轻患者的焦虑和心理障碍。

第七节　传染病暴发流行的预防

传染病暴发流行防控的关键在于把握好"三关"，即管理传染源、切断传播途径和保护易感人群。

一、管理传染源

（一）严格传染病报告

对于我国法定的传染病，应根据甲类、乙类和丙类等传染病报告时限要求，及时按照相关规定进行疫情报告；对于原因不明病例突然增多的暴发现象，也应按照突发公共卫生事件要求及时报告。经验教训证明，及时报告疫情，对控制传染病疫情扩散蔓延具有十分重要的作用。

（二）患者的管理

传染病患者是最主要的传染源。对于传染性强的传染病，临床上一旦确诊或高度怀疑，即应实行严格管理，及时严格隔离；同时，防控人员应立即开展流行病学调查，严格规范诊疗患者，防止医源性传播；对于高度疑似患者，也应按确诊病例的管理要求进行管理，同时，加紧病原学标本的采集、送检与确诊。

（三）病原携带者的管理

病原携带者通常无症状，临床上容易忽视，这也是传染病发生暴发流行的重要原因之一，因此，应对密切接触者及有关人员进行病原学筛查，对于病原学阳性者，应严格医学观察，规范诊断治疗，加强对病原携带者的行为干预，对居住、生活和工作活动场所进行严格的消毒管理。

（四）密切接触者的管理

对于传染病密切接触者，应及时进行病原学筛查，同时做好医学观察。医学观察的时间一般要达到该种传染病的平均潜伏期甚至最长潜伏期，必要时可对密切接触者进行预防性服药或接种疫苗等。

（五）对人畜共患传染病的管理

一旦在动物中发现有人畜共患传染病的存在如狂犬病、禽流感、鼠疫等，应立即向上级和疾控部门报告疫情，有关部门应及时组织力量，对患病区域内的有关动物进行捕杀，对疫区进行严格消毒管理，喷洒杀虫剂，消除滋生地，遏制病媒的生存与繁殖等。

二、切断传播途径

切断传播途径是防止传染病传播的重要环节，应根据不同种类传染病的传播方式分别采取有效的阻断措施。

（一）针对传播方式的阻断措施

经空气传播的阻断采取防止人群聚集、个人戴口罩、讲究咳嗽礼仪、开窗通风、空气消毒等；经水传播的阻断采取停止被污染的水源供应、加强饮水卫生消毒和不接触疫水等；经食物传播的阻断采取加强健康饮食教育、不吃生食、禁止销售腐败变质食品、餐具消毒、讲究个人卫生、勤洗手等；经生物媒介传播的阻断采取搞好环境卫生，消灭苍蝇、蟑螂及蚊子滋生地，避免蚊虫叮咬等。实际上，对于许多经消化道、寄生虫和虫媒等传播的传染病，只要注意个人卫生、大搞环境卫生、消除"四害"（老鼠、臭虫、苍蝇、蚊子）等措施，这些传染病的发生绝大多数均可被阻断。

（二）加强防护，讲究个人卫生

传染病暴发流行期间，要切实做好个人防护措施。如呼吸道传染病要减少人群聚集，戴好口罩、帽子、护目眼镜等。虫媒传染病暴发流行期间应穿长袖衣服、外露皮肤涂抹驱蚊油、避免夜间和野外活动等。注意讲究个人卫生，科学做到"七步"洗手。

（三）严格消毒管理

对有病原体可能存在的生活、工作及周围环境等应进行严格消毒；对疫源地及传染病患者及死者的排泄物和污染物，应进行随时消毒和终末消毒。

三、保护易感人群

（一）提高非特异性免疫力

如改善营养、锻炼身体、中药膳食和保持心情舒畅等措施可以提高机体非特异性免疫力。

（二）增强特异性免疫力

包括主动免疫和被动免疫两种。

1. 主动免疫　接种疫苗如菌苗、类毒素等，可提高人群的主动或被动特异性免疫力，使机体具有对抗病毒、细菌、毒素的特异性主动免疫。虽然主动免疫抗体产生慢，但它的免疫力持续时间长甚至为终身性。

2. 被动免疫　如注射抗毒素血清、丙种球蛋白等，可使机体立即获得特异性免疫，生效快，可立即达到中和病毒及毒素的目的，但这种被动免疫的作用时间短，常用于紧急预防和救治危重症患者。

第二章

易引起暴发流行的病毒性传染病

第一节　人感染高致病性禽流感

人感染高致病性禽流感是由禽甲型流感病毒某些亚型中的一些毒株如 H5N1、H7N9 等引起的人类急性呼吸道传染病。

一、病原学

禽流感病毒是导致禽类烈性传染病的病毒，属 A 型流感病毒（AIV），病毒呈多形性，球形直径 80～120nm，有囊膜；基因组为分节段单股负链 RNA。依据其外膜血凝素（H）和神经氨酸酶（N）蛋白抗原性的不同，可分为 16 个 H 亚型（H1～H16）和 9 个 N 亚型（N1～N9）。感染人的禽流感病毒亚型主要为 H5N1、H9N2、H7N9，其中，感染 H5N1 的患者病情重，病死率高。

禽流感病毒普遍对热敏感，加热至 65℃ 30 分钟或 100℃ 2 分钟以上可灭活；对低温抵抗力较强，在 4℃ 水中或有甘油存在的情况下可保持活力 1 年以上。

二、流行病学

该病发病急、病情重、进展快和病死率高，被世界卫生组织（WHO）列为对人类最具有潜在威胁的疾病之一。

（一）传染源

主要为患禽流感或携带禽流感病毒的动物如鸡、鸭、鹅等家禽，尤其是鸡。在其分泌物和排泄物、组织器官、禽蛋中均可带有病毒。此外，野生的水禽如天鹅、海鸥、野鸭等也可将病毒传播给家养和贩卖的禽群。人禽流感患者和病猪是否可成为传染源尚无定论。

（二）传染途径

对于禽类，禽流感病毒主要是通过易感禽类与感染禽类的直接接触或与病毒污染物的间接接触，如污染的饮水、饲料、粪便、运输工具等传播；对于人类，主要经呼吸道传播，病禽咳嗽可将含有病毒的飞沫漂浮于空气中被人吸入而感染。至于人禽流感患者之间会否传播仍无确切证据。

（三）人群易感性

任何年龄均易感，但以 12 岁以下儿童发病率较高，病情较重，尤其是与不明原因病死家禽、感染或疑似感染禽流感家禽密切接触人员为高危人群。

（四）流行特征

1878 年意大利报道"鸡瘟"，1997 年中国香港首先发现禽流感感染人事件。截至 2013 年 3 月，全球共报告人感染高致病性 H5N1 禽流感 622 例，死亡 371 例；病例分布于 15 个国家，中国发现了 45 例，死亡 30 例。本病一年四季均可发病，以冬春季节较多，气候转暖后发病减少，通常呈散发。

三、发病机制

研究显示：人体细胞受到流感病毒袭击后会大量释放如干扰素、肿瘤坏死因子等"细胞因子"，这些细胞免疫分子本来可激发机体的免疫系统去杀死流感病毒，然而，由于 H5N1 在结构上存在特殊的基因，即非结构基因（NS），这种分子第 92 位为谷氨酸，它可使禽流感病毒能成功躲避人体免疫系统的攻击，然而，禽流感病毒侵袭人体后，致使免疫细胞大量释放"细胞因子"，后者杀不了禽流感病毒，却反过来引起机体组织严重的免疫损伤，造成机体多器官功能损伤和严重功能障碍。

四、临床表现

潜伏期一般为 1～3 日，通常在 7 日以内，最长为 21 日。

急性起病，初期症状类似于普通流感，随后发热加重，体温大多持续在 39.0℃以上，持续 1～7 日（3～4 日多见），可伴流涕、鼻塞、咳嗽、咽痛、头痛和全身不适；可有恶心、腹痛、腹泻、稀水样便等症状。

重症患者高热持续不退，可迅速出现肺炎，继而进展为急性呼吸窘迫综合征（ARDS）、肺出血、胸腔积液、全血细胞减少、多脏器功能衰竭、心肌炎及瑞氏（Reye）综合征等并发症；可继发细菌感染引起败血症及休克。本病预后差，患者常死于严重呼吸衰竭；婴儿患者症状不典型，如高热、惊厥及气道梗阻等。

五、实验室检查

（一）一般检查

1. **血常规**　外周血白细胞总数正常或降低，淋巴细胞相对增高；重症患者白细胞总数及淋巴细胞可下降。

2. **血生化检查**　部分患者血清丙氨酸转氨酶（ALT）、天冬氨酸转氨酶（AST）、尿素氮（BUN）及 C 反应蛋白（CRP）等可升高。

（二）血清学检查

发病初期和恢复期双份血清抗禽流感病毒抗体（如 H7N9）滴度有 4 倍或以上升高，有助于回顾性诊断。

（三）病原学及相关检测

1. 核酸检测　对可疑人感染（如 H7N9 禽流感）病例首选核酸检测。

2. 甲型流感病毒通用型抗原检测　采用免疫荧光法或酶联免疫法（ELISA）检测呼吸道标本中的甲型流感病毒核蛋白抗原（NP）及禽流感病毒 H 亚型抗原。

3. 病毒分离　从患者呼吸道分泌物如鼻咽分泌物、口腔含漱液、气管吸出物或呼吸道上皮细胞等标本中分离禽流感病毒。

4. 病毒基因检测　采用反转录-聚合酶联反应（RT-PCR）法检测禽流感病毒亚型特异性 H 抗原基因。

六、影像学检查

胸部 CT 表现为肺实质渗出，阴影浅淡，呈絮状、磨玻璃样改变；在 1～2 日可迅速进展，密度加深呈实变样，边缘模糊，部分可演变为"白肺"样改变，可合并胸腔积液。

七、诊断

根据确切的流行病学资料、临床表现及实验室检查结果可初步怀疑人感染 H5N1 或 H7N9 禽流感。在流行病学史不详的情况下，需根据临床表现、辅助检查和实验室检测结果，特别是从患者呼吸道分泌物标本中分离出禽流感病毒，或禽流感病毒核酸检测阳性，或动态检测双份血清禽流感病毒特异性抗体阳转或呈 4 倍或以上升高，可做出人感染禽流感的诊断。

八、诊断标准

（一）疑似病例

有流行病学接触史，有流感样临床表现；尚无病原学结果。

（二）确诊病例

有上述临床表现和病原学检测阳性。

（三）重症病例

符合下列 1 项主要标准或≥3 项次要标准，即可诊断为重症病例。

1. 主要标准　①需要气管切管行机械通气治疗；②脓毒性休克经积极液体复苏后仍需要血管活性药物治疗。

2. 次要标准　①呼吸频率≥30 次/分；②氧合指数≤250mmHg；③多肺叶浸

润；④意识障碍和（或）定向障碍；⑤血尿素氮≥7.14mmol/L；⑥收缩压<90mmHg需要积极的液体复苏。

（四）易发展为重症的危险因素

①年龄≥65岁；②合并严重基础病或特殊临床情况，如心脏或肺部基础疾病、高血压、糖尿病、肥胖、肿瘤、免疫抑制状态、产妇等；③发病后持续高热（体温≥39℃）；④淋巴细胞计数持续降低；⑤CRP、LDH及CK持续增高；⑥胸部CT影像检查提示肺炎快速进展。

九、鉴别诊断

（一）流行性感冒

流感与人禽流感同属一类病毒，因此两者的临床表现有许多相似之处。人禽流感的上呼吸道症状轻，可不明显；下呼吸道症状较严重，病情危重，病死率较高。留取呼吸道等分泌物标本行病原学检查可鉴别。

（二）严重急性呼吸综合征（SARS）

本病在临床表现上与人禽流感相似，表现为突起高热，早期出现下呼吸道感染表现，易发生呼吸衰竭；传播方式也与流感相似。但SARS在儿童发病较少，成人多见，而人禽流感儿童发病者较多。二者的区别需要借助病原学鉴定。

（三）传染性单核细胞增多症

急性淋巴组织增生性疾病与EB病毒感染有关。主要有3个典型症状：发热、咽炎和颈淋巴结肿大，嗜异性凝集试验阳性。

（四）衣原体肺炎

一般症状轻，常伴咽喉炎及鼻窦炎为其特点。上呼吸道感染症状消退后，出现干、湿啰音等支气管炎、肺炎表现；微量免疫荧光（MIF）试验检测肺炎衣原体仍最敏感；特异性IgM抗体≥1∶16或IgM抗体≥1∶512或抗体滴度4倍以上增高有诊断价值。

（五）普通感冒

症状比较轻，如鼻塞、流涕等，体温一般不超过38℃。鼻咽部及呼吸道病原学检查可鉴别。

十、治疗

（一）一般治疗

1. **隔离治疗** 疑似或确诊病例应立即隔离治疗；如需转运时应采用负压转运车运送，同时医护人员及司机要加强防护，做好终末消毒。

2. **支持疗法** 卧床休息，适当多饮水，补充足够的热量，予以易消化、足够热量、蛋白质及维生素C、B族维生素丰富的食物；加强基础护理措施，密切观察病情变化。

3. 对症治疗 根据缺氧程度采用鼻导管、开放面罩及储氧面罩进行氧疗；高热患者予以物理降温，或应用解热药物；咳嗽咳痰者予以止咳化痰药如盐酸氨溴索、复方甘草片、胆木浸膏糖浆等；儿童患者禁用阿司匹林或含阿司匹林以及其他水杨酸制剂的药物，避免引起儿童 Reye 综合征。

（二）抗病毒治疗

使用抗病毒药物之前应留取呼吸道标本进行病原学检查，尽早应用抗流感病毒药物。在 48 小时以内使用最有效，但超过 48 小时应用也有一定效果。

1. 神经氨酸酶抑制剂

（1）奥司他韦（oseltamivir, 达菲）：是一种特异性流感病毒 NA 抑制剂，具有明显缩短病程、减轻症状的作用，疗效肯定。成人每次 75mg，每日 2 次，疗程 5~7 日；1 岁及以上年龄儿童患者根据体重给药：体重不足 15kg 者，予以 30mg，每日 2 次；体重不足 15~23kg 者，予以 45mg，每日 2 次；体重不足 23~40kg 者，予以 60mg，每日 2 次；体重大于 40kg 者，予以 75mg，每日 2 次。出现症状 2 日内应用最有效；对于吞咽胶囊有困难的儿童，可选用奥司他韦混悬液。不良反应有胃肠道不适（如恶心、呕吐）及头晕等。

（2）帕拉米韦（peramivir）：常用帕拉米韦氯化钠注射液，成人用量为 300~600mg，静脉滴注，每日 1 次，连用 1~5 日，重症患者可适当延长。应注意严密观察不良反应。

（3）扎那米韦：本品口服生物利用度低，肾脏排泄快，只作局部用药，经鼻腔或口腔吸入给药。在出现症状 2 日内应用。每次吸入 10 mg，每日 2 次（间隔 12 小时），连用 5 日。不良反应主要有头痛、恶心、咽部不适、眩晕及鼻出血等；偶有哮喘和慢性阻塞性肺气肿病例出现支气管痉挛和肺功能恶化，因此，此类患者禁用；6 岁以下儿童不推荐应用本品。

2. 离子通道 M_2 受体阻滞剂 目前资料显示，所有 H7N9 等人禽流感病毒对金刚烷胺和金刚乙胺耐药或疗效不佳，不建议使用。

（三）抗菌药物治疗

对伴有肺炎、ARDS 等重症病例及继发细菌感染者，可先根据临床经验酌情选用，如 β-内酰胺类与阿奇霉素或氟喹诺酮类药物联合应用；并及时进行细菌学培养及药敏试验，以后根据药敏试验结果酌情调整抗生素应用。

（四）糖皮质激素

考虑到本病可伴发肺炎及 ARDS，应用激素可减轻炎症及肺纤维化，因此，临床上可酌情选用如泼尼松龙、氢化可的松、地塞米松等，但到目前为止，仍无确切的证据表明，激素治疗人禽流感有效，并且，可能因其免疫抑制作用使病毒复制加快，继发感染及骨骼肌肉系统等不良反应，故一般不用，尤其避免大剂量和长期使用。

（五）氧疗

氧疗对中重症禽流感患者非常重要。应尽可能纠正低氧血症以避免组织器官缺氧。密切监测外周动脉血氧饱和度，维持 SaO_2 在 90% 以上。鼻导管给氧可用于轻症患者，重症患者建议面罩给氧（10L/min）。但由于本病 ARDS 发生率高，无创通气乃禁忌证，故应用有创机械通气的氧疗方式较为合适。目前常用肺保护通气策略，即选择低潮气量和低平台压，以减少气胸的发生。

（六）其他疗法

采用禽流感患者的恢复期血浆治疗仍在探索阶段；中医中药对本病的治疗有一定效果，可根据辨证施治处方，也可选用中成药如莲花清瘟胶囊、清开灵、双黄连、板蓝根冲剂等。

十一、预防

（一）管理传染源

1. 对可疑及确诊病例尽早隔离，居室及周围环境消毒。人感染禽流感（如H7N9）住院患者，间隔 24 小时病毒核酸检测两次阴性可解除隔离。

2. 一旦发现禽流感疫情，动物防疫部门立即按有关规定进行处理，封锁疫区，高致病性禽流感疫点周围半径 3km 均为疫区，其范围内的家禽均要扑杀；对疫区周围 5km 范围内的所有易感家禽实施疫苗紧急免疫接种，是目前最有效的控制措施。

（二）切断传播途径

1. 指导职业暴露人员做好防护工作，接触人禽流感患者时，应戴口罩、戴手套、戴防护镜、穿隔离衣，接触患者及衣物后应"七步"洗手。

2. 严格执行操作规范，做好消毒隔离措施，防止交叉感染及院内感染。

3. 讲究个人卫生，注意饮食，不喝生水，不吃未煮熟的肉类及蛋类等食品。

4. 注意加强检测标本和实验室禽流感病毒毒株的管理，严格执行操作规范，防止实验室的感染及传播。

（三）保护易感人群

1. 对密切接触禽类人员加强监测，与家禽或人禽流感患者密切接触者一旦出现流感症状，应立即进行流行病学调查，采集患者标本并送至指定实验室检测病原体，同时，可在 48 小时内口服奥司他韦胶囊，每次 75 mg，每日 1 次，疗程为7 日。

2. 接种流感疫苗是预防流感最有效的方法，虽然该疫苗本身对禽流感没有保护作用，但它能降低流感的发生率、住院率和死亡率，对减少人禽流感的误诊有用。凡 60 岁以上的老年人、儿童、小学生以及免疫力低下和慢性病患者最好进行流感疫苗接种。人禽流感疫苗正在研制中。

十二、预后

本病的预后与感染的人禽流感病毒亚型有关，如感染 H9N2 和 H7N7 者大多预后良好，如感染 H5N1 者则预后较差；除此之外，还与就诊的早晚、首诊医师的诊断知识和抗病毒治疗是否延误、病情进展的速度和并发症的重度以及救治医疗条件等多种因素有关。一般病死率约为 30%，但印尼早期的病死率达 83.5%。截至 2013 年 3 月，全球共报告人感染高致病性 H5N1 禽流感 622 例，其中死亡 371 例。病例分布于 15 个国家，其中，我国发现 45 例，死亡 30 例。

第二节　埃博拉出血热

埃博拉出血热是由埃博拉病毒引起的急性出血性传染病。病死率高达 50%～90%。

一、病原学

埃博拉病毒属丝状病毒科，为不分节段的单股负链 RNA 病毒，可呈杆状、丝状、L 形等多种形态。病毒直径约 100nm。病毒有脂质包膜，包膜上有刷状排列的凸起，主要由病毒糖蛋白组成。埃博拉病毒包括 4 种亚型：埃博拉-扎伊尔、埃博拉-苏丹、埃博拉-科特迪瓦和埃博拉-莱斯顿，其中，除莱斯顿外其他三型均可致人感染，埃博拉-扎伊尔的毒力最强，人感染病死率高。

埃博拉病毒对热有中度抵抗力，60℃需要 1 小时灭活病毒，100℃ 5 分钟即可灭活；对低温抵抗力较强，在 4℃水中或有甘油存在的情况下，可保持活力 1 年以上。对紫外线、γ射线、甲醛、次氯酸、酚类等消毒剂和脂溶剂敏感。

二、流行病学

（一）传染源

感染埃博拉病毒的人类和灵长类是主要传染源，恢复期患者传染性明显减弱。现普遍认为，埃博拉病毒的自然宿主为狐蝠科的果蝠，尤其是锤头果蝠、富氏前肩头果蝠和小领果蝠，但它们在自然界的循环方式仍不清楚。

（二）传播途径

1. 接触传播　接触传播为主要传播方式，如接触患者和被感染动物的血液、排泄物及其他分泌物可引起感染。

2. 医源性感染　如共用被污染的医疗用品或针头等器具，医护人员在护理患者或处理患者尸体防护不到位被感染。

3. 气溶胶传播　吸入感染性的分泌物、排泄物等。

4. 其他传播 如经消化道和性接触（精液中含有病毒）等也有传播的可能性。

（三）易感人群

人群普遍易感。发病以成年人多见，可能与接触机会多有关；女性感染率似乎稍高于男性，无明显季节性。

（四）流行特征

1976 年首发于非洲的苏丹和扎伊尔，随后，在苏丹、乌干达、刚果、几内亚、利比里亚、尼日利亚和塞拉利昂等国家和地区共暴发流行 18 次，平均病死率为 49.3%；截至 2016 年初，世界卫生组织（WHO）宣告疫情结束时，这次疫情共波及全世界 10 个国家和地区，导致 28 646 人感染，死亡人数高达 11 323 人。

三、发病机制

病毒进入机体后，可能在局部淋巴结首先感染单核细胞、巨噬细胞和其他单核-吞噬系统的细胞。动物实验通过小鼠、豚鼠和猴等动物模型也证实，埃博拉病毒通过结合其宿主细胞受体的分子机制，经黏膜进入机体后，早期即可导致主要免疫细胞如单核-吞噬细胞系统、树突状细胞等大量被激活并复制，进而诱导大量细胞因子和趋化因子的分泌，其中，以促炎症细胞因子和趋化因子为主，这些因子又可以正反馈的方式进一步导致免疫细胞的聚集和活化，尤其是γ-干扰素在抗病毒的免疫反应过程中起到了重要作用。这些细胞活性物质可增加血管内皮的通透性，诱导表达内皮细胞表面黏附和促凝因子，以及组织破坏后血管壁胶原暴露，释放组织因子等，结果是引起弥散性血管内凝血（DIC）。主要病理改变是皮肤、黏膜和脏器出血。肝细胞点状、灶性坏死是本病最显著的特点，可见包涵体和凋亡小体。

四、临床表现

潜伏期2～21日，一般为5～12日。急性起病，高热，畏寒，头痛，伴乏力、肌痛、咽痛等，2～3日后可出现恶心、呕吐、腹痛、腹泻、血便等；50%的患者有咽痛及咳嗽。

病程极期（发病3～4日后），高热不退，中毒症状重，可出现神志改变，如谵妄、嗜睡等，并可见皮肤黏膜出血、结膜出血、呕血、咯血、便血、血尿等。最显著的特点是低血压、休克和面部水肿，以及水、电解质及酸碱失衡；病程5～7日后可出现麻疹样皮疹，数日后消退并脱屑；病程10日左右可出现严重出血，并可因出血、严重意识障碍、休克、肝肾衰竭及致死性并发症而死亡。90%的死亡患者多在病程的12日内死亡（7～14日）。

五、实验室检查

对留院观察病例、疑似病例和确诊病例的血液等相关标本进行实验室病原学和血清学检测，具体方案参照中国疾病预防控制中心下发执行，必须严格按照《人间传染的病原微生物名录》的要求在相应的生物安全级别实验室开展。

（一）一般检查

1. **血常规** 早期白细胞减少，1 周后上升，并出现异型淋巴细胞，血小板可减少。

2. **尿常规** 早期可有蛋白尿。

3. **生化检查** 天冬氨酸氨基转移酶（AST）和丙氨酸氨基转移酶（ALT）升高，且 AST 升高大于 ALT。

（二）血清学检查

1. **血清特异性 IgM 抗体检测** 多采用 IgM 捕捉 ELISA 法检测。

2. **血清特异性 IgG 抗体检测** 采用 ELISA、免疫荧光等方法检测。

（三）病原学检查

与活病毒相关的实验必须在 BSL-4 实验室进行。

1. **病毒抗原检测** 本病有高滴度病毒血症，可采用 ELISA 等方法检测血清中的病毒抗原；也可采用免疫荧光法从感染动物的肝、脾中检测病毒抗原。

2. **核酸检测** 一般采集发病后 1 周内的患者血清，采用 RT-PCR 等核酸扩增方法检测。一般发病后 1 周内的患者血清中可检测到病毒核酸。

3. **病毒分离** 采集发病一周内患者血清标本，采用 Vero 细胞进行病毒分离。

六、诊断

1. **流行病学资料** 来自于疫区，或 3 周内有疫区旅行史，或有与患者、感染动物接触史。

2. **临床表现** 起病急、发热、牙龈出血、鼻出血、结膜充血、瘀点，瘀斑，血便或其他出血症状；头痛、呕吐、恶心、腹泻，全身肌肉或关节疼痛。

3. **实验室检查** ①病毒抗原阳性；②血清特异性 IgM 抗体阳性；③恢复期血清特异性 IgG 抗体滴度比急性期有 4 倍升高；④从患者标本中检出埃博拉病毒RNA；⑤从患者标本中分离到埃博拉病毒。

七、诊断标准

本病诊断依据流行病学史、临床表现和实验室检查。

1. **疑似病例** 具有上述流行病学史和临床表现.

2. **确诊病例** 在疑似病例基础上，具备诊断依据中实验室检测中的任意一项阳性者。

八、鉴别诊断

需与马尔堡出血热、克里米亚刚果出血热、拉沙热和肾合征出血热等病毒性出血热相鉴别；与疟疾、病毒性肝炎、钩端螺旋体病、斑疹伤寒、单核细胞增多症等相鉴别。

九、治疗

目前仍无特效疗法。

（一）一般支持疗法与对症治疗

1. 严密隔离　一经诊断或高度怀疑本病时，应立即严密隔离，并做好加强防护措施。

2. 基础护理　卧床休息，予以少渣、易消化半流质饮食，补充足够的水、电解质及热量。

3. 补液治疗　补充足够液体，维持水、电解质和酸碱平衡，可使用平衡盐液，维持有效血容量，增加补充胶体液如白蛋白、低分子右旋糖酐，积极预防和治疗低血压休克。

（二）病原学治疗

目前仍无特效的抗病毒药物。

（三）积极防治多器官功能障碍

1. 肝功能损害　可给予保肝抗炎的药物治疗，如双环醇、多烯磷脂酰胆碱（易善复）、甘草酸二铵、异甘草酸美等；有黄疸者可用腺苷蛋氨酸、茵栀黄、熊去氧胆酸等。

2. 出血　给予止血和输血，新鲜冷冻血浆补充凝血因子，预防 DIC 等。

3. 肾衰竭　避免对肾有损伤的药物及除去诱因，及时行血液透析等。

（四）控制感染

及时发现继发感染，并根据细菌培养和药敏结果应用抗生素治疗。

十、预防

（一）控制传染源

对于疑似病例和确诊病例，应立即收入负压病房采取严格的消毒隔离管理措施；对于直接接触埃博拉出血热病例或疑似病例的血液、体液、分泌物、排泄物的人员，如共同居住、陪护、诊治、转运患者及处理尸体的人员，应隔离进行医学观察，隔离时间为最后一次接触污染物之日起至第 21 日结束为止。对来自疫区的人员应报告有关部门，同时，有关部门应做好追踪与随访工作，时间为离开疫区满 21 天为止。医疗机构一旦发现留观或疑似病例后，应当将病例转运至符合条件的定点医院隔离治疗。

（二）切断传播途径

严格规范污染环境的消毒工作；严格标本采集程序；严格执行医疗操作规范，防止医源性感染发生；病毒的分离和培养应在 P4 级安全实验室中进行。

（三）保护易感人群

目前有许多疫苗研究如针对黑猩猩的埃博拉病毒疫苗研究等，但仍未开展埃博拉出血热的疫苗接种。

十一、预后

本病预后较差，素有"人命黑板擦"之称，其平均病死率约为 50%，而在某些卫生系统脆弱的地区，病死率高达 90% 以上。

第三节　新型甲型 H1N1 流感

新型甲型 H1N1 流感是由新型甲型 H1N1 流感病毒引起的急性呼吸道传染病。

一、病原学

甲型 H1N1 流感病毒属于正黏病毒科，甲型流感病毒属。典型病毒颗粒呈球状，直径为 80～120nm。脂质囊膜上有许多放射状排列的凸起糖蛋白（刺突），刺突分别是血凝素、神经氨酸酶，基质蛋白 M2 镶嵌于囊膜中。流感病毒为单股负链 RNA 病毒，基因组约 13.6kb，由大小不等的 8 个独立的 RNA 片段组成，分别编码 10 种蛋白：HA、NA、PA、PB1、PB2、NP、M、NS 等。甲型 H1N1 流感病毒株包含有猪流感、禽流感和人流感三种流感病毒的基因片断，是一种新型流感病毒。

新型甲型 H1N1 流感病毒为囊膜病毒，对乙醚、氯仿、丙酮等有机溶剂均敏感，对氧化剂、卤素化合物、重金属、乙醇和甲醛也敏感。甲型 H1N1 流感病毒对热敏感，56℃条件下，30 分钟可灭活；对紫外线敏感，但紫外线灭活甲型 H1N1 流感病毒能引起病毒的多重复活。

二、流行病学

（一）传染源

患者为主要传染源，无症状感染者也有传染性。目前尚无动物传染人类的证据。

（二）传播途径

主要通过咳嗽或打喷嚏等传播；经口腔、鼻腔、眼睛等黏膜直接或间接接触以及接触患者的呼吸道分泌物、体液和被病毒污染的物品也可感染。一般不会通过猪肉或食物传播。

（三）人群易感性

人群普遍易感，尤其以青少年较多见。

（四）流行特征

自 2009 年 3 月从墨西哥开始，随后，蔓延全世界大多数国家，全球累计死亡人数超过 1 万人。截至 2009 年我国内地共计报告 3211 例。本病在全年均可发病，以冬春季多见，局部地区可暴发流行。

三、发病机制

流感病毒进入人体之后，病毒通过 HA 特异性识别呼吸道的黏膜上皮细胞结合，通过胞吞作用进入细胞内释放病毒 RNA，在宿主细胞内完成蛋白的装配过程，最后以出芽的形式释放到细胞外。病毒的复制会干扰甚至阻断宿主细胞本身蛋白的合成导致宿主细胞的凋亡；同时 HA 和 NA 引起的免疫应答会导致机体产生多种保护反应来抑制病毒的复制，包括多种趋化因子和炎症因子的释放以及激活，炎症细胞的聚集，细胞免疫途径激活，导致病毒扩散。

据研究，高细胞因子血症如 IL-6、IFN-γ、TNF-α水平明显升高，而 IL-2 明显降低，提示这些细胞因子作为一种炎症介质在甲型流感病毒感染过程中发挥着重要作用，过度激活的细胞因子将导致不受调控的细胞因子风暴形成，维持并进一步加重病毒引起的机体炎症损伤；并且，体液免疫在流感的发病过程中也起着重要作用。

研究显示，血液中可检测到病毒 RNA，并且病毒血症与临床表现的严重程度及高死亡率密切相关，提示病毒血症与发病也有关，推测可能与流感病毒破坏肺泡壁上皮细胞有关，因为流感病毒可吸附于血小板和红细胞，导致血小板肿胀碎裂，从而导致病情加重；此外，宿主遗传易感性与流感病毒感染后的重症化肺炎也有关联。

四、临床表现

潜伏期为 1～7 日，多为 1～3 日。

症状如发热、咽痛、流涕、鼻塞、咳嗽、咳痰、头痛、全身酸痛、乏力；部分病例出现呕吐和（或）腹泻（38%左右）；少数病例仅有轻微的上呼吸道症状，无发热。查体见咽部充血和扁桃体肿大。病情严重者可有呼吸暂停、呼吸急促、呼吸困难、发绀、脱水、精神状态改变和过度易激惹。严重者易发生肺炎、脑炎、心肌炎等并发症,少数进展迅速出现呼吸衰竭、多脏器功能不全或衰竭甚至死亡。

五、实验室检查

(一)一般检查

1. 外周血象检查 白细胞总数一般不高或降低。

2. 血生化检查 部分病例出现低钾血症,少数病例出现肌酸激酶、天冬氨酸氨基转移酶、丙氨酸氨基转移酶、乳酸脱氢酶升高。

(二)血清抗体检查

动态检测双份血清甲型 H1N1 流感病毒特异性抗体水平呈 4 倍或 4 倍以上升高。

(三)实验室确诊试验

1. 病毒核酸检测 以 RT-PCR(最好采用 real-time RT-PCR)法检测呼吸道标本(咽拭子、鼻拭子、鼻咽或气管抽取物、痰)中的甲型 H1N1 流感病毒核酸,结果可呈阳性。

2. 病毒分离 呼吸道标本中可分离出甲型 H1N1 流感病毒。

六、胸部影像学检查

大部分患者早期 X 线胸片表现为双侧肺内多发局灶性渗出改变,多位于肺下野。进展期表现为云絮状影或实变影增大,甚至双肺弥漫分布。后期部分病变范围较大者可发生蜂窝状的肺间质纤维化,吸收较慢,至出院时部分患者仍残留较大范围的条索影。若胸片与临床表现不符,可行胸部 CT 检查,特别是病变早期较小的磨玻璃影或位于心脏后方、脊柱旁病变,普通 X 线胸片容易漏诊,CT 对早期发现肺炎具有重要作用。

七、诊断

根据流行病学史、流感样临床表现,结合实验室检查及病原学检查可做出诊断。

八、诊断标准

(一)疑似病例

符合下列情况之一即可诊断为疑似病例。

1. 发病前 7 日内与传染期甲型 H1N1 流感确诊病例有密切接触,并出现流感样临床表现。密切接触是指在未采取有效防护的情况下,诊治、照护传染期甲型 H1N1 流感患者;与患者共同生活;接触过患者的呼吸道分泌物、体液等。

2. 发病前 7 日内曾到过甲型 H1N1 流感流行(出现病毒的持续人间传播和基

于社区水平的流行和暴发）的地区，出现流感样临床表现。

3. 流感样表现，甲型流感病毒检测阳性，尚未进一步检测病毒亚型。

对上述三种情况，在条件允许的情况下，可安排甲型 H1N1 流感病原学检查。

（二）临床诊断病例

仅限于以下情况做出临床诊断：同一起甲型 H1N1 流感暴发疫情中，未经实验室确诊的流感样症状病例，在排除其他致流感样症状疾病时，可诊断为临床诊断病例。

（三）确诊病例

出现流感样临床表现，同时有以下一种或几种实验室检测结果：①甲型 H1N1 流感病毒核酸检测阳性（RT-PCR 方法）；②分离到甲型 H1N1 流感病毒；③双份血清甲型 H1N1 流感病毒的特异性抗体水平呈 4 倍或 4 倍以上升高。

九、鉴别诊断

1. 禽流感　本病只能通过禽类传染给人，不能通过人传染给人。潜伏期一般 1～3 日，通常 7 日之内。主要表现为高热、咳嗽、流涕、肌痛等，多数伴有严重的肺炎，严重者心、肾等多种脏器衰竭导致死亡。

2. 普通感冒　症状比较轻，如鼻塞、流涕等，体温一般不超过 38℃。

3. 严重急性呼吸综合征（SARS）　由 SARS 冠状病毒引起的一种具有明显传染性，可累及多个脏器系统的特殊肺炎。

4. 传染性单核细胞增多症　本病为急性淋巴组织增生性疾病，与 EB 病毒感染有关。主要有三个典型症状：发热、咽炎和颈淋巴结肿大。嗜异性凝集试验阳性。

5. 衣原体肺炎　临床表现无特异性，一般症状轻，常伴咽、喉炎及鼻窦炎为其特点。上呼吸道感染症状消退后，出现支气管炎、肺炎表现。微量免疫荧光（MIF）试验检测肺炎衣原体仍最敏感。特异性 IgM 抗体≥1：16 或 IgM 抗体≥1：512 或抗体滴度 4 倍以上增高，有诊断价值。

十、治疗

（一）一般治疗与支持疗法

多休息、多饮水，密切观察病情变化为主，对高热病例可给予退热治疗。保证足够的能量供给，维持酸碱平衡，注意维护重要器官的功能。

（二）抗病毒治疗

1. 奥司他韦　尽可能在发热 48 小时内使用（36 小时内最佳），疗程为 5 日，成人用量给予 75mg，每日 2 次。疗程为 5 日。对于危重或重症病例，剂量可酌情加至 150mg，每日 2 次。对于病情迁延病例，可适当延长用药时间。1 岁及以上年龄的儿童患者应根据体重给药，体重＜15kg 者，给予 30mg，每日 2 次。体重

15～23kg 者，给予 45mg 每日 2 次。体重 23～40kg 者，给予 60mg ，每日 2 次。体重＞40kg 者，给予 75mg，每日 2 次。对于吞咽胶囊有困难的儿童,可选用奥司他韦混悬液。

2. 扎那米韦 用于成人及 7 岁以上儿童。用量 10mg，吸入，每日 2 次，疗程为 5 日。

（三）多器官功能障碍的治疗

如出现低氧血症或呼吸衰竭者，给予吸氧、无创机械通气或有创机械通气等；出现感染中毒性休克合并急性呼吸窘迫综合征，可给予小剂量糖皮质激素治疗；合并细菌感染时可给予相应抗菌药物，如有培养药敏试验结果后再酌情调整。

（四）中医中药治疗

中医辨证施治，也可选用如莲花清瘟胶囊，每次 4 粒，每日 3 次；牛黄清感胶囊等也可选用。

十一、预防

（一）控制传染源

及时发现患者，对患者进行呼吸道隔离及治疗，隔离期至主要症状消失，病原学检测为阴性，一般需 1 周左右。

（二）切断传播途径

使用肥皂和清水洗手，尤其在咳嗽或打喷嚏后；不随地吐痰，咳嗽或打喷嚏时用纸巾遮住口鼻，然后将纸巾丢进垃圾桶；要避免接触流感样症状（发热，咳嗽，流涕等）或肺炎等呼吸道感染患者；避免前往人群拥挤的场所；避免接触生猪或前往生猪屠宰的场所。如出现流感样症状，应立即就医，就医时应戴口罩。

（三）保护易感人群

1. 增强体质 保持充足的睡眠，坚持锻炼，均衡饮食，保证足够营养。气温变化较大的季节，尤其是老年人和儿童，病毒很容易乘虚而入，因此应适时添衣。

2. 预防性用药 对与流感病例（含疑似病例）有密切接触的家庭高危人群，如慢性病患者、65 岁及以上人群、5 岁以下儿童及孕妇等可预防性服药。方法：奥司他韦胶囊，1 粒（75mg），每日 1 次。

3. 预防接种 对疫情较重、人口密集、人口流动性大的地区优先开展甲型 H1N1 流感疫苗接种工作，接种必须坚持"知情同意、自愿免费接种"的原则，并严格掌握接种禁忌证。禁忌证：急性传染病（包括有急性传染病接触史而未过检疫期者）、活动性肺结核、风湿病、较为严重的心脏病、高血压、肝肾疾病、哮喘、荨麻疹、湿疹、化脓性皮肤病、癫痫、慢性病急性发作者、孕妇及哺乳期妇女、有过敏史者等。

十二、预后

本病为自限性疾病，绝大多数病例可自愈，总体病死率约 0.2%；少数可发生重症病例，病死率达 20% 以上。下列人群出现流感样症状后，较易发展为重症病例：①妊娠期妇女；②慢性呼吸系统疾病、心血管系统疾病（高血压除外）、肾病、肝病、血液系统疾病、神经系统及神经肌肉疾病、代谢及内分泌系统疾病、免疫功能抑制（包括应用免疫抑制剂或 HIV 感染等致免疫功能低下）、19 岁以下长期服用阿司匹林者；③肥胖者（体重指数≥40 危险度高，体重指数在 30～39 可能是高危因素）；④年龄＜5 岁（年龄＜2 岁更易发生严重并发症）；⑤年龄≥65 岁。

第四节　肾综合征出血热

肾综合征出血热（HFRS），又称流行性出血热，系汉坦病毒（HV）所致的以啮齿类动物为主要传染源的自然疫源性疾病。

一、病原学

汉坦病毒归属布尼亚病毒科，是一种有包膜分节段的负链 RNA 病毒，外观呈球形或卵圆形，表面有囊膜，内质在电镜下呈丝状结构。基因组包括 L、M、S 3 个片段，分别编码 L 聚合酶蛋白、G1 和 G2 糖蛋白、核蛋白。依据病毒抗原反应性及基因结构的不同，本属病毒至少可分为 20 余种血清型，代表性的型别有汉滩病毒（HTNV）、汉城病毒（SEOV）、普马拉病毒（PUUV）、多不拉伐病毒（DOBV）、无名病毒（SNV）、纽约病毒（NYV）、污黑小河沟病毒（BCCNV）、牛轭湖病毒（BAYV）和安第斯病毒（ANV）等。

汉坦病毒为有囊膜病毒，对一般脂溶剂和消毒剂如氯仿、丙酮、β-丙烯内酯、乙醚、苯酚、酸（pH<3.0）及甲醛等可杀灭该病毒；此外，加热 60℃10 分钟、100℃ 1 分钟及紫外线 10～15 分钟亦可将其灭活。

二、流行病学

（一）宿主动物和传染源

据统计世界上有 224 种陆栖脊椎动物能自然感染或携带汉坦病毒；我国已查出 30 种以上动物可自然携带本病毒。主要是小型啮齿类动物，包括姬鼠属（主要为黑线姬鼠）、大鼠属（主要为褐家鼠、大白鼠）、鼠（棕背、红背）、田鼠属

（主要为东方田鼠）、仓鼠属（主要为黑线仓鼠）和小鼠属（小家鼠，小白鼠）；此外，一些家畜也携带汉坦病毒包括家猫、家兔、犬、猪等。

（二）传播途径

主要通过以下途径传播。①接触传播：通过含病毒动物的尿、粪、呕吐物及血液、组织液等经皮肤黏膜侵入人体，是本病最主要的传播方式；②呼吸道传播：带病毒动物的排泄物、分泌物在外界形成气溶胶，经呼吸道吸入感染；③消化道传播：摄入被病毒污染的水或食物感染；④虫媒传播：有研究恙螨及革螨可带病毒，故可能通过叮咬传播给人，但国际上尚未认可；⑤垂直传播：母亲感染汉坦病毒可经胎盘传染给胎儿，但少见；⑥人与人间传播：发生在汉坦病毒肺综合征患者的家庭成员及参与救治的医务人员。

（三）人群易感性

人群普遍易感，以男性青壮年和林区工人发病率高。病后在发热期即可检出血清特异性抗体，1～2 周可达很高水平，抗体持续时间长。

（四）流行特征

主要分布在欧亚地区，我国有 29 个省市有疫情报告，主要分布在东北各省、长江流域各省和黄河中下游地区，无明显季节性；黑线姬鼠传播者在年终（12 月至次年 1 月）和年中（5～7 月）出现两个流行高峰，家鼠传播者 3～5 月为高峰，林区姬鼠传播者高峰在夏季，有一定的周期性，相隔数年有一次较大的流行。

三、发病机制

1. **病毒的直接作用**　汉坦病毒早期可直接造成微血管损伤、血小板减少及肾损害，表现出血点、血小板计数减少、蛋白尿、尿素氮升高等现象，而此时免疫测定尚未见异常。

2. **免疫病理反应**　据研究汉坦病毒可通过如固有免疫、细胞免疫和体液免疫等多种方式引发人体强烈而迅速的免疫应答及炎症反应，主要表现为体液免疫反应亢进，补体激活，特异性细胞免疫增强、免疫功能异常及紊乱，导致全身小血管、毛细血管和肾病等组织免疫病理损害，引起发热、休克、大出血和肾衰竭等。

四、临床表现

潜伏期为 4～46 日，一般为 7～14 日。典型表现为发热、出血和肾损害。本病分为发热期、低血压休克期、少尿期、多尿期与恢复期。

（一）发热期

突然畏寒发热，体温在 1～2 日达 39～40℃，热型以弛张热及稽留热多见，一般持续 3～7 日；伴有明显乏力、食欲缺乏、全身酸痛、恶心、呕吐、腹痛及腹泻等症状；同时，"三痛"症状明显，即头痛、腰痛及眼眶痛。重者可有嗜睡、烦躁及谵语等；颜面、颈部及上胸部呈弥漫性潮红，颜面和眼睑略水肿，眼结膜充血，可有出血点或瘀斑和球结膜水肿，似酒醉貌。在起病后2～3日软腭充血明显，有多数细小出血点；两腋下、上胸部、颈部、肩部等处皮肤有散在、簇状或搔抓状、索条样的瘀点或瘀斑。重者瘀点、瘀斑可遍及全身，且可发生鼻出血、咯血或腔道出血，多由弥散性血管内凝血（DIC）所致。

（二）低血压休克期

发热4～6日后，体温下降，出现低血压，重者休克，可合并DIC、心力衰竭、水及电解质平衡失调，心率加快，肢端发凉，尿量减少，烦躁不安，意识不清，口唇及四肢末端发绀，呼吸短促，出血加重。一般持续1～3日，重症可达6日以上。且可因难治性休克死亡。

（三）少尿期

24小时尿少于400ml为少尿，少于50ml者为无尿。此期的特点是：少尿或无尿、氮质血症，表现为厌食、恶心、呕吐、腹胀、口干舌燥、顽固性呃逆；查体面部和下肢水肿，部分患者有胸腔积液和腹水；血尿素氮和肌酐明显升高；因氮质血症引起脑病，患者表现为头晕、头痛、嗜睡、烦躁、谵妄、抽搐、昏迷；同时，患者可出现水、电解质和酸碱平衡失调，血压上升，尿量锐减，尿闭。尿内出现膜状物或血尿；伴高血容量综合征者，脉搏有力，静脉怒张，有进行性高血压及血液稀释等。重者可伴发心力衰竭、肺水肿及脑水肿。同时出血倾向加重，可见皮肤大片瘀斑及腔道出血等。

（四）多尿期

尿量显著增多，24小时尿量达3000ml为多尿。多尿初期，氮质血症、高血压和高血容量仍可继续存在。尿量大量增加后，症状逐渐消失，血压逐渐回降。若尿量多而未及时补充水和电解质，亦可发生电解平衡失调（低钾、低钠等）及第二次休克。本期易发生继发感染，持续1～2周。

（五）恢复期

尿量减至3000ml以下时，即进入恢复期。尿液稀释与浓缩功能逐渐恢复，精神及食欲逐渐好转，体力逐渐恢复。一般需经1～3个月恢复正常。

五、临床分型

（一）轻型

1. 体温<39℃，中毒症状轻。

2. 血压基本正常。

3. 出血现象少。

4. 肾损害较轻，尿蛋白在+～++，无明显少尿期。

（二）中型

1. 体温 39～40℃，中毒症状较重，外渗现象明显。

2. 收缩压＜12.0kPa（90mmHg），或脉压＜3.5kPa（26mmHg）。

3. 皮肤、黏膜出血现象明显。

4. 肾损害明显，尿蛋白可达+++，有明显少尿期。

（三）重型

1. 体温≥40℃，全身中毒症状及外渗现象严重，或出现中毒性精神症状。

2. 收缩压＜9.3kPa（70mmHg）或脉压＜3.5kPa（26mmHg）。

3. 皮肤、黏膜出血现象较重。如皮肤瘀斑、腔道出血。

4. 肾损严重，少尿期持续在 5 日以内或尿闭 2 日以内者。

（四）危重型

在重型基础上，出现以下任何严重症候群者。

1. 难治性休克。

2. 出血现象严重，有重要脏器出血。

3. 肾损害极为严重，少尿超过 5 天以上，或尿闭 2 天以上，或尿素氮＞120mg/dl。

4. 心力衰竭、肺水肿。

5. 中枢神经系统合并症。

6. 严重继发感染。

六、并发症

（一）内脏出血

胃肠道出血、休克；大咯血可导致窒息；颅内出血可产生突然抽搐、昏迷。

（二）心力衰竭性肺水肿

多见于休克及少尿期，突然发作，有明显高血容量征象。成人呼吸窘迫综合征（ARDS）多见于低血压休克期及少尿期，胸闷、呼吸极度窘迫，两肺干、湿啰音，血气分析示动脉血氧分压显著降低，病死率高。

（三）中枢神经系统并发症

低血钠脑水肿、高血压脑病、颅内出血、垂体性昏迷和病毒致脑炎和脑膜炎。

（四）继发感染

少尿期至多尿期易并发肺炎、尿路感染、败血症及真菌感染等。

（五）其他

如心动过速、心律失常及血清谷丙转氨酶升高，少数可发生黄疸等。

七、实验室检查

（一）一般检查

1. 血常规　早期白细胞总数正常或偏低，其后明显增高，多为（15～30）×10^9/L，中性粒细胞明显左移，并可出现幼稚细胞，重型、危重型可出现晚幼粒、中幼粒，甚至早幼粒细胞，呈现类白血病反应。异型淋巴细胞在1～2病日即可出现，为10%～20%，对诊断有参考价值；发热期红细胞和血红蛋白上升，休克期明显上升；血小板不同程度降低。血小板显著减少是本病的特征性表现；下降迅速提示有DIC的存在。

2. 尿常规　尿蛋白是本病重要特点。出现早、进展快、时间长。可在1日内尿蛋白由+增至+++或++++。少尿期达高峰，尿中可有红细胞、管型或膜状物。

3. 生化检查　在低血压休克期，尿素氮及肌酐轻中度增高；少尿期至多尿期达高峰。二氧化碳结合力下降，血钾发热期可降低，少尿期上升为高血钾，血钠及氯降低，血钙多降低。

4. 凝血功能检查　外周血血小板减少（<50×10^9/L）；DIC低凝阶段血小板下降、凝血酶原和部分凝血活酶时间延长，纤维蛋白原降低。血浆鱼精蛋白副凝试验（3P试验）阳性提示纤维蛋白单体阳性，有较多凝血酶及纤溶存在。

（二）免疫学检查

细胞免疫示外周血淋巴细胞亚群CD4$^+$/CD8$^+$细胞比值下降或倒置；体液免疫可见IgG、IgM、IgA及IgE普遍增高。

（三）特异性检查

1. 病毒抗体测定　本病血清特异性IgM和IgG抗体，多于3～5病日检出，可用于早期诊断。单纯查IgG型抗体须双份血清（第1份1周以内，第二份间隔1周）阳性且效价递增4倍以上有诊断价值。

2. 病毒抗原检测　用免疫染色法检测外周血白细胞内的病毒抗原，可用于早期诊断，但操作复杂，很少用。

3. 病毒核酸检测　采用反转录聚合酶反应技术（RT-PCR）从早期（10～15病日前）患者外周血的血清、血浆、白细胞或血凝块中可检测出汉坦病毒RNA。

八、诊断

在流行地区、流行季节，出现不明原因的急性发热患者，主要症状体征为发热伴头痛、眼眶痛、腰痛、全身痛及消化道症状。查体皮肤黏膜充血、水肿，面部及软腭充血，皮肤黏膜及腋下出血点和肾区叩痛等。实验室检查早期尿蛋白阳性，血小板减少，可见异型淋巴细胞有助于本病的诊断；血清特异性IgM或双份IgG抗体或血液白细胞病毒抗原检测等可确诊。

九、鉴别诊断

（一）以发热为主症的鉴别

1. 上呼吸道感染、流行性感冒　与肾病综合征出血热早期症状相似，但以上呼吸道卡他症状为主，无"三红""三痛"。血白细胞正常或减低，血小板计数正常；无尿蛋白或不超过+。数日即可恢复。

2. 流行性脑脊髓膜炎　主要发生在冬春季节，起病急，高热、头痛、恶心、呕吐、皮肤有出血点或瘀斑，脑膜刺激征明显。白细胞升高，但血小板正常，无异型淋巴细胞。脑脊液呈化脓性改变，涂片可发现脑膜炎双球菌。

3. 败血症　有外伤或感染史，无季节性。无"三红""三痛"，出血点大小一致，分布全身，常有关节痛、黄疸和肝脾大。无异型淋巴细胞及蛋白尿，血小板计数正常。血培养阳性。

4. 斑疹伤寒　发病季节及临床表现相似，但体温正常后，症状亦明显减轻。外斐反应阳性。抗菌治疗有效。

5. 钩端螺旋体病　有疫水接触史，腓肠肌痛及压痛明显，全身淋巴结肿大及压痛。血清学及病原学检查可确诊。两病经常相互误诊，要引起重视。

（二）以休克为主症的鉴别

1. 休克型肺炎　无季节性。无"三红""三痛"特征。无血小板减少，无异型淋巴细胞。痰培养阳性。

2. 暴发型流脑　同上述流行性脑脊髓膜炎。

3. 败血症休克　同上述败血症。

（三）以出血为主症的鉴别

1. 血小板减少性紫癜　无季节性。无"三红""三痛"、腰痛、肾功能障碍、尿少及尿常规检查异常。

2. 伤寒肠出血　表情冷漠，长期发热，且呈阶梯级上升，有淋巴结及肝脾大，无"三红""三痛"。白细胞降低，无异型淋巴细胞，血小板计数正常，无尿常规异常。肥达反应、血及骨髓培养阳性。

3. 消化性溃疡病出血　有消化性溃疡病史，无发热、"三红""三痛"、肾功能障碍、尿少及尿常规检查异常。

（四）以肾损害为主症的鉴别

1. 肾小球性肾炎　起病缓慢，无"三红""三痛"、皮肤出血点。无白细胞升高及异型淋巴细胞，血小板计数正常，早期肾功能障碍不明显。

2. 急性肾盂肾炎　无"三红""三痛"、皮肤出血点。无异型淋巴细胞，血小板计数正常。尿中以脓细胞为主，尿蛋白较少，尿培养阳性。

（五）以腹痛为主症的鉴别

1. 急性阑尾炎　表现为转移性腹痛，无"三红""三痛"、皮肤出血点。无异型淋巴细胞，血小板计数正常。

2. 腹膜炎 腹肌紧张，全腹压痛。无"三红""三痛"、皮肤出血点。无异型淋巴细胞，血小板计数正常。

3. 肠梗阻 无"三红""三痛"、皮肤出血点。无异型淋巴细胞，血小板计数正常。

4. 急性胆囊炎 无"三红""三痛"、皮肤出血点。无异型淋巴细胞，血小板计数正常。

（六）伴有类白血病样反应的鉴别

急性粒细胞白血病：肾综合征出血热伴有类白血病样反应易误诊急性粒细胞白血病。急性粒细胞白血病起病缓，发热多为中、低热，皮肤出血点分布全身，且新旧出血点交互存在，无"三红""三痛"、肾功能障碍、尿少及尿常规检查异常。骨髓细胞学检查有助于鉴别。

十、治疗

目前无特效疗法。尽量做到早发现、早休息、早治疗和就近具有条件的医院治疗；重点把好"三关"，即休克关、少尿关和出血关。

（一）发热期

1. 一般治疗 早期严格卧床休息，避免搬运；给予高营养、高维生素及易消化的饮食；对呕吐不能进食者，应静脉补充平衡盐、葡萄糖液等液体；高热者给予物理降温，禁用发汗退热药物。

2. 液体疗法 发热早中期，可按出量加 1000～1500ml；发热末期日用量可按出量加 1500～2000ml，补液以平衡盐液为主，平衡盐或生理盐水可占总量的 1/3～1/2；同时，注意补充热量。渗出体征明显者，应及时加用胶体液如低分子右旋糖酐、羟乙基淀粉（706 代血浆）、新鲜或冷冻血浆等。

3. 抗渗出治疗 如钙剂（葡萄糖酸钙）、甘露醇（明显肾功能障碍者禁用）及肾上腺皮质激素，对高热持续不退尤其是发热、低血压期重叠者，可适当加大激素剂量。

4. 抗出血治疗 给予维生素 C、酚磺乙胺（止血敏）、卡巴克络（安络血）及肾上腺皮质激素；为防止 DIC 的发生，可给予双嘧达莫（潘生丁）每次 0.1g，每日 3 次；低分子右旋糖酐每日 250～500ml/d 静脉滴注等。可根据化验结果，酌情给予肝素治疗。

5. 抗病毒治疗 在本病早期（3～5 日）及时给予抗病毒治疗，具有明显减轻病情和缩短病程的作用。

（1）利巴韦林（病毒唑）：可抑制病毒核酸的合成，具有广谱的抗病毒作用。宜早期应用，按 10～15mg/（kg·d）分两次加入 10%250ml 葡萄糖液中静脉滴注，连用 3～5 日，可延至 7 日。注意本品有致畸作用，孕妇忌用，大剂量应用可引起心脏损害；严重贫血者慎用。

（2）其他药物：如α-干扰素（IFN-α），可在病程早期应用，每次500万U，肌内注射，每日1次，疗程3～5日。注意可有发热、四肢酸痛等副作用；单克隆抗体，据研究，在Ⅰ期、Ⅱ期、Ⅲ期临床上应用显示，安全性好，疗效确切。

6. 免疫调控治疗　据研究，Ⅲ型和Ⅰ型变态反应可能参与了本病的病理损害，因此，临床上曾试用环磷酰胺、肾综合征出血热特异性转移因子、甘草酸制剂等均取得了一定的疗效。

（二）低血压休克期

随着经验的积累，目前因低血压休克致死亡的病例有明显减少。影响抗休克效果的因素主要有诊断不及时、扩容不充分、血管活性药物使用不当、纠正酸中毒不力和维护心肺功能不佳等。故应争分夺秒，积极救治，其治疗原则与一般的感染性休克相似。

1. 基础治疗　严密监测血压、心率、呼吸、神志和出血情况，注意保暖，记录24小时出入量；吸氧，保持呼吸道通畅；建立和保持静脉通道；保持室内清洁卫生，积极预防和治疗原发感染；禁止搬动患者，就地组织抢救。

2. 扩充血容量　即液体复苏治疗。

（1）补液原则与速度：按照"先快后慢，先晶后胶、晶三胶一、胶不过千"的原则进行。对于休克患者，应快速建立两个以上静脉通路，采用9号以上针头穿刺较大的浅表或深部静脉快速输液。休克时首次500ml应在30分钟内输完，随后1000ml在60～90分钟输完，以后再根据血压、脉压、血红蛋白量、末梢循环、组织灌注及尿量情况，决定滴速及用量；但是，也要注意在快速补液的同时应注意液体温度（冬天须加热至25℃左右）及心、肺功能情况，对于老年人及心功能不全者，应适当减慢输液速度。

（2）液体种类的选择：首选复方醋酸钠液（平衡盐）、生理盐水或糖盐水等晶体液，胶体液可选用低分子右旋糖酐、羟乙基淀粉（706代血浆）、血浆及白蛋白等；晶体液与胶体液的比例通常为3：1～5：1，例如，平衡盐液与低分子右旋糖酐的比例为（3～5）：1，胶体液24小时内一般不超过1000ml，尤其低分子右旋糖酐超过1000ml，容易加重血液低凝状态，引起大出血可能。

（3）补液量的确定：根据临床经验，有低血压倾向者补3000ml，低血压者补4000ml，休克者补5000ml。补液量的计算公式为：每日补液量=出量（尿量+排泄量）+2.4×体温升高度数（℃）×体重（kg）+1000（ml）。或依据血红蛋白量计算，即血红蛋白量每上升10g/L，相当于丢失血浆300ml，需补液1000～1200ml。

（4）扩容是否足量的指标：是否需要继续扩容补液，可观察是否达到下列指标。①收缩压达12.0～13.3kPa（90～100mmHg）；②脉压＞4.0kPa（30mmHg）；③心率100次/分左右；④尿量每小时25ml以上；⑤微循环障碍缓解；⑥红细胞、血红蛋白及血细胞比容接近正常。

（5）注意监测：在低血压休克治疗过程中，应测定血浆胶体渗透压。降低者，应先输注胶体液如低分子右旋糖酐、血浆等。因本期血液浓缩，故不宜输全血。

3. 纠正酸中毒　低血压休克多伴代谢性酸中毒，可选用 5%碳酸氢钠注射液静脉滴注。用量可根据血气分析结果或经验确定，一般轻度酸中毒，可输 150～250ml，重度酸中毒可输注 300～500ml。24 小时不宜超过 800ml。

4. 应用强心药物　对于心功能不全或大量快速输液可能出现心力衰竭肺水肿的患者，可酌情应用毛花苷 C（西地兰）0.4mg（儿童 0.02～0.03mg/kg）或毒毛花苷 K 0.125～0.25mg（儿童 0.005～0.01mg/kg），加入葡萄糖液中静脉缓慢推注，必要时 12 小时后重复 1 次全量或半量注射。

5. 应用血管活性药物　一般早期不宜用，当经快速补液、纠酸、强心等处理血压回升仍不佳者，可酌情选用多巴胺 100～200mg/L、间羟胺（阿拉明）100～200mg/L 以及去甲肾上腺素、多巴酚丁胺等静脉滴注；对于心功能不全（低排）和外周血管阻力高（高阻）的患者，可谨慎选用山莨菪碱、东莨菪碱或异丙基肾上腺素等扩张外周血管的药物，但对于心率过快的患者（>120 次/分），这些明显加快心率的药物应慎用。

6. 肾上腺皮质激素　如氢化可的松 200～300mg 稀释后静脉滴注或地塞米松每日 10～15mg 静脉推注。

7. DIC 或继发性纤溶的治疗　根据临床和实验室结果给予 DIC 患者抗凝治疗，按 1mg/kg 体重给予肝素稀释后静脉滴注，必要时可重复一次。注意监测试管法凝血时间，肝素用量以凝血时间不超过 25～30 分钟为宜；如果发现继发性纤溶者可给予氨甲苯酸（止血芳酸）、6-氨基己酸或氨甲环酸等治疗。

（三）少尿期治疗

保持机体内环境稳定，积极防治严重并发症，促进肾功能恢复。

1. 稳定机体内环境　①保持水、电解质和酸碱平衡：严格限制液体入量，以每日液体量=前一日尿量+吐泻量+500～800ml 为宜。以高渗糖为主，限制含钾药物的应用。血钠降低多是稀释性低钠，无须补钠；对于重度酸血症者，可酌情选用碳酸氢钠，但不宜过多使用。②保证热量及氮质平衡：每日糖量不低于 150～200g；可酌情应用胰岛素、辅酶 A、ATP 等；热量不足者，也可辅以 10%脂肪乳 250～500ml。

2. 促进利尿　血压稳定 12～24 小时后开始应用。首选 20%甘露醇 125ml 静脉推注或快速静脉滴注；无效则选用呋塞米（速尿）每次 20～40mg 加入液体中滴注，若仍未排尿可加大呋塞米量至每次 100～200mg，每日 2～5 次。其分类如托拉塞米、布美他尼等也可选用。

3. 导泻疗法　在无血液透析条件时可用，对缓解尿毒症、减少高血容量综合征、防止肺脑水肿和降低血钾有一定作用。如 20%甘露醇，每次 100～150ml，每日 2～4 次；50%硫酸镁、中药如番泻叶、大黄、尿毒清等也可选用。

4. 血液净化治疗

（1）透析疗法：包括血液透析、血液漏过及腹膜透析。这三种透析各有优缺点。①血液透析：主要用于分解代谢型急性肾衰竭，紧急溶质清除如高血钾或高血钙的急性肾衰竭，以及腹膜透析和血液滤过失败者。②血液滤过：主要用于血流动力情况不稳定但需要超滤脱液或溶质清除的患者；排尿量恒定但需要超滤的非少尿型患者；需要急诊透析，但无血液透析和腹膜透析条件者。③腹膜透析：用于不能建立适当的血管通路或不能接受必要的抗凝治疗者；无血液透析和血液滤过的临床环境；血流动力学状态不稳定但需要透析者。

出现下列情况且经内科处理无效者，可考虑透析疗法，如少尿 5 日或尿闭 2 日以上、血氮质血症快速升高、高血容量综合征伴肺水肿、脑水肿等，以及高血钾和早期出现意识障碍、持续性呕吐、大出血等患者，但对于低血压休克、严重出血倾向、严重感染和身体极度衰竭者不宜行血液透析。

（2）连续性肾脏替代疗法（CRRT）：是一组体外血液净化的治疗技术，它可调节患者血液中的水分、电解质、酸碱及游离状态溶质的平衡，并清除部分对身体有害的成分，可替代部分肾功能。

（四）多尿期治疗

治疗原则是及时补足液体及电解质，防止失水、低钾与低钠，防止继发感染。补充原则为量出为入，以口服为主，注意钠、钾的补充。

（五）恢复期治疗

病情进入恢复期，患者一般情况逐渐好转，但也要注意休息，逐步增加活动量；给予高糖类、高蛋白和富含维生素的食物。

（六）并发症治疗

1. 心力衰竭、肺水肿　少尿期容易出现心力衰竭、急性肺水肿。①吸氧：可吸入纯氧或混合氧；开始可大流量，每分钟 6～12L，数分钟后，改为低流量吸氧或间断吸氧以防止氧中毒；湿化瓶内宜加入 40%～70%乙醇，以消除呼吸道泡沫。②硫酸吗啡：2～5mg，直接或缓慢稀释后静脉注射，无效者 15 分钟后重复一次。③呋塞米（速尿）：20～60mg 直接静脉注射。肾功能不全者可加大用量。④强心药：选用毛花苷 C（西地兰），成人首次 0.4mg，稀释后缓慢静脉注射，4 小时后可追加 1 次。⑤扩张外周血管：酚妥拉明 10～20mg 加入葡萄糖中静脉滴注（低血压慎用），可与多巴胺合用。⑥其他，如导泻、放血、血液透析等措施，也可酌情选用。

2. 高血钾　①25%葡萄糖液 200ml，加入胰岛素 20～40U，缓慢静脉滴注；②10%葡萄糖酸钙 20ml，加入 50%葡萄糖液 20ml，缓慢静脉推注；③5%碳酸氢钠 80～100ml 缓慢静脉滴注，有高血容量者不用；④经上述处理无效者可进行血液透析。

3. 继发感染　及早预防，清洁消毒，限制探视，加强营养与支持疗法，及时发现感染灶，酌情合理选用广谱抗生素，不用对肾有损害的药物。

十一、预防

预防方面，主要采取"环境治理、灭鼠防鼠、预防接种、个人防护"的综合对策，对高危人群中大力推广疫苗接种。

（一）消灭鼠类传染源

鼠类是本病的主要传染源，因此，消灭和大大减少鼠类活动，是预防肾综合征出血热的最有效措施之一。通过开展广泛的群众自发灭鼠活动和专业队伍灭鼠，尤其在初春和冬季灭鼠，可明显使全年鼠类数量大幅度减少；同时，做好鼠密度、鼠带病毒率和易感人群的监测工作。

灭鼠的方法有机械、生态和药物等多种，但以药物毒杀灭鼠为主。例如，灭家鼠可用如敌鼠钠盐、杀鼠灵、磷化锌、灭鼠优等；灭野鼠可用如磷化锌、敌鼠钠盐、氯敌鼠等。

（二）切断传播途径

防鼠是防止本病传播的重要措施，做好食品卫生和个人卫生，防止鼠类排泄物污染食品，不要用手接触鼠类及其排泄物；做动物实验时要防止被实验鼠咬伤；同时，做好灭螨和防螨工作，灭螨可用 1%～2%敌敌畏、40%乐果科；防螨虫叮咬主要注意不要坐在草地上、林区工作时要涂上防护剂和穿好防护衣裤等。

（三）保护易感人群

接种肾综合征出血热病毒疫苗是对易感人群最好的保护措施之一。我国目前研制上市的疫苗均为灭活全病毒疫苗，其中，主要有沙鼠/地鼠肾原代细胞疫苗（Ⅰ型、Ⅱ型及双价）、Vero 细胞纯化疫苗和乳小鼠脑纯化疫苗（Ⅰ型）。88%～94%能产生中和抗体，但维持3～6个月后抗体水平明显下降。我国均采用初免3针、1年后加强1次的免疫方案。通常无不良反应，个别有发热、头晕、皮疹等。一般来说，发热、急性疾病、严重慢性病、神经系统疾病、过敏者、妇女哺乳期及妊娠者不宜接种。

十二、预后

过去本病的病死率较高，近年来，救治措施得力，病死率呈下降趋势。一般来说，出现早期病情严重、外周血白细胞明显升高、血小板明显降低以及发现迟、救治晚和医疗条件差等情况时预后较差。

第五节 流行性感冒

流行性感冒（简称流感）是由流行性感冒病毒引起的以急性呼吸道感染为特征的感染病。

一、病原学

流感病毒属正黏病毒科，属 RNA 病毒。流感病毒颗粒外层为包膜，中层为膜蛋白，内层为核心；包膜为膜蛋白外的双层脂质包膜，其上嵌着三种凸起，分别为血凝素（HA）、神经氨酸酶（NA）和基质蛋白（Ma），是决定流感病毒亚型的抗原结构。根据病毒核蛋白和基质蛋白，分为甲、乙、丙三型；膜蛋白（MP）具有维持病毒外形和保护病毒核心的作用，抗原性稳定，具有型特异性；核心由核蛋白（NP）包绕负单链 RNA 形成的核糖核蛋白（RNP）与三种 RNA 多聚酶（PB、PB，PA）以及功能不明的非结构蛋白构成。RNP 是可溶性抗原，抗原性稳定，具有型特异性；核蛋白抗体是型特异性抗体，只在感染后才能检出，无保护作用，用于诊断和病毒型鉴定。

流感病毒不耐热，在 56℃ 30 分钟可灭活，对阳光、紫外线、干燥、乙醚、甲醛等敏感，耐寒不耐酸、不耐碱，在 0~4℃可存活数周，食醋可使其灭活。

二、发病机制

流感病毒侵入人体呼吸道后，病毒的神经氨酸酶破坏上皮细胞的神经氨酸，使黏蛋白水解及糖蛋白受体暴露，血凝素与受体结合，吸附于纤毛上皮细胞上，从而穿入细胞内；病毒核蛋白与上皮细胞核蛋白结合，在核内组成 RNA，复制的子代病毒通过神经氨酸酶的作用，以出芽形式排出上皮细胞，使感染进一步扩散，纤毛上皮细胞变性、坏死和脱落。

流感病毒复制是通过依赖 RNA 的 RNA 聚合酶完成的，该酶缺乏校正功能，因而极易发生突变。流感病毒抗原变异发生于血凝素与神经氨酸酶，如果发生在同一亚型的血凝素基因突变所产生的新毒株称为抗原漂移，因人类对新毒株并无免疫力，常导致小流行；如果两株不同病毒株同时感染一个细胞，血凝素和（或）神经氨酸酶基因节段发生重组所产生的新亚型，称为抗原转变，这种抗原转变的新亚型，可引起流感大流行。这也是自 1918 年以来，世界上先后出现 H1N1、H2N2、H3N2 和新 H1N1 等多次大变异产生多种新的亚型，从而引发流感的暴发流行。

三、流行病学

（一）传染源

主要是患者和病毒携带者。自潜伏期末到发病后 5 日内，均可有病毒从鼻涕、口涎、痰液等分泌物中排出体外，传染期约 1 周，以病初 2～3 日传染性最强。

（二）传播途径

病毒经咳嗽、打喷嚏、说话等飞沫传播为主；其次，通过被病毒污染的茶具、食具、毛巾等也可间接传播。

（三）人群易感性

人群普遍易感，感染后对同一抗原型可获不同程度的免疫力，但型与型之间无交叉免疫性。

（四）流行特征

1918 年世界暴发流感大流行，至少造成 4000 万～6000 万人死亡。近几十年来由于流感病毒经常变异而多次发生流感亚型暴发疫情。全年可发，以冬春季节为多；甲型流感易发生大流行；乙型流感多呈局部流行或散发，偶可引起大流行；丙型流感多只引起散发。

四、临床表现

潜伏期 1～3 日，最短 1 小时，最长 4 日。一般可分为 3 型。

（一）典型流感

急起高热，发热体温可达 39～40℃，全身症状较重，呼吸道症状较轻。头痛明显，全身酸痛，乏力，咽干及食欲缺乏；部分患者可有鼻塞、流涕、干咳等。眼结膜及咽部充血，肺部可闻及干啰音。发热多于 1～2 日达高峰，3～4 日退热，上呼吸道症状常持续 1～2 周后。

（二）轻型流感

急性起病，全身症状较轻，轻或中度发热，2～3 日即愈，易被忽视。

（三）肺炎型流感

多见于幼儿、老年人或原有慢性心肺肾等疾病，或应用免疫抑制剂者。病初与单纯流感相似，但于发病 1～2 日病情迅速加重，表现高热、衰竭、烦躁、剧咳、血性痰、气急、发绀并心力衰竭。双肺听诊呼吸音低，布满湿鸣声、哮鸣声，但无肺实变体征。X 线胸片显示双肺弥浊性结节状阴影，近肺门处较多，周围较少。痰培养无致病菌生长，痰易分离出流感病毒。抗菌治疗无效。高热持续，病情日益加重，多于 5～10 日死于呼吸与循环衰竭，称重型流感肺炎；另有部分病例症状较轻，剧咳不伴血痰，呼吸困难不明显，体征很少，仅在 X 线检查时发现，称轻型流感肺炎。

（四）其他类型

如有些患者除有流感症状及体征外，可伴呕吐、腹泻者，称为胃肠型；如伴有惊厥、意识障碍、脑膜刺激征阳性者称为脑炎型；原有心血管疾病基础上患流感者发生心律失常或循环衰竭，心电图示为心肌炎，称为心肌炎型；高热、循环功能障碍、血压下降、休克及弥散性血管内凝血（DIC）等，称为中毒型。

五、并发症

（一）细菌性肺炎和急性支气管炎

多发生于原有慢性心肺疾病患者，表现为持续高热，剧烈咳嗽，咳血痰或脓痰，呼吸困难，发绀，双肺干、湿啰音，血象示白细胞总数及中性粒细胞升高。X 线检查示肺部斑片状阴影。常见病原菌为肺炎球菌、葡萄球菌、流感嗜血杆菌等。

（二）肺外并发症

如 Reye 综合征、中毒性休克、心肌炎和心包炎等。

六、实验室检查

（一）一般检查

外周血常规见白细胞计数正常或减少，分类正常或相对淋巴细胞增多；如白细胞计数增多，提示继发细菌性感染。

（二）血清学检查

分别取病后 3 日内和 2～4 周后双份血清做补体结合试验或血凝抑制试验，如抗体滴度 4 倍以上增长为阳性。

（三）病毒分离

取发病 3 日内患者鼻咽部、气管分泌物接种于鸡胚或组织培养进行病毒分离。

（四）免疫荧光检测抗原

发病 3 日内取鼻黏膜压片染色找包涵体，或以萤光抗体检测抗原。

七、诊断

根据上呼吸道感冒的临床表现、流行病学史，结合流感病毒抗原及核酸检测阳性，并排除其他病毒性疾病者，临床可诊断为流感。如符合以下之一项者可确诊。

1. 从患者的鼻咽分泌物中分离到流感病毒。

2. 患者恢复期血清中抗病毒抗体滴度比急性期高 4 倍以上。

3. 在患者呼吸道上皮细胞检测到流感病毒颗粒特异的蛋白成分或特异的核酸。

4. 采集标本经敏感细胞过夜增殖后检测到流感病毒的特异性或非特异性核酸。

八、鉴别诊断

（一）普通感冒

其他病毒如鼻病毒、腺病毒、呼吸道合胞病毒、副流感病毒、冠状病毒等也可引起上感症状，主要通过血清学和病毒学进行分离区别。

（二）肺炎支原体肺炎

本病起病较缓，咳少量黏痰或血丝痰，病情和缓，预后良好，冷凝集试验及MG 型链球菌凝集试验效价可升高。

（三）流感伤寒型钩端螺旋体病

多见于夏秋季，有疫水接触史，有腓肠肌压痛明显，腹股沟淋巴结肿大，血清学显微镜凝集试验可确诊。

（四）链球菌咽峡炎

可有高热、头痛、咽痛、乏力等，检查发现咽部充血、扁桃体肿大，可有脓性分泌物，颌下淋巴结肿大，外周白细胞总数和中性粒细胞数增高，咽拭子涂片和细菌培养阳性。

九、治疗

（一）抗病毒治疗

1. **M2 蛋白抑制剂**　包括金刚烷胺和金刚乙胺，二者均容易产生耐药性。

（1）金刚烷胺：本品能特异性抑制甲型流感病毒，阻止病毒进入细胞内，抑制病毒增殖，使患者排毒量减少，排毒期和病程缩短。用法：每次 100mg，每日 2 次；60 岁以上老年人：每次 50mg，每日 2 次；小儿每日按 5mg/kg，分 2 次服。疗程 5 日。本品对乙型流感无效；不良反应主要为神经系统反应如焦虑、头晕和幻觉等，并可影响心脏和肾功能。

（2）金刚乙胺：其作用较金刚烷胺强 4～10 倍，毒性也低。每次 100mg，每日 2 次口服；小儿每日 3～4mg/kg，分 2 次服，连用 5 日。

2. **神经氨酸酶抑制剂**　包括奥司他韦、扎那米韦及帕拉米韦。作用机制：其代谢产物能竞争性抑制 NA 的作用位点结合，选择性抑制 NA 的活性，从而起到抗病毒的作用。对甲型、乙型流感均有效。

（1）奥司他韦：本品对宿主细胞无明显影响，对治疗和预防流感均有一定的效果。用法：每次 75mg，每日 2 次，口服；儿童每日 3mg/kg，分 2 次口服，连用 5 日。重症病例剂量可加倍。不良反应较轻，如恶心、呕吐等消化道反应。

（2）扎那米韦：为吸入粉雾剂，用于 12 岁以上患者，每次 10mg，每日吸入 2 次，连用 5 日。禁用于哮喘、慢性阻塞性肺疾病及心脏病患者。

3.其他药物　阿比朵尔用于成人甲、乙型流感的治疗；利巴韦林（病毒唑）为广谱抗病毒药，对各型流感可能有用，但本品副作用大，并有致畸、致突变和骨髓抑制作用；α-干扰素气雾剂有人用于治疗小儿流感患者，有退热作用，但仍需观察。

（二）一般治疗及对症治疗

按呼吸道隔离，隔离至少 1 周或至主要症状消失；急性期应卧床休息，多饮水，给予流食或半流质饮食，进食后以温盐水或温开水漱口，保持鼻咽口腔清洁卫生；高热烦躁者可予解热镇静药，酌情选用阿司匹林、安乃近、苯巴比妥等；注意补液及维持电解质平衡。

（三）抗菌药物应用

流感为病毒性疾病，一般不用抗菌药物，但在下列情况下可酌情选用：①继发细菌感染者；②有活动性风湿病者；③免疫力较差的幼儿、老年人，尤其是患有慢性心肺疾病患者。如临床上有细菌感染证据，可酌情选用如青霉素类、头孢菌素类等抗菌药物。

十、预防

（一）控制传染病

及早发现和确诊疫情，患者应就地或在家隔离治疗 1 周，或至主要症状消失；患者外出应戴口罩。单位有流感流行时应加强外来人口的进出管理，做好集体检疫，完善疫情报告制度。

（二）切断传播途径

流行期间要暂停集会和集体活动。在公共场所应戴口罩。不要到患者及流行区串门。房间要通风，保持空气新鲜。患者用过的食具、衣物、手帕、玩具等应煮沸消毒或阳光暴晒 2 小时。

（三）保护易感人群

1. 疫苗接种　接种流感疫苗是预防流感最有效和最经济的方法。由于流感病毒具有高度变异性，每个流感季节需要重新确定疫苗株。每种疫苗均含有甲 1 亚型、甲 3 亚型及乙型共 3 种流感病毒的成分。重点接种人群为 65 岁以上老年人、严重心肺疾病、慢性肾病、糖尿病、免疫缺陷患者及医疗卫生机构工作者。不宜接种者包括对鸡蛋或疫苗过敏者、急性感染者、吉兰-巴雷综合征患者和妊娠 3 个月内的孕妇等。

2. 预防性服药　对于高危人群暴露后，可用奥司他韦，75mg，每日 1 次口服；儿童酌减，疗程 7 日，应在暴露后 48 小时使用。

3. 中药　对于在流行区内，可酌情选用清热解毒的中药煎剂，或中成药如板蓝根冲剂等服用，可能有效。

十一、预后

典型流感的预后较好，其病死率<1%，但在婴幼儿、老年人、免疫功能低下和合并严重基础疾病者，较易引发病毒性肺炎、细菌性肺炎、心功能不全等严重并发症，预后较差，病死率较高，这也是历次流感暴发流行，导致大量患者死亡的主要原因。

第六节　麻　疹

麻疹是由麻疹病毒引起的急性呼吸道传染病。临床上以发热、结膜炎、咳嗽、口腔黏膜斑及皮肤红色斑丘疹为特征。

一、病原学

麻疹病毒属于麻疹病毒属副黏液病毒科，是一种 RNA 病毒，质粒具被膜，为球状，直径 120～250nm。病毒包膜有 3 种结构蛋白，是致病的主要物质，而且，这 3 种结构蛋白可以刺激机体产生相应的抗体，有助于临床对麻疹的诊断。

麻疹病毒的抵抗力较弱，对紫外线和一般消毒剂比较敏感，对干燥及寒冷的环境有很强的抵抗能力，麻疹病毒在室温下可以存活 5 日左右。

二、流行病学

（一）传染源

麻疹患者为唯一传染源。在出疹前 2～5 日，患者的结膜分泌物，鼻、咽、气管的分泌物都具有传染性。

（二）传播途径

主要通过咳嗽、打喷嚏、讲话时，麻疹病毒随飞沫散布至周围空气中，易感者经呼吸道吸入飞沫或污染眼结膜而感染。

（三）人群易感性

人对麻疹普遍易感，如果既往未患过麻疹，或受过麻疹隐性感染，或未接种过麻疹疫苗者，其密切接触者有 90%以上的概率可感染或发病。

（四）流行特征

据估计以前全世界每年因麻疹而死亡者达 260 万人，但自 1963 年接种麻疹疫苗之后，发病率和病死率大幅度下降。不过，近年来由于缺乏足够的麻疹免疫接种，许多欠发达国家和地区尤其是非洲地区麻疹疫情非常严重。据 WHO 数据显示，全世界每年有 3000 多万人感染麻疹，仅 2004 年就死亡 45.4 万人，2018 年死亡 14.23 万人，大多数均为 5 岁以下儿童；2019 年刚果（金）发病 25 万例，死亡 5110 人，儿童约占 90%。本病常年可见，以冬春季最多见。6 个月婴儿至 5 岁小儿发病率最高，病后可获得持久免疫力。

三、发病机制

麻疹病毒侵入机体上呼吸道和眼结合膜上皮细胞内复制繁殖，通过局部淋巴组织进入血流（初次病毒血症），病毒被单核-巨噬细胞系统吞噬，在该处广泛繁殖，大量病毒再次进入血流，造成第二次病毒血症。麻疹病毒侵入细胞可直接引起细胞的病变；此外，全身性迟发型超敏性细胞免疫反应在麻疹的发病中也起了重要作用。例如，麻疹皮疹、巨细胞肺炎、亚急性硬化性全脑炎（SSPE）和异性麻疹等均与免疫病理作用密切相关。

四、临床表现

潜伏期为 8～12 日，平均为 10 日。

（一）典型麻疹

1. 前驱期　又称卡他期。发热、咳嗽、流涕、打喷嚏、畏光、流泪、结合膜充血、眼睑水肿等；咳嗽逐日加重。在发病 2～3 日第一磨牙颊黏膜上出现针尖大小、细盐粒样灰白色斑点，微隆起、周围红晕称为麻疹黏膜斑，可作为早期诊断依据。随后扩散至整个颊黏膜及唇龈等处，多在出疹后 1～2 日消失。下睑缘可见充血的红线。少数患者病初 1～2 日在颈、胸、腹部出现风疹样或猩红热样皮疹或荨麻疹，数小时即退，称为前驱疹。此时在悬雍垂、扁桃体、咽后壁、软腭处亦可见到红色斑点，出疹期才消退。持续 3～5 日，体弱、重症或滥用解热药者可延至 7～8 日。

2. 出疹期　发热 3～5 日后出疹，首先见于耳后发际，渐及前额、面颈、躯干与四肢。手心、足心见皮疹时，称"出齐"或"出透"。皮疹初为稀疏淡红色斑丘疹，直径 2～4mm，逐渐皮疹增多，融合呈卵圆形或不规则形，疹间皮肤正常，皮疹出透后转为暗棕色。病情严重时，皮疹可突然隐退，中毒症状加重，体温高达 40℃，精神萎靡、嗜睡，有时谵妄抽搐。面部水肿，皮疹，眼分泌物增多，甚至粘连眼睑不易睁开，流脓涕，上述表现之面貌称为麻疹面容。舌乳头红肿，咽部肿痛，咳嗽加重，声音嘶哑，呼吸急促，胸部 X 线检查可见轻重不等的较广泛的肺部浸润病变。肝脾可肿大，婴幼儿易伴腹泻稀水样便，粪检含有少许脓细胞。

3. 恢复期　皮疹出齐后，中毒症状明显缓解，体温下降，精神、食欲好转，呼吸道炎症迅速减轻，皮疹按出疹顺序消退并留有糠麸样细小脱屑及淡褐色色素沉着，2～3 周退净。若无并发症的典型麻疹全程为 10～14 日。如体温久未恢复或恢复后又出现，提示合并感染存在。

（二）非典型麻疹

1. **轻型麻疹** 多因为对麻疹病毒有一定的免疫力，多见于 6 个月以内婴儿。症状轻，低热，或伴少许皮疹，2～3 日消退，无色素沉着，无麻疹黏膜斑或黏膜斑不典型，为细小白点，无红晕，1 日内即消失。

2. **重型麻疹** 病情危重，病死率较高，多见于营养不良、免疫力低下或继发细菌感染等患者。可有以下几种类型。①中毒性麻疹：高热，体温达 40℃ 以上，伴谵妄、昏迷、抽搐、发绀、呼吸急促等，早期出现大批紫蓝色、融合性皮疹；②休克型麻疹：循环衰竭，皮疹稀少，颜色暗淡，迟迟不能透发或皮疹未透骤然隐退，面色苍白或青灰色，口唇发绀，脉细数，心率快，心音低钝；③出血性皮疹：皮疹呈出血性，可伴内脏出血；④疱疹性皮疹：皮疹为疱疹样，可融全成大疱。

3. **异型麻疹** 又称非典型麻疹综合征，主要见于曾接种麻疹灭活疫苗者。一般接种后 6 个月至 6 年再感染麻疹病毒。全身中毒症状较重，体温高达 40℃ 以上，热程长，半个月左右。起病 1～2 日即出皮疹，皮疹从四肢远端开始，渐向躯干、面部蔓延。呈荨麻疹、斑丘疹、疱疹或出血疹。多数无麻疹黏膜斑及呼吸道卡他症状。常伴肢体水肿、肺部浸润病变，甚或有胸膜炎症渗出。

4. **成人麻疹** 一般中毒症状较儿童为重，但并发症较少。出疹过程大多较重，症状明显，皮疹和黏膜斑持续时间长，肝损害多见，预后良好。

5. **新生儿麻疹** 母亲患麻疹几日后感染新生儿，常无发热及卡他症状，皮疹较多。

6. **无皮疹型** 通常发生于免疫力低下者，表现发热、乏力、食欲缺乏等症状，无皮疹及麻疹黏膜斑，通过流行病学、血清学检查及病毒分离确诊。

五、并发症

（一）肺炎

肺炎为麻疹最常见的并发症，多见于 5 岁以下儿童，2 岁以下婴幼儿更常见。

1. **病毒性肺炎** 由麻疹病毒引起，多见于前驱期及出疹期。表现为气促，肺部可闻及啰音，X 线片示肺部淋巴结增大，肺纹理增粗、点片状浸润。疹退后症状渐消失。

2. **继发性细菌性肺炎** 多见于营养不良、体弱儿童，病原菌以肺炎球菌、溶血性链球菌、金黄色葡萄球菌、流感杆菌多见，也可由流感病毒、副流感病毒及肠道病毒引起。皮疹出齐后体温不退或体温下降后复升，咳嗽加剧，呼吸急促，发绀，肺部啰音增多。重者可出现昏迷、惊厥、心力衰竭或循环衰竭。金黄色葡萄球菌感染易致脓胸、脓气胸、肺脓肿、心包炎，病死率较高。周围血白细胞总数及中性粒细胞增高。

（二）喉炎

易发生于 1~2 岁的儿童，可为麻疹病毒所致，也可继发于细菌感染。表现为声嘶、喘咳、失声、吸气性呼吸困难、"三凹征"、发绀、烦躁不安甚至窒息死亡。

（三）心血管功能不全

多见于 2 岁以下婴幼儿，常发生在出疹后 5~14 日。由于毒血症、高热、代谢紊乱、肺炎缺氧、心肌炎，心肌营养不良等原因所致。患儿烦躁不安、面色苍白、气急发绀、心率增速、心音低钝、四肢厥冷、脉细速、肝脏进行性增大、皮疹隐退，心电图可见低电压、T 波低平及传导异常。

（四）脑炎及亚急性硬化性全脑炎

1. 脑炎　多见于儿童，发生于出疹期。表现为发热、头痛、呕吐、嗜睡、惊厥，昏迷，少数患者出现精神症状及肢体瘫痪。脑膜刺激征和病理反射阳性。脑脊液与一般病毒脑炎相似，多数 1~5 周痊愈，约 30% 的患者留有智力障碍、瘫痪等后遗症，15% 患者在 1 周内死亡。

2. 亚急性硬化性全脑炎（SSPE）　较少见。大多在 2 岁前有麻疹病史，少数有麻疹活疫苗接种史。系慢性神经退行性变。潜伏期为 2~17 年，病初学习能力下降、性格异常，数周或数月后出现智力障碍、嗜睡、言语不清、运动不协调及癫痫样发作，直至痴呆、失明、昏迷及去大脑强直。血液及脑脊液麻疹抗体明显升高，但缺乏抗-M 蛋白抗体。脑电图出现慢波节律，多数发病数月至数年后死亡，偶有自行缓解者。

（五）其他并发症

如诱发结核病灶播散、肝功能损害、口腔炎、中耳炎、乳突炎等。

六、实验室检查

（一）一般检查

外周血常规白细胞总数降低，淋巴细胞相对增多。

（二）麻疹巨核细胞检查

将痰标本或眼鼻咽分泌物涂于玻片上，干燥后，用赖特染色，显微镜下可见多核巨细胞，可用于麻疹早期诊断。

（三）血清抗体检查

采用酶联免疫吸附试验（ELISA）或免疫荧光技术检测血清麻疹 IgM 抗体，出疹后 3 日呈阳性。该法敏感，特异性强，可作为早期诊断方法；此外，在病程早期和恢复期各采血 1 次做血清血凝抗体、中和抗体及补体结合抗体，麻疹 IgG 抗体效价呈 4 倍以上升高为阳性，可作为回顾性诊断。

（四）病原学检查

将患者早期的鼻咽分泌物、漱口液、痰或血液等标本，接种到原代人胚肾、猴肾、羊膜细胞中可分离出麻疹病毒。

七、诊断

根据 2 周前与麻疹患者有接触史，临床上可见典型表现，如发热、咽痛、畏光、流泪、眼结膜红肿以及在口腔颊黏膜处见到麻疹黏膜斑，典型皮疹是在发热 3～4 日，全身皮肤出现红色斑丘疹，出诊顺序为先耳后、颈部，而后躯干，最后遍及四肢手和足；退疹后皮肤脱屑并有色素沉着。可以初步做出麻疹的诊断。早期鼻咽分泌物找多核巨细胞及尿中检测包涵体细胞有益于早期诊断。出疹后第一日或第二日检测血清麻疹抗体，阳性者即可确诊。

八、鉴别诊断

（一）风疹

风疹多见于幼儿，中毒症状及呼吸道炎症轻，起病 1～2 日即出疹，为细小稀疏淡红色斑丘疹，1～2 日退疹，无色素沉着及脱屑。显著特征为耳后、枕后、颈部淋巴结肿大。

（二）幼儿急疹

幼儿急疹多见于 2 岁以内婴幼儿，突起高热，上呼吸道症状轻，精神好，高热持续 3～5 日骤退，热退时或退后出疹，无色素沉着，亦不脱屑。

（三）猩红热

猩红热由溶血性链球菌引起，前驱期发热，咽痛，起病 1～2 日出疹，皮疹为针头大小，红色斑点状斑疹或粟粒疹，疹间皮肤充血，皮肤弥漫性潮红，压之褪色，退疹时脱屑脱皮。咽部红肿疼痛，可见"杨梅舌"。白细胞总数及中性粒细胞明显升高。

（四）肠道病毒感染

柯萨奇病毒及埃可病毒感染可出现皮疹，多见于夏秋季，出疹前有发热、咳嗽、腹泻，偶见黏膜斑，常伴全身淋巴结肿大，皮疹形态不一，易反复，疹退不脱屑，无色素沉着。血清肠道病毒抗体检查可阳性。

（五）药物疹

症状类似麻疹，但有过敏药物史，皮疹以躯干及四肢斑片疹为主，大小不一，发痒，可有发热或无热，口腔黏膜疹阴性，外周血嗜酸性粒细胞数增高，停药及抗过敏后皮疹消失。

九、治疗

本病无特效药，以对症治疗为主，加强护理及防治并发症。

（一）一般治疗

保持皮肤及眼、鼻、口、耳的清洁，用温热水洗脸，生理盐水漱口；饮食上给予易消化、营养丰富的流质或半流质食物；多饮水；可用抗生素眼膏或眼药水保护眼睛，防止继发感染；补充多种维生素，尤其是维生素 A 对改善麻疹患儿预后有效。

（二）对症治疗

对于高热者，可用小剂量解热药，但体温不得降至 39℃ 以下，或适量镇静药防止惊厥。忌用强解热药，也不要用冰水、乙醇等擦浴，以免影响皮疹透发；烦躁不安或惊厥者，给予复方氯丙嗪、苯巴比妥（鲁米那）、地西泮等；咳嗽痰多者给予溴己新、氨溴索、复方愈创木酚磺酸钾口服液等止咳祛痰药。

（三）并发症治疗

1. 肺炎　原发性肺炎一般给予对症支持疗法，也可试用干扰素、转移因子等治疗；细菌性肺炎可用抗生素治疗，如青霉素 G 等；高热中毒症状重者可短期用激素；缺氧者吸氧；不能进食者酌情补液。

2. 喉炎　采用蒸气或雾化吸入，每日 2~4 次，必要时可加用抗生素及激素；喉梗阻严重者也可气管切开。

3. 心功能不全　可选用毒毛花苷 K、毛花苷 C、地高辛；严重心力衰竭者可加用血管扩张药（如酚妥拉明）、利尿药（如呋塞米）以及激素。

4. 脑炎　给予脱水、营养脑细胞等处理。

十、预防

（一）管理传染源

及早发现患者，及早诊断，及时报告。对麻疹患者应隔离至出疹后第 5 日，有呼吸道并发症者，隔离应延长至出疹后 10 日；对易感的密切接触者，要隔离检疫 3 周，曾作被动免疫者隔离 4 周。

（二）切断传播途径

在流行期间，幼儿园及儿童机构应暂停接送和接收易感儿入所。

室内空气流通，开窗通风；要充分利用日光或紫外线照射；医护人员离开患者病室后，应洗手更换外衣，或在空气流通处停留 20 分钟再接触其他易感者。患者住过的房间应及时消毒、开窗通风、室内用消毒水清洗。

（三）保护易感人群

1. 接种麻疹减毒活疫苗　是预防和控制麻疹暴发流行最关键的措施。接种对象主要为未患过麻疹的 8 个月以上的幼儿，其次是其他易感者；接种时间一般安排在麻疹流行前的 1 个月左右；麻疹减毒活疫苗剂量为 0.20~0.25ml，皮下注射，儿童与成人相同。一般在接种 12 日后即产生保护性抗体，免疫力可持续 4~6 年以上。

　　易感者在接触麻疹患者 2 日内，接种麻疹减毒活疫苗仍然有效，但超过 2 日后则效果下降，但即使发病，其症状和并发症也会减轻。凡有发热、传染病患者应暂缓接种，对孕妇、过敏体质、免疫功能低下者、活动性肺结核均禁忌接种；此外，对 8 周内接受过输血、血制品或其他被动免疫制剂者，因其影响疫苗的功效也应推迟接种。

　　2. 注射人血丙种球蛋白　对与麻疹患者有密切接触的体弱、免疫力低下和年幼等易感人群，可肌内注射人血丙种球蛋白 0.1～0.2ml/kg，或胎盘丙种球蛋白 0.5～1.0ml/kg，在接触 5 日内注射均可阻止发病。

十一、预后

　　麻疹多在 2～3 周恢复，但在营养不良和免疫功能低下的人群，可以出现严重的并发症，如失明、脑炎、严重腹泻、耳部感染和肺炎等。美国 CDC 报告，约 30%的患者可出现 1～3 种并发症。

第七节　水　痘

　　水痘是由水痘-带状疱疹病毒（VZV）引起的以皮肤斑疹、丘疹、疱疹、结痂为特征的呼吸道传染病。

一、病原学

　　水痘-带状疱疹病毒，属疱疹病毒科，系双链脱氧核糖核酸病毒，仅有 1 个血清型。病毒糖蛋白至少有 8 种，决定了病毒的致病性和免疫原性。水痘-带状疱疹病毒在外界环境中生存力很弱，不耐热和酸，能被乙醚等消毒剂灭活。

二、流行病学

（一）传染源
　　水痘患者是传染源,自水痘出疹前 1～2 日至皮疹干燥结痂时，均有传染性。水疱液中含有大量感染性病毒颗粒。

（二）传播途径
　　通过飞沫和直接接触传播。在近距离、短时间内也可通过健康人间接传播。

（三）人群易感性
　　普遍易感。但学龄前儿童发病最多。6 个月以内的婴儿由于获得母体抗体，发病较少，妊娠期间患水痘可感染胎儿。病后获得持久免疫，但可发生带状疱疹。

（四）流行特征

本病冬春季多见，传染性很强，易感者接触患者后约 90%发病，故容易引起幼儿园、小学以及新兵集训和军营等集体机构流行。

三、发病机制

水痘是原发感染通过飞沫或接触传播，病毒通过上呼吸道或眼结膜进入人体，在局部黏膜及淋巴组织内繁殖，然后进入血液中形成病毒血症。如果机体免疫力不能清除病毒，则病毒可到达肝、脾或其他网状系统中继续繁殖，再进入血液向全身播散，形成第二次病毒血症，并引起各器官的病变。水痘皮疹分批出现与病毒间歇性播散有关。

四、临床表现

潜伏期 10～24 日，一般 13～17 日。

（一）典型水痘

1. 前驱期　婴幼儿常无前驱症状，皮疹和全身表现常可同时出现。年长儿或成人可有发热头痛、全身不适、食欲缺乏及上呼吸道症状，1～2 日后才出疹。偶可出现前驱疹。

2. 出疹期　发热同时或 1～2 日后出疹。皮疹有以下特点：先见于躯干、头部，后延及全身。皮疹发展迅速，开始为红斑疹，数小时内变为丘疹，再形成疱疹，疱疹时感皮肤瘙痒，然后干结成痂，此过程有时只需 6～8 小时，如无感染，1～2 周后痂皮脱落，一般不留瘢痕。皮疹常呈椭圆形，直径 3～5mm，周围有红晕，疱疹浅表易破。疱液初为透明，后浑浊，继发感染可呈脓性，结痂时间延长并可留有瘢痕。皮疹呈向心性分布，躯干最多，其次为头面部及四肢近端。数目由数个至数千个不等。皮疹分批出现，同一部位可见斑疹、丘疹、疱疹和结痂同时存在。口腔、外阴、眼结膜等处黏膜可发生浅表疱疹，易破溃形成浅表性溃疡，有痛感。

3. 恢复期　出疹 3～5 日后皮疹出齐，体温开始下降，症状减轻。皮疹按出疹顺序消退，并有糠麸样脱屑及棕褐色素沉着，历时 2～3 周消退。

（二）不典型水痘

当存在免疫功能缺陷、凝血机制障碍及继发感染等原因时，常形成非典型水痘。皮疹融合者为大疱型，直径可达 2～7cm，易继发金葡菌感染和脓毒血症而死亡；疱疹呈出血性，皮下、黏膜有瘀斑为出血型，可伴有身体其他部位的出血；皮肤大片坏死，全身中毒症状严重者称为坏死型；病变播散累及内脏者称为播散型，多见于免疫功能低下的患者。

五、并发症

（一）皮肤疱疹继发感染

可引起脓疱疹、蜂窝织炎、败血症等。

（二）肺炎

成人多为原发性水痘肺炎，发生在出疹后 1～5 日，轻者可无临床表现，仅 X 线检查有肺部浸润；重者有咳嗽、咯血、胸痛、呼吸困难、发绀等；有的可于 24 小时内死于急性呼吸衰竭；儿童常为继发性肺炎，多发生于病程后期 2～3 周。

1. 水痘脑炎　发病率＜1‰，儿童多于成人，常于出疹后 1 周发病。临床表现与脑脊液所见与一般病毒性脑炎相似，病死率约 5%，少数有中枢神经系统后遗症。

2. 其他　如水痘肝炎、心肌炎、肾炎等均很少见。水痘后期可能发生 Reye 综合征，患者有呕吐、不安和激惹，继而进展到脑水肿。

六、实验室检查

（一）一般检查

1. 血常规　外周血白细胞总数正常或稍增高。

2. 疱疹刮片或组织活检　刮取新鲜疱疹基底组织涂片，冷丙酮固定，瑞特染色或吉姆萨染色可发现多核巨细胞，SE 染色可查见细胞内包涵体。

（二）病原学检查

1. 病毒分离　在发病 3 日内，取疱疹液直接接种于人胚成纤维细胞，培育后分离病毒可做进一步鉴定；还可取新鲜疱疹内液直接做电镜检查病毒。由于成本高，操作复杂，一般仅用于非典型病例确诊用。

2. 血清抗体检测　常用 ELISA 法检测特异性 IgM 抗体，有助于早期诊断；此外，补体结合试验、中和试验检测双份血清 IgG 抗体，由阴性转阳性或滴度 4 倍以上升高也有助于本病的回顾性诊断。

3. 抗原检测　刮取病变组织，用免疫荧光法检测病毒抗原，具有敏感、快速特点，并易于与 HSV 感染区别。

4. 核酸检测　采用 PCR 法检测外周血白细胞、感染组织细胞的病毒 DNA，是敏感、快速的早期诊断方法。

七、诊断

本病的主要诊断依据是病前 2～3 周有与水痘或带状疱疹患者密切接触史；典型的水痘症状为发热与皮疹（斑丘疹、疱疹）同时发生，或无发热即出疹；皮疹向心性分布，以躯干、头、腰部多见。皮疹分批出现，从斑丘疹、水疱疹至结痂，不同形态皮疹同时存在，痂盖脱落后不留瘢痕；白细胞计数正常或稍低，淋巴细胞相对增高。必要时可做实验室检查明确诊断。

八、鉴别诊断

（一）脓疱病
好发于鼻唇周围和四肢暴露部位。易形成脓疱及黄色厚痂，经搔抓而播散。不会成批出现，无全身症状。

（二）丘疹样荨麻疹
为婴幼儿皮肤过敏性疾病。皮疹为红色丘疹，顶端有小水疱，无红晕，分批出现，离心性分布，不累及头部和口腔。

（三）带状疱疹
疱疹呈成簇状排列，沿身体一侧的皮肤周围神经分布，不对称，有局部疼痛。

九、治疗

水痘为自限性疾病，一般 2 周左右可自愈，主要治疗原则是对症治疗、呼吸道隔离、积极防治并发症等。

（一）一般治疗
急性期卧床休息，加强护理，保持口腔、眼、鼻及皮肤等部位的清洁，勤换衣被，对接触水痘疱疹液的衣服、被褥、毛巾、敷料、玩具、餐具等根据情况分别采取洗、晒、烫、煮、烧等方法消毒，且不与健康人共用；保持皮肤清洁。定时开窗通风，供给充足的水分，给予易消化、清淡的食物。

（二）对症治疗
发热患者一般不用解热剂，高热时可给予少量解热剂如柴胡注射液、吲哚美辛等，但要防止体温骤降和大汗。高热时禁用阿司匹林药物退热，因本品与 Reye 综合征的发生有关；注意疱疹破溃处感染，可用 5%碳酸氢钠或 0.25%炉甘石洗剂局部涂擦，破溃处可涂甲紫或新霉素软膏；瘙痒明显者也可口服抗组胺药；烦躁时给予适当的镇静药如地西泮、苯巴比妥等。

（三）抗病毒疗法
一般轻症患者可不用抗病毒药物治疗，重症患者可酌情选用。

1. 阿昔洛韦　早期应用对控制皮疹进展、促进病情恢复具有肯定的疗效，是治疗本病的首选药。用法：静脉滴注 10mg/kg，每 8 小时 1 次；或每日 600～800 mg，分 3～4 次口服，疗程 7～10 日；此外，疱疹局部也可使用阿昔洛韦软膏适量外涂。

2. α-干扰素　每日 10 万～20 万 U，肌内注射或皮下注射，连用 3～5 日。

（四）并发症治疗

1. 皮肤或肺部继发感染　避免用手抓破疱疹，皮肤或肺部继发感染者，可根据经验或分泌物做药敏试验合理选用抗菌药物；一般禁用肾上腺皮质激素，但出血性水痘和水痘肺炎可用激素治疗。有些在患水痘之前正在应用激素者，则尽快减量或停用激素。

2. 脑水肿　可选用脱水剂如甘露醇、高渗葡萄糖等。一般不宜用肾上腺皮质激素治疗，但在病程后期水痘已结痂时并发脑炎病情危重者可酌情使用，可在有力抗生素治疗前提下酌情使用。

十、预防

（一）隔离传染源

隔离患者至全部皮疹结痂，或出疹后 7 日；密切接触水痘的易感者应留检3 周。

（二）切断传播途径

水痘患者的污染物、用具可采用煮沸或暴晒法消毒；注意个人卫生，勤洗手，保持皮肤清洁；流行期间，体质差的儿童少去人群密集的公共场所；不要接触水痘患者及其污染的物品。

（三）保护易感人群

1. 接种水痘疫苗　接种水痘减毒活疫苗对正常易感儿童的预防有效，具有较好的保护作用。

2. 注射丙种球蛋白　对有与水痘患者密切接触、免疫功能低下或正在使用免疫抑制剂者以及孕妇，可使用丙种球蛋白 0.4～0.6ml/kg，肌内注射，有降低水痘发病率和减轻症状的作用。

十一、预后

水痘属于自限性疾病，预后良好，且病愈后不会出现瘢痕。据美国报道，每年初发水痘 400 万例，绝大部分在幼儿，每年死于水痘 100 例；但如不恰当地使用大剂量肾上腺皮质激素或合并 HIV、恶性肿瘤等引起播散性水痘者，则病死率较高。水痘治愈后极少数可再复发，但如果水痘-带状疱疹病毒在神经细胞潜伏感染，成人时随着免疫状态改变，可出现二次感染，即带状疱疹。

第八节　流行性腮腺炎

流行性腮腺炎是由腮腺炎病毒引起的急性呼吸道传染病，主要表现为唾液腺非化脓性、炎症性肿大。

一、病原学

腮腺炎病毒属副黏液病毒科，呈球形，是有包膜的单股负链 RNA 病毒，直径为 85～300nm。腮腺炎病毒有两种抗原，即可溶性抗原（S 抗原）和血凝抗原（V 抗原）。前者产生的特异性抗体无保护作用，后者产生的抗体具有保护作用。该病毒对外界抵抗力弱，对物理化学因素的作用均甚敏感，在紫外线暴露下可迅速死亡，加热至 55～60℃时经 20 分钟可失去活力。

二、流行病学

（一）传染源

主要传染源是流行性腮腺炎患者和隐性感染者。在腮腺肿大前 6 日至后 9 日患者的唾液中可分离出腮腺炎病毒。

（二）传播途径

主要唾液经空气飞沫传播；也可因唾液污染衣物传播。

（三）人群易感性

人群普遍易感，但发病后能产生持久免疫力，故极少有第二次发病。

（四）流行特征

以冬春季节多见，散发为主。可有局部暴发，尤其是在幼儿园、学校、新兵集训期间及军营等多见。

三、发病机制

腮腺炎病毒首先侵入口腔黏膜和鼻黏膜，然后在上皮组织中大量增殖进入血液循环（第一次病毒血症），随后，病毒再次经血流侵犯腮腺及其他组织，并增殖再次进入血液循环（第二次病毒血症），并侵犯机体的组织器官，其中，以各种腺组织如睾丸、卵巢、胰腺、胸腺、甲状腺等最易受侵犯，还可累及脑膜、肝脏及心肌等。

四、临床表现

潜伏期 14～25 日（平均 18 日）。

急性起病，可有发热、畏寒、头痛、咽痛、恶心、呕吐、全身疼痛等症状，数小时后出现腮腺肿胀痛，成人症状较明显。腮腺肿胀以耳垂为中心，向前、后、下发展，状如梨形、边缘不清。局部皮肤紧张，发亮但不发红，触之坚韧有弹性，有轻触痛。说话、咀嚼（尤其进食酸性食物）后疼痛加剧。

通常一侧腮腺肿胀后 1～4 日累及对侧，重症患者腮腺周围组织高度水肿，使容貌变形，吞咽困难。腮腺管开口处早期可有红肿，挤压腮腺始终无脓性分泌物自开口处溢出，大多于 1～3 日到达高峰，持续 4～5 日逐渐消退。全程 10～14 日。下颌下腺和舌下腺也可同时受累。下颌下腺肿大表现为颈前下颌肿胀并可触及肿大的腺体。

五、并发症

（一）生殖系统并发症

1. 睾丸炎　发病以 13～14 岁以后多见，常于腮肿后 1 周左右，突发高热、寒战、睾丸肿痛、伴剧烈触痛，重者阴囊皮肤显著水肿，鞘膜腔内有黄色积液，大多侵犯一侧，病程 10 日左右。病后 1/3～1/2 病例可发生不同程度的睾丸萎缩，由于多累及单侧及部分曲精管受累，故很少导致不育症。

2. 卵巢炎　见于成年女性患者，表现畏寒、发热、下腹部或腰骶部疼痛、月经失调，严重者卵巢肿大，伴压痛，不会影响生育力。

（二）胰腺炎

常发生于腮腺肿胀后 1 周左右，表现为中上腹剧痛和触痛、肌紧张，伴呕吐、发热、腹胀、便秘，有时可扪及肿大的胰腺。多在 1 周消失。

（三）神经系统并发症

1. 脑膜炎或脑膜脑炎　一般多在腮腺肿大 1 周内发生。急性高热，伴剧烈头痛、呕吐、嗜睡或意识障碍、脑膜刺激征阳性等。脑脊液检查呈病毒性脑炎或脑膜炎改变。一般预后良好。

2. 多发性神经炎及脊髓炎　于腮腺炎后 1～3 周发生。肿大的腮腺可压迫面神经引起暂时性面神经麻痹，有时出现平衡失调、三叉神经炎、偏瘫、截瘫、上升性麻痹等。预后良好。

3. 耳聋　主要由内淋巴迷路炎及听神经炎所致，表现为呕吐、眩晕、耳鸣等，可呈永久性和完全性耳聋，多发生于单侧，故仍能保留一定听力。

（四）心肌炎

多见于病程 5～10 日。表现为面色苍白，心率增快或缓慢，心音低钝，心律失常，心脏扩大，收缩期杂音。心电图可见窦性停搏，房室传导阻滞、ST 段压低、T 波低平或倒置等。严重者可致死。偶有心包炎。

（五）肾炎

轻者尿中有少量蛋白，重者腰痛、水肿、血尿，大多数预后良好，个别因急性肾衰竭而死亡。

（六）其他

偶见乳腺炎、骨髓炎、肝炎、肺炎、前列腺炎、前庭大腺炎、甲状腺炎、胸腺炎、血小板减少、荨麻疹、泪腺炎等。关节炎多发生在腮腺肿大 1～2 周，主要累及肘、膝等大关节，可持续 2 日至 3 个月不等，能完全恢复。

六、实验室检查

（一）一般检查

1. 血常规　白细胞计数正常或稍增加，淋巴细胞相对增多；有并发症时，白细胞计数可显著增高，核左移。

2. 血清淀粉酶和尿淀粉酶测定　90%的患者血清淀粉酶有轻至中度增高，并且增高的程度与腮腺肿胀程度有关；尿淀粉酶也可升高。

（二）病原学检查

1. 病毒抗原检测　采用直接荧光法检测唾液细胞中的腮腺炎病毒抗原，有助于快速诊断。

2. 特异性抗体测定　可用 ELISA 法及间接荧光法检测特异性 IgM 抗体；采用补体结合检测 S 抗体。

3. 病毒分离　从早期患者的唾液、尿液、血液和脑脊液中分离腮腺炎病毒。

七、诊断

根据发病前 1～4 周与腮腺炎患者有密切接触史，临床以腮腺肿大为特征，呈单侧或双侧非化脓性腮腺肿痛，腮腺管口红肿，外周血白细胞计数正常或稍高，淋巴细胞增加及尿淀粉酶升高，可做出初步临床诊断；病原学检查阳性可确诊。

八、鉴别诊断

（一）化脓性腮腺炎

局部红肿压痛，肿块局限，后期有波动感，腮腺管口红肿可挤出脓性分泌物。分泌物涂片及细菌培养可有化脓性细菌生长。血象示白细胞总数和嗜中性粒细胞明显增高，抗生素治疗有效。

（二）颈部或颌下淋巴腺炎

肿块局限于颈部或颌下，较硬，边缘清楚，压痛明显，表浅者可活动。血常规示白细胞总数及中性粒细胞明显增高。

（三）症状性腮腺肿大

多有原发病如糖尿病、营养不良、慢性肝病等，或服用碘化物、羟基保泰松、异丙肾上腺素等药物史。腮腺肿大呈对称性，无肿痛感，触之较软。活检组织病理为脂肪变性。

（四）其他病毒所引起的腮腺炎

单纯疱疹病毒、副流感病毒 3 型、柯萨基病毒 A 组和 B 组及甲型流感病毒等均可引起腮腺炎。确诊主要依据血清学检查及病毒学分离鉴别。

九、治疗

（一）一般治疗与对症治疗

1. 一般治疗 隔离患者至腮腺肿胀完全消失；注意口腔清洁。饮食以流食或软食为宜，避免进食较多酸性食物，保证液体摄入量。

2. 对症治疗 局部疼痛者可服用如双氯酚酸钠、去痛片、阿司匹林、吲哚美辛等药物。

（二）抗病毒治疗

可试用更昔洛韦、α-干扰素等抗病毒药物，可能有效。

（三）并发症治疗

1. 睾丸炎 成人可服用己烯雌酚，每次 1mg，每日 3 次口服；采用丁字带托起肿大的睾丸以缓解疼痛；局部可冷敷。

2. 脑膜脑炎 如出现颅内高压者，可用 20%甘露醇注射液，每次 125ml，快速静脉滴注，每 4～6 小时 1 次，直至症状好转；可考虑短期应用肾上腺皮质激素。

3. 胰腺炎 绝对卧床休息，禁食，输液补充水、电解质，给予阿托品或山莨菪碱，早期可用肾上腺皮质激素等。

（四）中医中药

可选用如板蓝根或大青叶煎服；可用青黛粉 10g 或鲜仙人掌及夏枯草等适量，捣烂外敷腮腺肿处。

十、预防

（一）管理传染源

一经发现患者，立即隔离直至腮腺肿完全消退为止；对接触者一般不做检疫，但在集体儿童机构如幼儿园等密切接触者，应留验 3 周。

（二）切断传播途径

不要使用患者用过的物品，室内立即清洁消毒，住室开窗通风，衣物阳光暴晒，餐具煮沸消毒。

（三）保护易感人群

接种腮腺炎减毒活疫苗的效果较好，要在腮腺炎流行之前接种，但腮腺炎减毒疫苗不能用于孕妇、免疫功能低下者及对鸡蛋过敏者；此外，恢复期患者的血液及免疫球蛋白或特异性高价免疫球蛋白对预防本病有一定作用，而一般市售的免疫球蛋白或胎盘球蛋白对预防本病无效。

十一、预后

本病预后良好，病死率较低。

第九节　流行性乙型脑炎

流行性乙型脑炎（简称乙脑），是由乙型脑炎病毒引起的以脑实质炎症为主要病变的中枢神经系统急性传染病。临床上以高热、意识障碍、抽搐、呼吸衰竭及脑膜刺激征为特征。

一、病原学

乙型脑炎病毒属虫媒病毒乙组的黄病毒科，呈球形，直径 15～22nm，核心为含单股正链 RNA，外有脂蛋白包膜及含糖蛋白的表面突出物，刺突有血凝素，能凝集鸡、鹅、羊等动物红细胞。乙型脑炎病毒在外界环境中抵抗力不强，对温度、乙醚和酸等常用消毒剂敏感，56℃ 30 分钟或 100℃ 2 分钟即可灭活，但对低温和干燥的抵抗力很强，用冰冻干燥法在 4℃冰箱中可保存数年。

二、流行病学

（一）传染源

本病为人畜共患的自然疫源性疾病，人与许多动物可作为本病的传染源，但人血中病毒含量少，且存在时间短，故人不是主要传染源；在动物家畜（如猪、牛、羊、犬等）、家禽（如鸭、鸡等）及鸟类均可感染乙型脑炎病毒，尤其猪感染率高和病毒血症期长，因此，猪是本病的主要传染源。

（二）传播途径

本病主要通过蚊虫叮咬传播，蚊种有库蚊、伊蚊和按蚊；我国以三带喙库蚊为主要媒介。

（三）人群易感性

人群普遍易感，感染后多数呈隐性感染，约在感染后 1 周出现中和抗体，可获得较持久的免疫力，再次发病者极少。

（四）流行特征

我国呈季节流行特点，90%的病例发生在 7～9 月，南方地区高峰期早于北方；发病呈高度散发性，家庭成员多人发病少，集中暴发不多见；主要发生于 15 岁以下儿童。全球主要分布于东南亚地区。亚洲地区每年约 5 万人发病，病死率约 30%。

三、发病机制

感染携带乙型脑炎病毒的蚊虫叮咬人体后，病毒先在单核-吞噬细胞系统内繁殖，随后进入血流形成病毒血症。人体是否发病取决于自身的免疫力以及病毒的数量和毒力。如果机体免疫功能强、侵入病毒量少和毒力不强，则只形成短暂病毒血症，病毒不侵入中枢神经系统，则表现为隐性感染或轻型病例；如果机体免疫功能弱，加之侵入病毒量多及毒力强，则病毒可侵入中枢神经系统，在神经细胞内繁殖（乙脑病毒有嗜神经性特点），从而引起脑实质病变。

四、临床表现

潜伏期4～21日，一般为10～14日。典型的临床病程可分4期。

（一）初期

病初1～3日，急性起病，体温快速升至39～40℃，持续不退，伴头痛、恶心、呕吐，部分有嗜睡或精神倦怠，神志改变，轻度颈项强直。

（二）极期

病程3～10日。本期可出现高热、意识障碍、抽搐、呼吸衰竭、肺水肿、循环衰竭等，其中，高热、抽搐和呼吸衰竭是重要的三大主症，尤其呼吸衰竭常是致死的主要原因。

初期症状加重，体温达40℃以上，持续不退；出现明显意识障碍、嗜睡、昏睡至昏迷，重症全身抽搐、强直性痉挛或强直性瘫痪，少数也可软瘫。严重者可因脑实质类（尤其是脑干病变）、缺氧、脑水肿、脑疝、颅内高压、低血钠性脑病等病变而出现中枢性呼吸衰竭，表现为呼吸节律不规则、双吸气、叹息样呼吸、呼吸暂停、潮式呼吸和下颌呼吸等，最后呼吸停止。查体脑膜刺激征阳性、瞳孔对光反应迟钝、消失或瞳孔散大，腹壁及提睾反射消失，深反射亢进，病理性锥体束征如巴氏征等呈阳性；视盘水肿（脑水肿征），重症有中枢性呼吸衰竭，死亡率高达20%～50%，即使恢复也可有后遗症。

（三）恢复期

体温下降，精神、神经系统症状逐日好转。重症仍可留有神志迟钝、痴呆、失语、吞咽困难、颜面瘫痪、四肢强直性痉挛或扭转痉挛等，少数患者也可有软瘫。大多数症状可在6个月内恢复。

（四）后遗症期

虽经积极治疗，但发病6个月后仍留有精神、神经系统症状者，称为后遗症。约30%重症患者留有后遗症，主要表现为失语、瘫痪和精神失常等，部分患者可逐渐恢复。

五、临床分型

（一）轻型

神志清醒，嗜睡，一般无抽搐。体温38～39℃，多数在1周内恢复。

（二）普通型

意识障碍如昏睡或浅昏迷，腹壁反射和提睾反射消失，可有短期的抽搐；体温一般在 40℃左右，病程约 10 日，无后遗症。

（三）重型

体温在 40℃以上，神志昏迷，反复或持续性抽搐。浅反射消失，深反射先消失后亢进，并有病理性反射。常有定位症状和体征。可出现中枢性呼吸衰竭；部分患者留有后遗症。

（四）极重型

高热或过高热，伴反复或持续强烈抽搐，于 1～2 日出现深昏迷，有瞳孔变化、脑疝和中枢性呼吸衰竭等表现，如不及时抢救，常因呼吸衰竭而死亡。幸存者都有严重后遗症。

六、实验室检查

（一）一般检查

外周血常规示白细胞总数增高，一般在（10～20）×10^9/L，中性粒细胞在 80%以上。少数轻型患者血常规可正常。

（二）脑脊液检测

外观无色透明，压力增高，白细胞计数可轻度升高，在（50～500）×10^6/L以上，病初以中性粒细胞为主，随后淋巴细胞增多；蛋白质轻度增高，糖正常或稍偏高，氯化物正常。

（三）血清学检查

1. 特异性 IgM 抗体测定　该抗体在感染后 4 日即可出现，2 周达高峰，临床上采用 ELISA 法血清或脑脊液中特异性 IgM 抗体，在 3 周内阳性率达 70%～90%，可作为早期诊断方法，也是临床上最常用的诊断技术。

2. 补体结合试验　补体结合抗体为 IgG 抗体，虽然特异性较高，但出现时间较晚，2 周阳性，5～6 周达高峰，一般用于回顾性诊断和流行病学调查。

3. 血凝抑制试验　血凝抑制抗体在病后的 5 日出现，2 周达高峰，操作简便，但特异性较差，可出现假阳性，用于临床诊断和流行病学调查。

4. 病毒抗原检测　免疫荧光法、ELISA 法及反向被动血凝试验等均可用于检测血液和脑脊液中的乙脑病毒抗原，阳性结果有助于早期诊断。

（四）病原抗原检测

1. 病毒分离　病程 1 周内死亡病例脑组织中可分离到流行性乙型脑炎病毒，也可用免疫荧光（IFT）在脑组织中找到病毒抗原。从脑脊液或血清中不易分离到病毒。

2. 核酸水平检测　采用反转录-聚合酶链反应（RT-PCR）检测乙型脑炎病毒RNA，可用于早期诊断。

七、影像学检查

CT 检查可见丘脑、基底结区、中脑及脑桥的部位出现双侧低密度影；MRI 检查较 CT 更灵敏、更准确地反映脑组织病变，丘脑、大脑半球及小脑 T_2 加权成像可见高强度信号，T_1、T_2 加权成像提示丘脑病变为混合信号时，提示该部位有出血。但上述改变多为晚期改变。

八、诊断

本病的诊断主要依据发病于流行季节（7~9月），临床典型表现有高热、头痛、呕吐、意识障碍、抽搐、脑膜刺激征等，外周血白细胞显著增高，脑脊液细胞数轻度增加，压力及蛋白增高；血清学特异性 IgM 抗体阳性有助于诊断。

九、鉴别诊断

（一）中毒性菌痢

多见于夏秋季，儿童多发，起病比流行性乙型脑炎更急，多在发病 1 日内出现高热、抽搐、休克或昏迷等。本病早期即有休克，一般无脑膜刺激征，脑脊液无改变，大便或灌肠液可查见红细胞、脓细胞及吞噬细胞，培养有痢疾杆菌生长；流行性乙型脑炎除极重型外，很少出现休克，如采用生理盐水灌肠，发现有脓性或脓血便即可确诊菌痢。

（二）化脓性脑膜炎

该病发展快，冬春季多见，重症患者在发病 1~2 日即进入昏迷，脑膜刺激征显著，皮肤有瘀点；脑脊液浑浊，中性粒细胞占 90%以上，涂片和培养可发现致病菌；周围血象白细胞计数明显增高，可达（20~30）$\times 10^9$/L，中性粒细胞多在 90%以上。但早期不典型病例，不易与流行性乙型脑炎相鉴别，需密切观察和复查脑脊液。

（三）结核性脑膜炎

无季节性特点，起病缓慢，病程长，有结核病史；脑脊液糖及氯化物均降低，薄膜涂片可见抗酸杆菌或培养结核分枝杆菌阳性；胸部 CT、眼底检查和结核菌素试验以及 γ-干扰素释放试验有助于诊断。

（四）热射病

为中暑的严重类型，有湿热地区体力劳动或训练史，起病急骤，高热、昏迷，迅速进展至多器官功能障碍，病死率较高。

（五）恶性疟疾

发病季节、地区及临床表现与乙脑相似，脑型疟疾热型不规则，病初先有发冷、发热及出汗,然后出现脑病症状。可有脾大及贫血;外周血涂片找到疟原虫可确诊。

十、治疗

本病仍缺乏特效的抗病毒药物,主要为对症与支持疗法,积极防治危重症状,降低病死率和致残率。

(一)一般治疗

患者隔离于有防蚊和降温设施的病室,保持安静。注意补充营养和维生素,尤其高热、昏迷、惊厥患者易丢失水分,故宜补足量液体,成人一般每日1500~2000ml,小儿每日50~80ml/kg,但输液不宜过多,以防因脑水肿加重病情;注意口腔和皮肤清洁,防止发生压疮;对昏迷者宜采用鼻饲。

(二)对症治疗

高热、抽搐及呼吸衰竭易危及生命,并且互为因果,故应及时处理。

1. 高热 室温控制在30℃以下,高热可用物理降温或药物降温,使体温保持在38~39℃(肛温)。物理降温如冰敷额部、枕部和体表大血管处(如腋下、颈部及腹股沟);或用30%~50%乙醇或温水擦浴,以免引起寒战和虚脱;药物降温可选择如小剂量安乃近0.5g,4~6小时可重复,幼儿及体老体弱者可用安乃近滴鼻,避免强退热引起大量出汗虚脱;高热伴抽搐可用亚冬眠疗法:氯丙嗪和异丙嗪各0.5~1mg/kg肌内注射,每4~6小时1次,一般用3~5日;同时配合物理降温,使体温控制至38℃以下,但要注意观察脉搏、血压、呼吸及呼吸道通畅,防止呼吸抑制和痰液阻塞。

2. 抽搐 去除原因,脑水肿可用20%甘露醇(1~2g/kg)快速(20~30分钟内)滴完,4~6小时可重复;同时配合呋塞米、肾上腺皮质激素等;因呼吸道分泌物堵塞、换气困难致脑细胞缺氧者,应给氧,保持呼吸道通畅,必要时行气管插管或气管切开;高热不退者予以物理及药物降温。镇静止痉药可选用:地西泮肌内注射,成人10~20mg,儿童0.1~0.3mg/kg;苯巴比妥钠肌内注射,成人0.1~0.2g,儿童5~8mg/kg;水合氯醛鼻饲或灌肠,成人1.0~2.0g,儿童60~80mg/kg(不超过1g);也可采用亚冬眠疗法。

3. 呼吸衰竭 及时救治呼吸衰竭是降低病死率的关键。给予吸气,保持呼吸道通畅如经口腔或鼻腔吸痰、体位引流、雾化吸入等;降低脑水肿可用20%甘露醇、肾上腺皮质激素等;镇静止痉;假性延髓麻痹或延髓麻痹者,立即气管切开或气管插管,使用加压人工呼吸器;呼吸浅弱者,可使用呼吸兴奋药如山梗菜碱(洛贝林)成人3~9mg,儿童0.15~0.2mg/kg肌内注射或静脉滴注;尼可刹米(可拉明)成人0.375~0.75g,儿童5~10mg/kg肌内注射或静脉滴注;其他如贝美格(美解眠)、二甲弗林(回苏林)等也可交替使用或联合使用。

4. 循环衰竭　根据原因分别治疗，如为脑水肿及脑疝引起的循环衰竭，可用脱水药降低颅内压；如为心源性心力衰竭引起者，可应用强心药物，如毛花苷 C（西地兰）、毒毛花苷 K 等；如因血容量不足者，应快速补液扩容等。

（三）肾上腺皮质激素

应用本品仍有争议，不过从理论上说，肾上腺皮质激素具有抗炎、退热、降低毛细血管通透性、保护血-脑屏障、减轻脑水肿等作用，可试用于重症患者，一般应用 3～5 日。但由于容易增加感染机会，且临床上疗效并不显著，故应用时要权衡利弊，注意观察病情变化。

（四）抗病毒治疗及单克隆抗体

在疾病早期可应用抗病毒药物如利巴韦林、α-干扰素、阿糖腺苷等，但实际上疗效可能有限；采用乙型脑炎病毒单克隆抗体治疗，动物实验发现，本品对迅速中和病毒和阻止病情发展有效。

（五）抗感染治疗

肺部感染是本病最常见的并发症，其次枕骨后压疮、皮肤脓疖、口腔感染和败血症等也可发生。可根据病情、临床经验及药敏试验选择合理的抗菌药物。

（六）恢复期及后遗症治疗

重型和极重型患者多见，如智力、吞咽、语言和肢体功能障碍者，可采用理疗、体疗、中药、针灸、按摩、推拿及高压氧等综合治疗，以促进功能恢复。

十一、预防

（一）控制传染源

隔离患者至体温正常。搞好动物尤其猪饲养场所的环境卫生，避免人畜混居，必要时对猪进行疫苗接种，以减少猪群的病毒血症，从而控制人群中流行性乙型脑炎流行。

（二）切断传播途径

防蚊和灭蚊也是控制本病流行的重要环节，特别是针对库蚊的措施，如消灭蚊虫滋生地，灭越冬蚊和早春蚊，喷药灭蚊，使用蚊香、蚊帐、涂擦驱蚊剂等。

（三）保护易感人群

预防接种是保护易感人群的有效措施。疫苗有灭活疫苗和减毒疫苗两种，目前我国使用的是地鼠肾灭活疫苗，保护率 60%～90%，初次免疫皮下注射 2 次，间隔 7～10 日，第二年加强 1 次，连续 3 次加强后不再注射，可获持久免疫力。有中枢神经系统疾病和慢性乙醇中毒者禁用。

十二、预后

本病预后与患者年龄、脑干损伤程度和合并症以及救治早晚和措施是否得当等多种因素有关。一般病死率为 10%～30%，后遗症发生率约为 30%，主要表现为痴呆、半身不遂、精神失常、吞咽困难、记忆力和智力障碍等；伴有中枢性呼吸衰竭者的病死率可达 50%，昏迷出现早，存在时间长，伴循环衰竭及脑疝者病死率达 70%。

第十节　森林脑炎

森林脑炎又称蜱传性脑炎、苏联春夏脑炎，为自然疫源性疾病，是由黄病毒科中蜱传脑炎病毒引起的急性中枢神经系统传染病。临床上以急起高热、意识障碍、瘫痪及脑膜刺激征为主要特征。

一、病原学

森林脑炎病毒属黄病毒科黄病毒属，病毒颗粒呈球形，大小与乙脑病毒相同，直径 30～40nm，有包膜，膜上有两种糖蛋白——M 蛋白和 E 蛋白，病毒核心为单股 RNA。该病毒具有嗜神经性，至少有 3 个亚型，即西欧亚型、远东亚型和西伯利亚亚型。

病毒对高温与消毒剂敏感，加热 56℃10 分钟可灭活，对去污剂、紫外线、胃蛋白酶、福尔马林、含氯消毒剂及酚类消毒剂均敏感。在 2～4℃、50%甘油中可至少保存 5～12 个月。

二、流行病学

（一）传染源

森林中许多啮齿类动物如缟纹鼠、松鼠、红褐田鼠、刺猬为本病的储存宿主，是本病的主要传染源；某些鸟类（如松鸡、蓝莺、交吻鸟等）、野生食肉动物、猩猩及家畜（如山羊、牛、马等）也是重要的储存宿主和传染源。

（二）传播途径

蜱是本病的唯一传播媒介。远东地区（包括中国）森林脑炎的传播媒介主要是全沟硬蜱，其次康辛盲蜱和林矩头蜱；在中欧，森林脑炎的传播媒介则主要是篦子硬蜱。

（三）易感人群

人普遍易感，在流行区 20 岁以上人多数曾隐性感染而不发病。病后可获持续免疫力。

（四）流行特征

本病流行有明显的地区性、季节性和职业性。主要流行于欧洲、俄罗斯、日本等国家，我国最早出现于 1942 年的黑龙江省海林县二道河林场。感染者多为林场工作人员，旅游者也可感染，以青壮年为主，局部地区可有疫情暴发。

三、发病机制

通过含有森林脑炎病毒的蜱叮咬人体后，在接触局部淋巴结或单核-巨噬细胞后，病毒包膜 E 蛋白与细胞表面受体相结合，然后融合而穿入细胞内，病毒在淋巴结和单核-巨噬细胞系统内进行复制，复制的病毒不断释放而感染肝、脾等脏器，感染后 3～7 日，复制的病毒大量释放至血液中形成病毒血症，可表现为病毒血症症状，病毒随血流进入脑毛细血管，最后侵入神经细胞，发生广泛性炎症改变和明显的脑炎表现。

四、临床表现

潜伏期一般为 10～15 日，短者 1 日，长者 30 日。

（一）临床分期

按病程经过可分为 4 期。

1. 前驱期　一般 1～3 日。低热、头晕、乏力、全身不适等症状。

2. 极期　一般 2～3 周。主要为高热、头痛、肌肉酸痛、意识障碍、脑膜刺激征、皮肤潮红、肌肉瘫痪及神经系统损害如震颤、不自主运动等表现。

3. 缓解期　体温下降，脑膜刺激征消失，但仍有嗜睡、乏力、记忆力下降等。

4. 恢复期　神经系统损害症状消失，部分重症有癫痫、精神障碍、弛缓型瘫痪等后遗症。

（二）临床分型

根据病情轻重可分为以下 4 型。

1. 重型　高热、头痛、昏迷，迅速出现脑膜刺激征，颈部及肢体肌肉瘫痪或上行性麻痹。

2. 普通型　高热、头痛、呕吐、脑膜刺激征，伴有不同程度的肌肉瘫痪。

3. 轻型　发热、体温 38～39℃，有脑膜刺激征，约 1 周体温下降，无后遗症。

4. 顿挫型　发热，体温 38℃左右，有轻度的头痛、恶心、呕吐，1～3 日恢复正常。

五、实验室检查

（一）一般检查

血常规白细胞增多至（10～20）$\times 10^9$/L，中性粒细胞达 90% 以上。

（二）脑脊液检查

脑脊液外观清亮、透明，脑脊液压力增高，细胞数（0.05～0.5）×10^9/L，以单核细胞为主，糖和氯化物正常，蛋白质正常，或稍高。

（三）血清学检查

取患者急性期和恢复期双份血清进行血凝抑制试验、中和试验、补体结合试验检测抗体，效价有 4 倍以上升高，对本病的诊断有意义。用 ELISA 试验检测患者的血清和或脑脊液特异性 IgM 抗体，有早期诊断价值。

（四）病毒分离

发病初期从脑脊液或血液中分离病毒，死亡病例可取脑组织分离病毒，或于鸡胚、猪肾细胞、小鼠脑内等分离病毒。

六、诊断

森林脑炎的主要诊断依据：如 5～7 月份有林区作业的流行病学史，发病前有蜱咬伤史或饮用家畜生奶、食用生奶酪史；临床典型表现如突发高热、意识障碍、弛缓性肌肉瘫痪和脑膜刺激征阳性等；实验室检查如脑脊液符合病毒性脑炎改变，血清学有助于诊断；病毒分离可确诊。

七、鉴别诊断

（一）流行性乙型脑炎

夏秋季，10 岁以下儿童多见，肌张力增高，强直性痉挛多见。血清学和病原学检查可确诊。

（二）肾综合征出血热

冬春季节多见，高热，面部潮红，腋下皮肤有抓痕样出血点，可见低血压、休克，并有明显的肾损害，少尿，多尿。特异性抗原和抗体阳性。

（三）脊髓灰质炎

好发于幼儿，脊髓型多见，但很少有意识障碍。发病率已极为罕见。

八、治疗

目前对本病仍无特效治疗，主要以对症治疗与支持治疗为主，包括加强护理、补充足够的热量和多种维生素，高热者以物理降温为主，并酌情予以解热药物；抽搐者可用地西泮、苯巴比妥等解痉药；脑水肿者可用 20%甘露醇、50%葡萄糖等脱水；昏迷者注意重点护理，吸氧，吸痰，保持呼吸道通畅，必要时行气管插管或气管切开等。高效价免疫球蛋白也有一定效果。对存在有后遗症者可用按摩、推拿、针灸、理疗及体疗等措施。

九、预防

（一）控制传染源

隔离患者至症状消失；疫区居住室内消毒，灭蜱、灭鼠。

（二）切断传播途径

本病有严格的地区性，进入林区的人员均要做好预防工作。在疫区野外活动时，要做好个人防护，如穿长袖衣、长裤、长布袜，扎紧领口、袖口、裤角，必要时穿防护服，以防蜱的叮咬；皮肤可涂驱虫剂；注意环境卫生，加强灭蜱和灭鼠工作。

（三）保护易感人群

进入林区工作的人员均要进行疫苗接种。目前我国采用地鼠肾细胞培养灭活疫苗，成人第一次皮下注射 2ml，7～10 日后再注射 3ml（儿童略减），以后每年加强 1 次；基因工程疫苗等也在研究中。

十、预后

一般病程为 14～28 日，远东地区病死率较高，病死率为 20%～25%；欧洲的病死率为 1%～2%，病重存活者中 60%留有神经系统后遗症。

第十一节　登革热

登革热是由登革病毒引起的主要经埃及伊蚊及白纹伊蚊传播的急性传染病，主要特征为发热、皮疹、头痛、肌痛、胃肠功能紊乱及全身衰竭等，并可引起登革出血热及登革休克综合征。

一、病原学

登革热病毒属黄病毒科黄病毒属的单股 RNA 病毒，病毒颗粒呈球形、哑铃状或棒状，直径为 45～55nm。完整的病毒由核衣壳及双层脂蛋白包膜构成，核衣壳由核蛋白及病毒 RNA 共同构成。登革热病毒共有 4 个血清型，即 DENV-1、DENV-2、DENV-3 和 DENV-4，这 4 种血清型均可感染人，其中 2 型重症率及病死率均高于其他血清型。

病毒对外界的抵抗力较低，对热敏感，56℃30 分钟可灭活，但在 4℃条件下其感染性可保持数周之久；超声波、紫外线、0.05%甲醛溶液、乳酸、高锰酸钾、甲紫等均可灭活病毒。病毒在 pH 7～9 时最为稳定，在-70℃或冷冻干燥状态下可长期存活。

二、流行病学

（一）传染源

患者和隐性感染者为主要传染源，患者发病前 1 日至病程第 6 日可出现病毒血症；流行期间，轻型患者和隐性感染者占大多数，可能是重要传染源；本病无慢性患者和携带者。

（二）传播途径

主要经伊蚊叮咬感染，埃及伊蚊是本病最主要的传播媒介。虽然登革热病毒在埃及伊蚊体内复制周期只有 7~14 日，但它吸血感染后即可终身具有感染性；此外，也可通过输血传播和母婴传播。

（三）人群易感性

普遍易感，新流行区发病以成人为主，感染后对同型病毒有巩固免疫力，并可维持多年，各血清型之间及其他黄病毒属的病毒之间存在不同程度的交叉免疫力；老疫区以儿童发病为主。

（四）流行特征

本病曾在第二次世界大战期间的东南亚地区暴发流行，并造成大量的军民死亡。主要在热带和亚热带流行，全世界受登革热病毒威胁的国家多达 61 个，涵盖人口达 15 亿。以夏秋雨季蚊虫滋生的季节多见。据估计，20 世纪 70~80 年代，每年约有 25 万人感染登革热。近些年，本病似乎又趋活跃，尤其是在东南亚部分国家已成为一种地方性流行病。

三、发病机制

登革热病毒通过伊蚊叮咬进入人体内，在单核-吞噬细胞系统增殖到一定数量后进入血液循环，出现第一次病毒血症；然后，病毒再定位于网状内皮系统和淋巴组织，外周血液大单核细胞、组织中巨噬细胞和组织细胞以及肝脏库普弗细胞再复制到一定程度后，释放于血液中引起第二次病毒血症。

登革热的具体发病机制目前仍不十分清楚，然而，登革病毒免疫增强抗体在登革热发病机制起了重要作用，它可与登革病毒结合成为免疫复合物，进而与细胞表面的 Fc 受体相结合，使病毒吸附至细胞表面并进入细胞；正是由于免疫增强抗体的存在和免疫记忆细胞的激活，使机体受到抗原-抗体免疫复合物和细胞毒 T 细胞释放细胞因子及各种血管活性物质等引起的损伤。

四、临床表现

（一）典型登革热

起病突然，发热，在 24 小时内体温达 40℃，伴畏寒、剧烈头痛、全身骨痛和肌肉关节痛、眼眶痛、眼球后痛，颜面、眼结膜常显著充血，颈部及胸部皮肤潮红，醉酒面容持续 2～3 日。部分病例可有双峰热。病程第 3～6 日出现斑丘疹或麻疹样皮疹，见于掌心、足底、躯干及腹部，渐次延及颈及四肢，部分患者亦见于面部，多有痒感，压之褪色；皮疹持续 3～4 日，体温可再度回升，全身症状加重，重症有牙龈出血、消化道出血等倾向，严重者可致死亡。

（二）轻型登革热

症状较典型登革热轻，皮疹少，无出血倾向。

（三）重型登革热

早期表现相似，发热 3～5 日后病情突然加重，表现为脑膜炎、消化道大出血和出血性休克等；病情凶险，多于 24 小时内死亡，不同于登革出血热。

五、实验室检查

（一）一般检查

1. 常规检查　外周血白细胞总数减少，至出疹期尤为明显；中性粒细胞百分比也降低，并有明显的核左移现象，可见异常淋巴细胞，退热后 1 周血常规恢复正常；血小板计数减少，最低可达 $10 \times 10^9/L$ 以下。

2. 尿常规　可见少量蛋白，红细胞、白细胞，偶见管型。

3. 生化检查　血清转氨酶可升高，低钠血症、低氯血症、代谢性酸中毒，血尿素氮可升高。

（二）血清学检查

检测登革热抗体的免疫学检查方法很多，如血凝抑制试验、补体结合试验、中和试验、ELISA 法及免疫荧光检测等，IgM 捕获 ELISA 法最常用，只需要一次采血，而其他检查需要取患者急性期和恢复期双份血清标本，首次在发病 5 日内，第二次在发病 2 周后。特异性 IgM 抗体阳性或恢复期血清特异性 IgG 抗体比急性期高 4 倍及 4 倍以上有诊断价值。

（三）病毒分离

取早期患者血液，接种于白纹伊蚊细胞株（C6/36）、分离病毒后须经特异性中和试验或血凝抑制试验加以鉴定。

六、诊断

（一）登革热的诊断

根据流行病学史、临床表现及实验室检查结果可做出登革热的诊断；在流行病学史不详的情况下，根据临床表现、辅助检查和实验室检测结果做出诊断。

1. 疑似病例　符合登革热临床表现，有流行病学史（发病前 15 日内到过登革热流行区，或居住地有登革热病例发生），或有外周血白细胞及血小板计数减少。

2. 临床诊断病例　符合登革热临床表现，有流行病学史，并有白细胞、血小板计数同时减少，单份血清登革病毒特异性 IgM 抗体阳性。

3. 确诊病例　疑似病例或临床诊断病例，急性期血清检测出 NS1 抗原或病毒核酸，或分离出登革病毒或恢复期血清特异性 IgG 抗体滴度呈 4 倍以上升高。

（二）重症登革热的诊断

有下列情况之一者可确诊。

1. 严重出血　皮下血肿、呕血、黑粪、阴道出血、肉眼血尿、颅内出血等。

2. 休克　心动过速、肢端湿冷、毛细血管充盈时间延长＞3 秒、脉搏细弱或测不到、脉压减小或血压测不到等。

3. 严重的器官损害　肝损伤〔ALT 和（或）AST ＞ 1000U/L〕、ARDS、急性心肌炎、急性肾衰竭、脑病和脑炎等表现。

七、鉴别诊断

（一）流行性感冒

主要表现为呼吸道症状和中毒症状，没有出血现象，无皮疹，发病多为春秋季节。夏季发病多有劳累等诱因，无蚊虫叮咬史。

（二）黄热病

由黄热病毒引起，主要表现为发热、黄染、出血。主要在中南美洲和非洲的热带地区流行。生活在流行地区或 1 周内有疫区旅行史，蚊虫叮咬史。临床表现：重症者有颜面充血、相对缓脉、出血、蛋白尿、黄染等，均有重要的参考价值，轻度患者症状不典型。病毒抗原检测阳性血清特异性 IgM 抗体阳性；恢复期血清特异性 IgG 抗体滴度比急性期有 4 倍及以上增高；从患者标本中检出黄热病毒RNA；从患者标本中分离到黄热病毒。

（三）疟疾

多发生在热带和亚热带，有明显的地域特征，疟疾临床发作是有规律的，寒战、发热、出汗和间歇发作是典型疟疾发病特征。间歇期患者通常无特殊症状，可以正常活动，间日疟 2 日发作一次，恶性疟一般 1 日发作一次或无明显规律，有时出现消化道、神经系统症状，尤其见于重症恶性疟患者。

（四）麻疹

冬春季节常见，是小儿常见传染病。成人麻疹以散发为主，有明显的上呼吸道卡他症状，眼睛见光流泪，出疹顺序为发际、耳后、面部、胸部、腹部、四肢等。口腔颊黏膜柯氏斑有明显的鉴别诊断意义。急性期可查麻疹特异性 IgM 抗体。

（五）猩红热

该病由 A 组乙型（β）溶血性链球菌引起的，小儿常见，多在冬春季节流行。其临床特点为发热、咽峡炎、全身弥漫性鲜红色皮疹，疹退后脱屑；少数患者恢复期可出现风湿热、急性肾小球肾炎、败血症性关节炎及心肌炎等并发症。

（六）肾综合征出血热

一般在我国湖南以北地区流行，有典型症状者常易诊断，以"三痛""三红"为特征。临床上有急性起病、发热、腹痛、腰痛、头痛、血清肌酐升高、蛋白尿和（或）血尿、少尿症状者应当考虑此病的可能。血清中查出血热特异性抗体有诊断意义。

八、治疗

登革热无特效抗病毒药物，治疗原则为早发现、早隔离，就地治疗，积极做好对症、支持及预防性治疗。

（一）一般治疗

急性期应卧床休息，将患者置于有防蚊设施的房间。饮食以流食或半流食为宜，食物应富于营养并容易消化，维持水、电解质平衡。高热患者以物理降温为主，可酌情选用如小柴胡冲剂、小剂量亚冬眠药物（氯丙嗪与异丙嗪）；如高热持续不退，可给予氢化可的松 200mg 或地塞米松 10mg 静脉滴注；骨关节疼痛明显者，可给予吲哚美辛 25mg，或罗痛定 30～60mg，口服；进入恢复期也不宜过早剧烈活动。

（二）登革出血热治疗

1. 休克　①及时补充血容量：如低分子右旋糖酐、平衡盐液、葡萄糖盐水等，首次液体 300～500ml，快速静脉滴入；②纠正酸中毒：5%碳酸氢钠 250ml，静脉滴注；③维持心脏功能：在补液 500～1000ml 后，可酌情给予洋地黄药物，防止心力衰竭；④血管活性药物：如血容量已补足，血压仍未回升，可加用间羟胺 20mg+多巴胺 20mg 加入液体中静脉滴注；必要时可输血浆等。

2. 大出血　病情重，应迅速予以处理：如输注血小板或新鲜血液、凝血因子及大剂量维生素 K；上消化道大出血者可予氢氧化铝凝胶、云南白药、奥美拉唑及冷盐水 200ml 加去甲肾上腺素 10mg 稀释后口服或洗胃；发生子宫出血者可用宫缩剂；存在 DIC 时，高凝阶段应使用肝素，如每次 25～50mg 加入葡萄糖液 250～500ml 静脉滴注，1 小时滴完。

3. 脑水肿　如 20%甘露醇 125ml 快速静脉滴注，每 4～6 小时 1 次。

4. 糖皮质激素　对高热持续不退、中毒症状严重、休克和脑炎者均可加用激素，如地塞米松每日 20～30mg 静脉滴注等。

九、预防

（一）管理传染源

加强医护人员培训，增强报告意识，努力做好早发现、早诊断、早治疗及早隔离；隔离患者至有蚊帐、纱窗和纱门的病房，隔离时间应不少于 5 日；消灭病区蚊子，加强病房及居住地的清洁卫生消毒。

（二）切断传播途径

发动群众，消灭蚊幼虫，如倾倒花瓶、花盆中积水，清洗根部，3～5 日换水；大面积积水区还可加入汽油使幼虫窒息死亡；消灭成蚊，可采用室内交替使用"泰康""奋斗呐"喷杀剂，喷杀的地方包括房屋阴暗处，窗帘布、墙裙等；室外可用"菊素灵"喷杀。这些药物也可杀灭苍蝇、蟑螂、蚊子等昆虫；同时，做好个人防护，睡觉时要挂蚊帐或点燃蚊香、涂驱蚊油防蚊等。

（三）保护易感人群

加强普及健康防病教育，尽量不要去流行区旅行，减少人群流动和集会。防止被伊蚊叮咬。登革疫苗已进入动物实验中。

十、预后

本病预后较好，本病是一种自限性疾病，一般预后良好，病死率约 0.03%；但登革出血热和登革休克综合征预后较差，病死率为 5%～10%。预后与再次感染登革热病毒、年龄、基础疾病、并发症和重症病例等有关。大多数死亡病例多为重症因素：①脑膜脑炎型致中枢性呼吸衰竭；②急性血管内溶血引起的急性肾衰竭；③腔道大出血引起失血性休克；④顽固性休克致多脏器功能衰竭。

第十二节　黄热病

黄热病是由黄热病毒感染引起的急性传染病。伊蚊为重要传播媒介。临床特征为发热、剧烈头痛、黄疸、出血及蛋白尿等。

一、病原学

黄热病毒属黄病毒科黄病毒属，为单股正链 RNA 病毒，与同属的登革病毒等有交叉免疫反应。病毒颗粒呈球形，直径为 37～50nm，外有脂蛋白膜包绕，表面有棘突。根据膜蛋白核苷酸序列的不同，把黄热病毒分为两个不同的基因型，即Ⅰ型、Ⅱ型。黄热病病毒具有嗜内脏如肝、肾、心等和嗜神经（小鼠）特性。

黄热病毒极不稳定，对外界抵抗力弱，室温下易死亡，不耐酸、不耐热。60℃ 30 分钟可灭活，70%乙醇、0.5%次氯酸钠、脂溶剂、过氧乙酸等消毒剂及紫外线均可灭活。

二、流行病学

（一）传染源

按照传播方式，黄热病主要可分为城市型和丛林型。城市型的主要传染源为患者和隐性感染者，丛林型的主要传染源为猴及其他除人类以外的灵长类动物。

（二）传播途径

通过经蚊叮咬传播。城市型黄热病传播媒介主要是埃及伊蚊，以"人—埃及伊蚊—人"的方式传播；丛林型的媒介蚊包括非洲伊蚊、辛普森伊蚊、趋血蚊属、煞蚊属等，以"猴—非洲伊蚊或趋血蚊属等—猴"的方式循环。

（三）人群易感性

人对黄热病毒普遍易感，城市型以儿童多见，丛林型患者多见于成年男性。病后可获得持久免疫力。

（四）流行特征

本病主要流行于非洲和中南洲热带地区，全年均可发病，以蚊子媒介繁殖活跃的季节高发。随着黄热病毒减毒活疫苗在流行地区广泛预防接种后，黄热病的流行受到抑制，但部分国家放松了警惕，结果又使疫情反复。例如，1958—1959年扎伊尔和苏丹疫情暴发，1960—1962年埃塞俄比亚10%人口感染黄热病毒，死亡3万人。

三、发病机制

黄热病的发病机制尚不明了，目前认为，病毒聚集于不同的器官和组织并在其中复制导致靶细胞损害。病毒经叮咬侵入人体并在局部复制，经淋巴和血液扩散至其他组织器官并生长繁殖，然后释放入血，引起毒血症；病毒的直接作用可造成靶器官如肝、肾、心脏等损伤；其中，肝和脾巨噬细胞产生细胞因子（如肿瘤坏死因子）、氧自由基堆积、内皮细胞损伤、微血栓形成和弥散性血管内凝血（DIC），可能是多脏器损害和休克的主要原因；出血可能与血小板减少、凝血因子合成不足和DIC等多种因素有关。

四、临床表现

潜伏期为3～7日，也可长达10日。典型病例可分为4期。

（一）感染期

为病毒血症期，一般3～5日。急性起病，寒战、发热（可达39～41℃），全身不适，头痛、畏光、腰骶部和下肢疼痛、肌痛、恶心、呕吐、厌食、烦躁、易怒等；查体可见相对缓脉，皮肤、结膜和牙龈充血，舌边尖红伴白苔是本病舌苔的特征性改变。肝大，上腹压痛。

（二）缓解期

体温下降，症状减轻，大多数患者开始恢复，但少部分（约15%）病情加重进入中毒期。

（三）中毒期

中毒期又称肝肾损害期。随病情进展，可累及肝、肾和血液系统等，主要表现为高热、黄疸、皮肤黏膜出血及腔道出血、休克、尿闭等；常伴脱水、酸中毒等，神经系统表现为躁动、谵妄、昏迷等。心电图异常。

（四）恢复期

体温下降至正常，症状逐步消失，器官功能逐渐恢复。有的患者疲乏症状可持续数周。

五、实验室检查

（一）一般检查

1. 血常规　外周白细胞减少，中性粒细胞比例降低，血小板降低。

2. 尿常规　蛋白尿，有颗粒管型及红细胞。

3. 粪便检查　粪便隐血试验阳性。

4. 血生化检查　血清转氨酶显著升高，尤其是天冬氨酸氨基转移酶（AST）显著高于丙氨酸氨基转移酶（ALT）；血清胆红素也可明显升高；肾功能示血肌酐升高，心肌酶谱可见异常。

（二）血清学检查

采用ELISA、免疫荧光等方法可检测血清特异性IgM和特异性IgG抗体，血清IgM抗体一般发病后第5~7日可检出，可持续数年；血清特异性IgG抗体阳性有参考价值。但黄热病毒抗体与登革病毒、寨卡病毒、西尼罗病毒抗体等其他黄病毒属有较强的交叉反应，易产生假阳性结果。

（三）病原学检查

1. 核酸检测　应用RT-PCR核酸扩增技术检测血液、尿液及其他体液标本黄热病毒RNA，可用于疾病的早期诊断。

2. 病毒分离　发病后5日内患者血液或死亡病例的组织标本可用于病毒分离；还可用新生乳鼠脑内接种Vero细胞和C6/36等敏感细胞，在BSL-3实验室培养分离病毒。

3. 抗原检测　采用免疫组化方法检测组织标本中的病毒抗原。

六、诊断

根据流行病学史，临床上如有发热、黄疸、相对缓脉、蛋白尿等特殊症状，辅助实验室检查以及血清学试验和病原学检查可做出诊断；对于轻症病例和隐性感染者，单凭临床不易诊断，通过血清学试验及 PCR 技术检测黄热病毒 RNA 对确诊有较大意义。

（一）疑似病例

1. 流行病学史：发病前 14 日内有在黄热病毒流行地区居住或旅行史。

2. 相应临床表现，难以用其他原因解释的发热、黄疸、肝肾功能损害或出血等。

（二）临床诊断病例

疑似病例且黄热病毒 IgM 抗体测阳性。

（三）确诊病例

疑似病例或临床确诊病例经实验室检测符合下列情形之一者。

1. 黄热病毒核酸阳性。

2. 分离出黄热病毒。

3. 恢复期血清黄热病毒抗体滴度较急性期呈 4 倍及以上升高，同时排除登革热、寨卡病毒等其他常见黄热病毒感染。

七、鉴别诊断

（一）登革热

常发生于热带和亚热带，有蚊虫叮咬史，临床表现为发热、多汗和皮疹，外周血白细胞和血小板计数明显减少，登革热血清学试验阳性。

（二）疟疾

常发生于热带和亚热带，有蚊虫叮咬史，临床特征为寒战、高热、大汗，周期性发作，一般无出血、黄疸和尿蛋白，间歇期正常，血液找到疟原虫可确诊。

（三）肾综合征出血热

好发于秋季，有鼠类接触史，农民多见。临床表现为发热、头痛、腰痛、关节酸痛，皮肤有出血点，结膜充血，醉酒貌，外周血异型淋巴细胞升高，尿蛋白阳性，肾综合征出血热抗体 IgM 阳性。

（四）其他需要鉴别的疾病

黄热病早期或轻型患者注意与流行性感冒、伤寒、斑疹伤寒、拉沙热等相鉴别；黄热病伴发热、黄疸患者注意与肝胆疾病、钩端螺旋体病等相鉴别；黄热病伴肾损害者除与肾综合征出血热和登革热相鉴别外，还要与蜱传回归热、恶性疟疾等相鉴别。

八、治疗

本病无特效抗病毒药物，主要治疗为支持治疗与对症治疗。

（一）一般治疗

强调急性期应卧床休息，密切观察病情变化，监测生命体征，给予富有营养和热量的清淡饮食，如出现明显呕吐和消化道出血者应禁食，静脉输液补充足够热量，维持水、电解质和酸碱平衡。

（二）对症疗法

1. 高热　予以物理降温，必要时予小剂量解热镇痛药，如对乙酰氨基酚，成人用法每次 250～500mg，每日 3～4 次；儿童用法每次 10～15mg/kg，间隔 4～6 小时可重复，但 24 小时不超过 4 次。特别注意：阿司匹林为禁忌，因其可使出血加剧。

2. 肝损害　肝功能损害及黄疸明显者，予以保肝降酶退黄药物，如双环醇、多烯磷脂酰胆碱胶囊（易善复）、异甘草酸镁及腺苷蛋氨酸等，并补充维生素 K 等。

3. 上消化道出血　予以质子泵抑制剂（如奥美拉唑、雷贝拉唑等）、生长抑素（如善宁等）、凝血酶原复合物和凝血因子等，必要时输血、输血小板及新鲜血浆等。

4. 脑水肿　如 3%高渗盐水、20%甘露醇等。

九、预防

（一）管理传染源

加强防蚊隔离，患者就地治疗。该病为国际检疫的传染病，发现患者应通知世界卫生组织（WHO）及邻近国家；对来自黄热病流行区的人员开展体温检测、医学巡查、流行病学调查和医学检查，尤其是有发热、黄疸等症状者。

（二）切断传播途径

防蚊、灭蚊是防止黄热病的有效措施。对来自疫区的各种交通工具如船、车、飞机等必须严格灭蚊消毒处理。

（三）保护易感人群

疫苗接种是防止暴发流行的有效措施。接种对象主要是进入地方性或流行性疫区的人，如森林工作者、野兽管理人员、医务工作者、旅游者以及与该病毒有接触的实验室人员等。长期使用的黄热病毒减毒活疫苗证明有效，用法：0.5ml 皮下注射，一次即可，成人与儿童剂量相同，接种后 7～9 日产生免疫力，可维持 10 年或更久；6 个月以下婴儿及免疫功能低下者不宜接种，孕妇慎用。

十、预后

轻症患者预后良好，不留后遗症，但重症患者病死率可达 30%～50%。出现下列情况，提示预后较差，易引起死亡：如迅速进展至中毒期，血清胆红素迅速增高；严重出血现象和发生 DIC、肾衰竭，早期出现低血压、休克、昏迷和惊厥和顽固性呃逆等。

第十三节　天　花

天花是由天花病毒引起的烈性传染病，临床表现为严重的全身中毒症状及成批次出现的斑疹、丘疹、疱疹、脓疱，继而结痂、脱痂，遗留痘疤。本病也是目前考证出来的人类历史上最古老的传染病之一。

一、病原学

天花病毒属于痘病毒属，为双股 DNA 病毒。在电镜下，病毒呈砖状或菠萝果状，DNA 病毒直径为 230～300nm，中心出 DNA 组成的核体及 2 个侧体，外周包绕一层脂蛋白膜。天花病毒只有在人间持续传播才能存活，可在人、猴和牛的皮肤等的组织细胞和鸡胚细胞中复制，并形成嗜酸性包涵体。天花病毒有两种毒株：强毒株引起典型天花，弱毒株引起轻型天花，即类天花。

天花病毒抵抗力较强，耐干燥和低温，在痂皮、尘土和衣被上可存活 3～18 个月，对湿热敏感，在液体中 60℃10 分钟即丧失活性。在蒸汽和紫外光中可迅速灭活。常用消毒剂有石炭酸、甲醛、乙醇和高锰酸钾等，均能灭活病毒。

二、流行病学

（一）传染源

唯一传染源为天花患者，从出疹渗出液和痂皮内容物均含有天花病毒，出疹期传染性尤强。重症者的粪便、尿液内也含有病毒。

（二）传播途径

主要通过患者的呼吸、咳嗽、打喷嚏等产生的飞沫经呼吸道传播；也可通过如患者衣被、用品、玩具等污染物接触传播。

（三）易感人群

凡未患过天花、未接种或未按时复种牛痘者，均属易感人群，病后可产生终身免疫。

（四）流行特征

春秋季为本病流行季节，以儿童高发，在人口密集、交通拥堵处更易发病，病死率高达 25%～40%。经普遍种痘后，现天花已消灭 40 余年。

三、发病机制

天花病毒经呼吸道或口咽部黏膜侵入人体，在呼吸道局部淋巴结内初步复制，

3～4 日后形成外无症状的第一次病毒血症；随后，病毒侵入淋巴结、脾和骨髓等组织，并大量复制，约于感染 8 日后，再入血流扩散至全身，形成第二次病毒血症，同时，出现发热和全身毒血症，继而引起皮肤内皮细胞肿胀，血管周围单核细胞浸润，表皮细胞肿胀坏死及中性粒细胞浸润，临床表现有斑疹、丘疹、疱疹和脓疱疹及黏膜、内脏组织损害；如继发金黄色葡萄球菌感染者，则局部化脓及全身中毒症状加重。

四、临床表现

潜伏期一般为 10～12 日，最长 17 日。病程可分为 3 期。

（一）前驱期

为病毒血症期。起病急骤，寒战、高热、乏力、烦躁、头痛和背痛，可有腹痛。体温急剧升高，可伴谵妄、惊厥和昏迷等；可有轻微咳嗽、咳痰等症状；发病 2 日后，可出现前驱疹，包括麻疹样、猩红热样、荨麻疹样或出血性皮疹，疹数不多。

（二）出疹期

发病后 3～5 日，开始出疹。皮疹首发出现在头面部，继而躯干、四肢、手和足部，1～2 日遍布全身。初为红色斑疹，继为丘疹，直径为 2～4mm，对称、离心分布，以头面及四肢为多，上身多于下身。病后 6～7 日，丘疹渐变为多房性疱疹，周边隆起，绕以红晕，中心内陷如脐，故称脐形疱疹，疹液渐浑，体温又升高。病后 8～9 日，疱疹转为脓疱，周边红晕加深，全身皮肤微肿、发红。肝脾大，咽痛、吞咽困难、畏光、咳嗽和声哑。可见精神失常或意识障碍。呼吸道、消化道和泌尿道等黏膜溃疡时，排粪、排尿出现激惹性疼痛，可并发心肺功能衰竭或败血症等。

（三）结痂期

发病后 10～12 日体温下降，症状改善，脓疱逐渐干缩，红晕消失。约第 2 周末，皮疹结成黄绿色的厚痂，第 3～4 周末，开始脱痂，留下瘢痕。

五、实验室检查

（一）一般检查

外周血常规示白细胞计数减少，淋巴细胞相对增多；脓疱期中性粒细胞计数增多。

（二）血清学试验

采用血凝抑制剂、补体结合及中和试验检测抗体，恢复期双份血清抗体效价在 4 倍以上升高有诊断价值。

（三）病毒学检查

1. 涂片检查巴兴小体 取丘疹或疱疹的基底组织涂于玻片，用 Mopozob 镀银法或巴兴（Pasehen）染色法，镜下可见天花病毒（巴兴小体）。

2. 涂片检查包涵体 将天花患者疱疹液或皮疹的基底层组织作涂片，用苏木素-伊红染色法，电镜下可见天花病毒的嗜酸性包涵体。

3. 鸡胚接种 取患者疱疹液、痂皮悬液、鼻咽分泌物或血液，接种于鸡胚绒毛尿囊膜，孵育 2～3 日，产生乳白色、圆凸、边界清楚的小痘疱。

4. 组织培养 将患者呼吸道分泌物或疱疹液体感染组织细胞，培养 12 小时后，即可见到包涵体，48 小时后包涵体大部分显著增大。

5. 电镜观察天花病毒 取天花疱疹液在电子显微镜下观察天花病毒颗粒形态，天花病毒呈砖形。

六、诊断

根据流行病学史如注意天花接触史和种痘史、有否到过疫区，有无种过痘疤；临床上起病急骤，毒血症状明显，同一部位，疹形纯一，皮疹深藏，离心分布，出疹有序，皮疹按斑疹、丘疹、疱疹和脓疱疹依序出现等。病毒学检查可确诊。

七、治疗

对天花病毒无特效疗法。

（一）疫情报告与严格隔离

天花或疑似天花的患者，应即送传染病医院隔离治疗，并按甲类传染病立即报告疫情。患者的分泌物和排泄物，以及衣服、被褥和用品等，均应随时消毒。隔离至患者痊愈、全身痘痂全部脱净为止。

（二）一般治疗

卧床休息，补充水分及营养物质，应保持鼻、咽、眼及口腔的清洁。

（三）对症治疗

继发细菌感染者给予抗生素；可用抗天花丙种球蛋白注射；烦躁不安者予以地西泮、苯巴比妥等。

八、预防

（一）管理传染源

对患者实行严密隔离，按甲类传染病紧急报告疫情，禁止与任何人接触；严格消毒患者的衣物、被服和用品；选用近年种过牛痘的医护人员进行医疗和护理。对接触者应立即种痘，并单独隔离检疫 17 日。对可疑病例，应尽快确诊，展开流行病学的调查。

（二）切断传播途径

对疫情地区严格进行交通管制和国境检疫，凡来自疫区所有的交通工具、旅客及其行李均应依国境卫生检疫处理。

（三）保护易感人群

WHO 于 1980 年宣布：全世界已消灭天花。目前接种牛痘工作也已停止了几十年。过去的经验证明，"全民种痘"是预防天花最有效的措施，未接种疫苗的人发病率高，并且病死率高达 30%～80%。

九、预后

本病的预后与年龄、免疫状态、病毒毒力、临床类型和治疗措施等有关。出血型、融合型和恶性型天花以及合并重度细菌感染者，预后较差，病死率高达 50%～80%。

第三章

易引起暴发流行的细菌性传染病

第一节　炭　疽

炭疽是由炭疽杆菌引起的动物源性传染病，为人畜共患疾病，临床表现为皮肤炭疽、肺炭疽及肠炭疽，严重者致炭疽败血症。炭疽虽为我国传染病管理的乙类传染病，但肺炭疽要求按甲类传染病上报疫情。

一、病原学

炭疽杆菌是革兰阳性的粗大杆菌，两端平切、排列如竹节，长 $3\sim10\mu m$，宽 $1\sim3\mu m$，无鞭毛，不能运动。在人体内有荚膜，在体外不适宜条件下形成芽孢，在活体和尸体内不形成芽孢。

菌繁殖体的抵抗力同一般细菌，但芽孢抵抗力很强，在外界土壤及草原上可存活数十年，在皮毛制品中可生活 90 年，混于灭菌细砂管中可长期保存。煮沸 40 分钟、140℃干热 3 小时、高压蒸汽 10 分钟、20%漂白粉和石灰乳浸泡 2 日、5%碳酸浸泡 5 日以上才能将其杀灭。

二、流行病学

（一）传染源
主要为患病的食草动物，如牛、马、羊、骆驼、驴、骡等家畜；其次为猪、犬等受感染的家畜；此外，炭疽患者的带菌分泌物和粪便也具有传染性。

（二）传播途径
1. 接触传播　直接接触病畜、死畜和炭疽患者是本病的主要传播途径，因此，牧民、饲养员、屠宰人员、兽医以及接触污染的皮、毛、肉等畜产品的人员均易感染；此外，接触了被污染的土壤也可感染。

2. 呼吸道传播　在羊毛加工过程中可形成炭疽杆菌芽孢体气溶胶，机体经呼吸道吸入后可引起感染；另外，被污染的土壤在干燥多风时形成的气溶胶被机体吸入后也可感染。

3. 消化道传播 进食未煮熟的病畜肉，或食入被炭疽杆菌污染的食品，或饮用了患病乳牛的生奶，均可引起感染。

（三）人群易感性

人群普遍易感，尤其是牧民、饲养员、兽医、屠宰及皮毛加工人员等特定人群为高发人群；感染后可获较持久的免疫力。

（四）流行特征

世界各地一年四季均有发病，以夏秋季节多见。由于炭疽传染性强，病情发展快，可在病初几日内死亡，故炭疽疫情多呈局部性，很少能引起世界性流行。

三、发病机制

炭疽杆菌能产生毒力很强的外毒素，它是由保护性抗原（PA）、水肿因子（EF）和致病因子（LF）三种毒性蛋白组成的复合体，是致病的主要因素。炭疽杆菌芽孢可经以下 4 条途径侵入。

1. 从皮肤侵入 在皮下迅速繁殖并产生强烈外毒素和形成抗吞噬的荚膜，引起局部组织缺血、坏死和周围水肿以及毒血症。其荚膜多糖抗原可阻碍细胞吞噬作用，使该菌易于扩散而引起邻近淋巴结炎和毒血症，以致侵入血流引起败血症。

2. 从呼吸道吸入 引起严重肺炎和肺门淋巴结炎。

3. 经胃肠道侵入 引起急性肠炎和局部肠系膜淋巴结炎。

4. 经口咽黏膜侵入 引起口咽炭疽。发生败血症者可引起组织器官的损伤。炭疽杆菌的外毒素可损伤微血管的内皮细胞而释放出组织凝血活酶，引起微循环障碍感染性休克或 DIC 及死亡。

四、临床表现

潜伏期 1~5 日。肺炭疽可短至 12 小时，肠炭疽可在 24 小时内发病。

（一）皮肤炭疽

本型最常见，占 95%~98%。常发生在暴露皮肤如面、颈、肩及手足等部位。在接触病畜的肉、毛皮或皮革制品之后数日，出现小痒丘疹，类似蜘蛛咬伤，1~2 日形成含有血性液体的水疱，周围组织硬而肿胀；第 3~4 日水肿区中心出血坏死，四周有成群小水疱；第 5~7 日破溃后形成溃疡，直径 1~3cm，溃疡中心血性渗出形成典型的黑色焦痂，成为炭疽痈。周围组织可明显水肿，不痛，不化脓，稍有痒感。黑痂经 1~2 周后脱落，形成肉芽组织瘢痕。可伴发热、肌痛、头痛及全身不适，局部淋巴结肿大。严重病例可发展为败血症、脑膜炎。

（二）肺炭疽

起病较急，初为低热、干咳、全身疼痛、乏力等症状，2~4 日后症状加重，出现高热，咳嗽加重，血性痰，胸痛，呼吸困难，发绀，大汗。胸颈部可有皮下水肿，肺部有啰音。X 线胸片示纵隔增宽、支气管肺炎和胸腔积液征象。常并发败血症、休克、脑膜炎。此型病死率最高。

（三）肠炭疽

较少见。食用生的或未煮熟的病畜肉制品 24 小时内，出现腹痛，腹泻，呕吐，发热，腹泻血样便；继而腹痛明显，可类似急腹症，频繁呕吐，腹膜刺激征阳性，腹水。常并发败血症休克死亡。

（四）炭疽杆菌性脑膜炎

常继发于败血症，病情凶险，进展快，高热，剧烈头痛，呕吐，意识障碍，抽搐，昏迷，脑膜刺激征阳性。脑脊液压力增高，白细胞可达 100×10^9/L。预后差，病死率高。

（五）炭疽杆菌败血症

主要表现为高热、头痛、呕吐，血压下降，休克及 DIC 等，血培养炭疽杆菌阳性。

（六）口咽部感染

表现为严重咽喉部疼痛，颈部水肿，局部淋巴结肿大。水肿压迫食管引起吞咽困难，压迫气管引起呼吸困难。

五、实验室检查

（一）血常规检查

白细胞数多升高，可达（10～20）$\times 10^9$/L，中性粒细胞显著升高，淋巴细胞不高。

（二）细菌学检查

1. 涂片镜检　取病灶标本，如皮肤炭疽取小疱液、焦痂和血液，肺炭疽取血液、痰液、脑脊液（如合并脑膜炎），肠炭疽取血液、粪便。涂片加上 1∶1000 升汞液固定 5 分钟杀死芽孢，然后，革兰或荚膜染色查炭疽杆菌。

2. 细菌培养　取血液、粪便等标本接种于血液琼脂平板、碳酸盐或普通琼脂平板上。患者血液无增菌培养，对污染标本先经 56℃ 30 分钟加热杀死无芽孢杂菌，在肉汤内培养 4 小时后再进行分离培养。

3. 动物接种　将患者的血液、脑脊液及各种分泌物接种于豚鼠或小白鼠皮下组织，24 小时如注射部位出现水肿及出血为阳性反应，动物多在 36～48 小时死亡，其内脏及血液内含有大量荚膜的炭疽杆菌。但一般不得随意解剖，必要时必须在严格隔离消毒场所进行。

4. 细菌鉴定　用于鉴定炭疽杆菌与其他类炭疽杆菌，如青霉素串珠试验、特异性荧光抗体试验、噬菌体裂解试验等。

（三）血清学试验

可用免疫荧光法检测炭疽杆菌的荚膜抗体。病期4～7日时阳性率可达68.2%，

1 周时大多呈阳性。

六、诊断

炭疽病的临床诊断比较困难，主要原因是本病临床罕见，临床医师对其并无太多经验。因此，要非常重视流行病学史，如病畜、畜类产品等接触史；查体注意黑色焦痂是皮肤炭疽的特征性表现，肺炭疽及肠炭疽较难诊断。确诊有赖于从标本中直接涂片查到炭疽杆菌或细菌培养分离到炭疽杆菌。

七、鉴别诊断

（一）皮肤炭疽的鉴别

1. 痈、疖和蜂窝织炎　存在明显疼痛，全身中毒症状也较重，局部呈化脓性改变，而皮肤炭疽疼痛不明显，病灶处呈坏死出血，无化脓性改变。

2. 恙虫病　二者均可出现焦痂，但皮肤炭疽的焦痂多在皮肤裸露处，而恙虫病的焦痂多在会阴、肛门、腋窝等皮肤潮湿和隐蔽处。外斐氏反应 OXK 凝集试验阳性（>1∶160）。

（二）肺炭疽的鉴别

1. 流行性感冒　肺炭疽早期表现与流感相似，但通常无流涕，外周血白细胞计数升高、淋巴细胞不升高，X 线胸片表现肺炎的改变。病情重，预后差。

2. 大叶性肺炎　本病无病畜接触史，咳痰呈铁锈色，肺部 X 线示大片状阴影。痰培养见肺炎链球菌生长，而无炭疽杆菌。

3. 肺鼠疫　患者有去过鼠疫流行区并接触过病鼠史，临床症状重，咳血痰，呈出血性肺炎表现。痰细菌学检查鼠疫耶尔森菌阳性。

4. 钩端螺旋体病肺大出血型　患者有去过钩体病疫区，并有疫水接触史，而无病畜接触史。可有典型的结膜充血、腓肠肌疼痛、淋巴结肿大等表现。钩端螺旋体凝集溶解试验阳性。

（三）肠炭疽的鉴别

1. 急性细菌性痢疾　病史很重要，即无病畜接触史又未进食病畜肉史。临床表现为下腹坠痛，解黏液脓血便，伴里急后重。大便镜检可见红细胞、白细胞及脓细胞。大便培养见志贺菌生长。

2. 出血性肠炎　无病畜接触史。临床表现为腹泻、血便、剧烈腹痛，腹部明显压痛，大便培养无炭疽杆菌。肠炭疽腹泻为血水样便或水样便，大便培养有炭疽杆菌。

（四）与炭疽败血症及炭疽脑膜炎的鉴别

某些其他原因引起的败血症和化脓性脑膜炎，虽然也可见发热、全身中毒症状、脑膜刺激征和脑脊液改变等，但一般无明确的病畜接触史，脑脊液呈化脓性改变，血液及脑脊液细菌培养为化脓性细菌生长，而炭疽引起脑膜炎的脑脊液呈血性，无化脓性改变，细菌培养为炭疽杆菌。

八、治疗

（一）一般治疗

对患者实行严格隔离，对其分泌物、排泄物按芽孢消毒方法进行处理。给予清淡、富有营养、易消化的食物；不能进食者进行补液，注意维持水、电解质及酸碱平衡。

（二）病原治疗

1. 青霉素　炭疽杆菌对青霉素较敏感，可作为首选药物，应及时足量。皮肤炭疽青霉素钠 160 万～400 万 U，分 2～3 次肌内注射，疗程 7～10 日；对严重的炭疽如肺炭疽、肠炭疽、炭疽败血症等，则要加大剂量，如青霉素钠，每日 1200 万 U～2400 万 U，分 4 次静脉滴注，同时，加用氨基糖苷类药物，如庆大霉素每日 16 万～24 万 U 或阿米卡星每日 0.4～0.8g，分 2 次肌内注射或静脉滴注，疗程应延至 2 周以上。注意事项：滴注青霉素时应快速滴入，以不超过 50 万 U/min 为宜；大剂量静脉滴注青霉素时可引起明显的水、电解质紊乱。应注意监测电解质，以免引起高钠或高钾血症；不宜静脉推注给药，否则，可引起继发性过敏反应。

2. 四环素　用于对青霉素过敏者，如四环素，每次 0.5g，每日 3 次口服。疗程 2 周。

3. 氯霉素　用于对青霉素过敏者，如氯霉素，每次 0.5g，每日 3 次口服。疗程 2 周。

4. 喹诺酮类　可用于对青霉素过敏者，如环丙沙星，每次 0.5g，每日 3 次；或氧氟沙星，每次 0.3g，每日 2 次。疗程均为 2 周。一般婴幼儿不用。

（三）抗血清治疗

主要用于毒血症严重的患者，抗炭疽血清，第 1 日 100ml，第 2、3 日用 30～50ml，肌内注射或静脉滴注，用前须做皮试。病情轻者不用。

（四）对症治疗

恶性水肿型皮肤炭疽者，可用氢化可的松，每日 200～300mg 加入 10% 葡萄糖液 250ml 静脉滴注；水肿压迫气管者，应予以吸氧、保持呼吸道通畅等；皮肤炭疽者应保持创面清洁，用 1：2000 高锰酸钾溶液洗涤湿敷，或 1%甲紫液外涂。处理伤口时应注意防止感染扩散可能；脑水肿者可用脱水剂治疗；烦躁不安者可用镇静药（如地西泮）类药物。

九、预防

（一）管理传染源

对炭疽患者应隔离治疗至皮损脱落，创面愈合，分泌物连续两次培养且间隔

5 日均为阴性，方可解除隔离；对患者的分泌物及用品应严格消毒；对接触者要医学观察 8 日；对病畜应隔离或宰杀，死畜及时焚毁后深埋 2m 以下，坑内尚应撒布漂白粉消毒。对因炭疽病死亡的动物尸体不要解剖，主要是因为若将尸体解剖后，血液及组织中炭疽杆菌在与空气中的 O_2 接触后，25～30℃下可形成芽孢，芽孢在该处的土壤、陈尸作为传染源可达数十年或更长时间。

（二）切断传播途径

加强个人卫生防护，对职业性接触家畜及畜产品者应用防护措施；严把食品关，禁止出售病畜肉、皮毛和乳类；在有可能发生恐怖分子进行生物武器袭击时，以及处理可疑邮件或包裹时，不要摇动、拆毁或围观。

（三）保护易感人群

对高危人群如从事接触工作的实验室、检疫进口皮革制品、兽医及军事人员等可进行炭疽减毒活菌苗（0.1ml）皮肤划痕接种，每年 1 次；暴露后可采取预防性用药：对有可能接触炭疽芽孢的人员，应尽快服用抗菌药物预防，尤其是经呼吸道接触炭疽芽孢者，可明显降低病死率。欧美国家推荐服用环丙沙星每日 500mg 或强力霉素每日 100mg 口服；对孕妇、哺乳期妇女、儿童以及不能耐受者可用阿莫西林或其他有效药物预防，疗程 60 日。

十、预后

经早期有效的抗生素治疗后，炭疽的预后已明显改善。皮肤炭疽若不治疗或治疗不合理，其病死率可达 20%，积极治疗后病死率可降至 1%以下；肺炭疽患者预后差，出现呼吸困难后 1～2 日死亡，即使经积极治疗，病死率仍高达 80%～100%；肠炭疽的病死率为 25%～75%。

第二节　鼠　疫

鼠疫是由鼠疫耶尔森菌引起的自然疫源性疾病，主要流行于鼠类及其他啮齿类动物，通过带菌的鼠蚤叮咬或经呼吸道吸入可分别引起腺鼠疫肺鼠疫及败血症，传染性强，病死率高，属于国际检疫传染病，被我国列入法定甲类传染病之首。

一、病原学

鼠疫耶尔森菌，又称鼠疫杆菌，为短小的革兰阴性球杆菌，新分离株以亚甲兰或吉姆萨染色，显示两端浓染，有荚膜（或称封套）。需氧及兼性厌氧菌，最适温度为 27～28℃，初次分离需在培养基中加入动物血液，亚硫酸钠等以促进生长，在血平板上，28℃培养 48 小时后，长成不透明的，中央凸起，不溶血，边缘呈花边样菌落，这种菌落形态为本菌的特征。

鼠疫耶尔森菌对外界抵抗力较强,在寒冷、潮湿的条件下不易死亡,在-30℃仍能存活,5～10℃条件下尚能生存;可耐日光直射1～4小时,在干燥痰和蚤粪中存活数周,在冻尸中能存活4～5个月,但对一般消毒剂、杀菌剂的抵抗力不强,对链霉素、卡那霉素及四环素敏感。

二、流行病学

(一)传染源
主要是鼠类和其他啮齿类动物。旱獭和黄鼠是主要储存宿主,其次是褐家鼠、黄胸鼠和黑家鼠,其他猫、羊、兔、狼、狐等也可成为传染源;鼠疫患者、健康带菌者和恢复期带菌者均是重要的传染源,其中,以肺鼠疫患者最为重要。

(二)传播途径
主要经鼠蚤传播,即"啮齿类动物—蚤—人"传播方式;也可通过剥食患病啮齿类动物的皮、肉或直接接触患者的脓血或痰分泌物经皮肤伤口而感染;此外,肺鼠疫患者的痰含鼠疫耶尔森菌可借飞沫经呼吸道传播引起大流行。

(三)人群易感性
人对鼠疫耶尔森菌普遍易感,可发生隐性感染,病后可获得持久免疫力,预防接种后可降低易感性。

(四)流行特征
人间鼠疫耶尔森菌感染以非洲、亚洲、美洲发病最多。我国主要发生在云南和青藏高原,发病与鼠类活动和鼠蚤繁殖情况有关,故本病流行于夏秋季节。首例发病患者常与职业(如狩猎者)等有关,并通过交通工具向外传播。

三、发病机制

鼠疫耶尔森菌侵入皮肤后,通过荚膜、V/W抗原吞噬细胞吞噬,首先在局部繁殖,随后通过透明质酸及溶纤维素等作用,经淋巴管至局部淋巴结繁殖,引起原发性淋巴结炎(腺鼠疫);淋巴结大量繁殖的病菌及毒素入血,引起全身感染、败血症和严重中毒症状。病菌播散及肺部,发生继发性肺鼠疫;病菌经呼吸道吸入,在局部淋巴组织繁殖后,继而波及肺部,引起原发性肺鼠疫。在原发性肺鼠疫基础上,病菌侵入血流形成败血症,称继发性败血型鼠疫;少数感染极严重者,病菌直接入血繁殖,称原发性败血型鼠疫,病死率极高。

四、临床表现

潜伏期一般为2～10日,腺鼠疫或败血症鼠疫2～7日。

(一)腺鼠疫
本型最常见,占85%～90%。多发于流行初期,以急性淋巴结炎为特征。好发部位依次为腹股沟淋巴结、腋下淋巴结和颈部淋巴结，常为单侧。病程第 1 日即出现淋巴结肿大，病后第 2～3 日症状明显加重，伴红、肿、热、痛，与周围组织粘连成块，剧烈触痛；4～5 日后淋巴结化脓、破溃，随之病情缓解；部分患者转为败血症或肺鼠疫。

（二）肺鼠疫

本型最严重。多见于流行高峰期。起病急骤，寒战，高热，在起病 24～36 小时出现剧烈胸痛、呼吸急促、咳嗽、咳大量泡沫血痰或鲜红色痰、呼吸困难和发绀。肺部可闻及少量散在湿啰音，或有胸膜摩擦音；X 线胸片显示支气管肺炎。如抢救不及时，可在 2～3 日因心力衰竭、出血、休克而死亡。

（三）败血症型鼠疫

又称暴发型鼠疫。原发鼠疫败血症少见，但病情极重，体温过高或不升，谵妄或昏迷，休克或心力衰竭，可在病后 24 小时内死亡；继发鼠疫败血症者是在肺鼠疫或腺鼠疫基础上，病情恶化，表现为寒战、高热、谵妄或昏迷，继之休克、DIC 及广泛皮肤出血和坏死等。因有发绀和皮肤出血坏死，死亡后皮肤呈黑色，故又称黑死病。

（四）轻型鼠疫

也称小鼠疫。发热轻，局部淋巴结肿大，轻度压痛，偶见化脓。血培养可阳性。多见于流行初、末期或预防接种者。

（五）其他类型鼠疫

如皮肤鼠疫、肠鼠疫、眼鼠疫、脑膜型鼠疫、扁桃体鼠疫等，现已少见。

五、实验室检查

（一）常规检查

1. 血常规 白细胞总数多升高，可达（20～30）×10^9/L 以上，分类初为淋巴细胞增高，以后中性粒细胞显著升高，可有轻至中度贫血。

2. 尿常规 可有蛋白尿及血尿。

3. 粪常规 肠鼠疫大便呈血样或黏液血样。

（二）细菌学检查

1. 涂片检查 取血、尿、粪便标本行涂片或印片，革兰染色，可找到革兰染色阴性两端浓染的短杆菌，简便，快速。阳性率为 50%～80%。

2. 细菌培养 取血（包括死后取心脏血）、脓、痰、脑脊液、淋巴结穿刺液、死者及动物内脏如脾、肝等脏器组织做涂片及细菌培养分离鼠疫耶尔森菌。

3. 动物接种 将血液、脓液、痰、脑脊液、淋巴结穿刺液、死者及动物内脏（如脾、肝等）组织接种于普通琼脂或肉汤培养基，可分离鼠疫耶尔森菌，进一步做生化反应、噬菌体裂解试验或血清学试验进行鉴定。

（三）血清学检查

1. 间接血凝法（PHA）　以鼠疫耶尔森菌 F1 抗原检测血中 F1 抗体，最早 5～7 日阳性，2～4 周达高峰，可持续 1～4 年，故常用于回顾性诊断和流行病学调查。

2. 酶联免疫吸附试验（ELISA）　比 PHA 更敏感，可用于测定 F1 抗体，也可以抗鼠疫耶尔森菌 IgG 测定 F1 抗原，滴度 1：400 以上为阳性。

3. 放射免疫沉淀试验（RIP）　可查出 28～32 年前患过鼠疫，故用于既往患鼠疫后的回顾性诊断。

4. 荧光抗体法（FA）　用荧光标记特异性抗血清检测可疑标本，具有快速、准确的诊断价值。

（四）分子生物学检测

根据鼠疫耶尔森菌 *pla* 毒力基因的保守区为靶区域设计特异引物和 TaqMan 荧光探针建立的一种能快速检测样本中鼠疫耶尔森菌的实时荧光 PCR 方法，验证显示只对鼠疫耶尔森菌进行基因扩增，而对其他病原体无扩增，可在 1 小时左右完成检测，对菌悬液最低可检低至 10 个菌体。说明 PCR 法对本病诊断的敏感性和特异性均很高，而且简便快捷。

六、诊断

本病主要根据流行病学史、临床表现及实验室检查病原学阳性做出诊断。首例鼠疫病例的及时发现和确诊对控制疫情非常重要。诊断时可参考以下几个方面。

1. 流行病学资料　如在起病前 10 日内曾到过鼠疫流行区，有鼠疫动物或患者接触史。

2. 临床表现发病突然　有严重的全身中毒症状及早期衰竭、出血倾向，并有淋巴结肿大、肺部受累或出现败血症等。

3. 实验室检查　从淋巴结穿刺液、脓、血等标本中检出鼠疫耶尔森菌，血清学、分子生物学检测阳性。

七、鉴别诊断

（一）与腺鼠疫的鉴别

1. 急性淋巴结炎　有局部淋巴结肿大、疼痛、发热，但无鼠疫接触史，全身症状较轻，可找到原发病灶及上行淋巴管炎，肿大的淋巴结可活动，与皮肤及周围组织不粘连，压痛轻微，皮肤常无水肿。腺鼠疫传染性强，中毒症状重，高热，淋巴结肿大固定，与皮肤粘连，压痛明显。

2. 丝虫病　本病见于丝虫流行区，全身中毒症状轻，淋巴结炎并发淋巴管炎，血中涂片可查到微丝蚴。

3. 兔热病　本病淋巴结肿大边界明显，无疼痛，全身症状轻；而腺鼠疫肿大淋巴结与周围组织粘连及分界不清，淋巴结溃疡坏死，疼痛剧烈，全身中毒症状重。

（二）与肺鼠疫的鉴别

1. 肺炭疽　临床表现二者相似，但肺鼠疫毒血症状重，呼吸困难，咯血频繁，肺部体征轻。病原学检查肺炭疽可见到革兰阳性竹节状炭疽杆菌。

2. 大叶性肺炎　也可出现咳嗽、咳痰、胸痛，但本病咳痰为铁锈色痰，查体及 X 线检查肺部呈实变征，经抗生素治疗后病情较快恢复。

（三）与鼠疫败血症的鉴别

1. 炭疽败血症　可见皮肤焦痂溃疡，周围无痛性凹陷性水肿，血培养见炭疽杆菌生长。

2. 其他败血症　如金黄色葡萄球菌败血症可有原发化脓性感染灶，血培养见金黄色葡萄球菌生长。

（四）与皮肤鼠疫的鉴别

皮肤炭疽病变多位于暴露部位，中心溃疡，呈炭黑色，周围皮肤明显水肿，疼痛不明显，病原学检查炭疽杆菌呈阳性。

八、治疗

凡确诊或疑似鼠疫患者，均应迅速报告，严密隔离，就地隔离或强制在当地医院隔离，单人房间，就地治疗，不宜转送。

（一）一般治疗与护理

1. 休息与饮食　急性期绝对卧床休息；给予流质或半流质饮食，保证热量供应，补给足量水分，以利于毒素的排泄。

2. 严密隔离　凡确诊或疑似鼠疫患者，均应迅速上报疫情，并进行严密的隔离；肺鼠疫患者应单独隔离，病室应无鼠、无蚤。

（二）病原治疗

早期足量使用抗生素是降低病死率的关键措施，治疗原则是早期、联合、足量、应用敏感的抗菌药物。

1. 氨基糖苷类　氨基糖苷类抗生素对耶尔森菌敏感。可选用：①链霉素，首次 1.0g 肌内注射，以后，改成每次 0.5g，每 4～6 小时肌内注射 1 次，2 日后改为每 6 小时 1 次，疗程 7～10 日（病情需要可延长至 15 日）。常与四环素或氯霉素联用增强疗效。②庆大霉素，成人每次 8 万 U，每日 2～3 次肌内注射；或庆大霉素 24 万～32 万 U 加入生理盐水 250ml 静脉滴注。③阿米卡星（丁胺卡那霉素）：每次 0.5g，每日 2～3 次肌内注射；或每 0.5g 加入生理盐水或 5%葡萄糖液 200ml 中静脉滴注。疗程均为 7～10 日。本品有耳、肾毒性，肾功能不全、失水患者及孕妇等慎用。

2. 四环素 每次 0.5g，每日 4 次口服，疗程为 7~10 日。本品可引起牙齿黄染及牙釉质发育不全，并可抑制婴儿骨骼发育，故孕妇、哺育期妇女及 8 岁以下儿童慎用。

3. 氯霉素 本品对脑膜型鼠疫效果明显。成人每次 0.5g，每日 4 次口服。本品可抑制骨髓造血功能，引起贫血、白细胞及血小板减少等，应定期复查血象。对肝肾功能不全、儿童、孕妇、老年人及体弱者慎用。

4. 头孢菌素类 药理实验对鼠疫较为敏感。如头孢曲松钠，每次 1.0g，以生理盐水 100ml 稀释，每日 2 次静脉滴注，连用 10 日。

5. 喹诺酮类 本品抗菌谱广，对革兰阳性菌及革兰阴性菌（包括鼠疫杆菌）均较为敏感，能显著抑制细菌 DNA 和 RNA 的合成。氧氟沙星，每次 200mg，每日 2 次静脉滴注，连用 12 日。

（三）局部治疗

1. 淋巴结肿大 严禁对淋巴结挤压，可用湿热敷或红外线照射，未化脓时不要切开，以免全身播散。药物可选用：①0.5%~1%链霉素软膏，适量外敷，每日 4 次；②四环素软膏，适量外敷，每日 4 次；③0.1%雷佛奴尔液，适量外敷，每日 4 次；④链霉素，每次 0.5~1.0g，于淋巴结周围注射。

2. 眼鼠疫 如 0.25%氯霉素眼药水，滴眼，每日 4 次。

（四）对症处理

1. 局部疼痛明显 可用镇痛药，如双氯酚酸钠，每次 25mg，口服；或吲哚美辛，每次 25mg，口服。

2. 烦躁不安 可选用安定注射液 10mg 肌内注射；或氯丙嗪 25mg 肌内注射。

3. 中毒症状严重 可用氢化可的松，每次 200~300mg 稀释于 5%~10%葡萄糖液 500ml 中静脉滴注，每日 1 次，连用 2~3 日。

九、预防

（一）管理传染源

密切监测和控制鼠间鼠疫；严格隔离患者，腺鼠疫隔离至淋巴结肿大完全消散后再观察 7 日；肺鼠疫隔离至痰培养 6 次阴性。对患者的分泌物及排泄物要彻底消毒或焚烧。鼠疫死者应立即用尸袋严密包扎后火化。对来自疫区的车、船、飞机进行严格检疫并灭鼠、灭蚤。对可疑旅客应隔离检疫。对接触者应医学观察 9 日，如曾接种过鼠疫疫苗者应检疫 12 日。

（二）切断传播途径

改善环境卫生，开展灭鼠、灭蚤，在流行地区还应大力捕杀旱獭。

（三）保护易感人群

进入疫区的人员必须做好个人防护。接触患者后可预防性服药，如磺胺嘧啶，每次 1.0g，每日 2 次；或四环素，每次 0.5g，每日 4 次，口服，连服 6 日。当地有鼠疫疫情时，有关人员如疫区及其周围人群、从事防疫及医务人员等均应进行疫苗接种，一般 10 日可产生保护性抗体。

十、预后

本病病情较重，医学不发达时期原发性肺鼠疫、败血症鼠疫的预后极差，病死率高达 90%以上。但如能早期诊断，及时采取有效的抗生素治疗，病死率可大大减少。腺鼠疫的病死率已由原来的 30%～70%降至目前的 5%～10%。

第三节 霍 乱

霍乱是由霍乱弧菌引起的一种烈性传染病，临床上以突然发病、剧烈泻吐、排泄大量米泔水样肠内容物、脱水、肌肉痉挛、休克及尿闭为特征。历史上曾发生过七次世界性霍乱大流行，前六次（1817—1923 年）病原菌系古典型霍乱弧菌，第七次系埃托型霍乱弧菌（属于 01 群），这些疾病大流行均给人类的生命财产造成了巨大灾难，仅印度死亡人数就超过 3800 万人，被我国法定传染病管理中列为甲类传染病。

一、病原学

霍乱弧菌是革兰染色阴性、呈弧形或逗点状杆菌，菌体尾端有一鞭毛，运动活泼，在暗视野悬滴镜检可见穿梭状运动。患者粪便直接涂片可见弧菌纵列呈"鱼群"样。霍乱弧菌有耐热的菌体（O）抗原和不耐热的鞭毛（H）抗原。H 抗原为霍乱弧菌属所共有；O 抗原特异性高，有群特异性和型特异性两种抗原，是霍乱弧菌分群和分型的基础。霍乱弧菌能产生肠毒素、神经氨酸酶、血凝素，菌体裂解后能释放出内毒素等。

霍乱弧菌对高温、干燥和直射的日光均很敏感；弧菌在 100℃沸水或干热中 2 分钟即可杀灭，对低温和碱的耐受力较强。对酸、对强氧化剂极敏感。对各种消毒剂如含氯制剂、碘制剂如 1%漂白粉液，10 分钟即可杀灭。过氧乙酸对其也极有效。1L 水中 1mg 的余氯，15 分钟即能将其杀灭。

二、流行病学

（一）传染源

患者和带菌者是本病的主要传染源，尤其重型患者因其排菌量较大及污染面积广，成为最重要的传染源，轻型患者及健康带菌者虽然排菌量不大，但易被延误诊治，故在传染源上也十分重要。

（二）传播途径

主要是患者及带菌者的粪便或排泄物污染水源或食物后引起传播；日常生活中接触苍蝇也可传播本病。

（三）人群易感性

人群对霍乱弧菌普遍易感。病后可获得一定程度的免疫力，持续时间较短，可反复感染。

（四）流行特征

世界上第一次霍乱大流行 1817 年起源于印度，第二次于 1826 年在阿富汗暴发，第三次于 1832 年肆虐北美，至 1923 年总共发生 6 次全球霍乱大流行。第七次于 1961 年起源于印度尼西亚，而后传至大多数亚洲其他国家和欧洲，这波疫情传播快，波及面广，持续时间长。1991 年拉丁美洲仍有 40 万人发病，死亡 4000 人。据 WHO 统计：2001 年非洲发病人数占全世界霍乱患者的 94%。主要发生于热带及亚热带地区。我国以夏秋季节较多，呈沿江、沿海分布。

三、发病机制

霍乱弧菌进入人体后是否发病主要取决于机体的免疫力和食入霍乱弧菌的量。霍乱弧菌经胃抵达肠道后通过鞭毛运动及弧菌产生的蛋白酶作用，穿过肠黏膜上的黏液层，在菌毛基因（Tcp A）和霍乱弧菌血凝素（HA）的作用下，黏附于小肠上段肠黏膜上皮细胞刷状缘上。在小肠碱性环境中，霍乱弧菌大量繁殖，并产生霍乱肠毒素。当肠毒素与肠黏膜接触后，其 B 亚单位能识别肠黏膜上皮细胞上的受体并与之结合，此受体为神经节苷脂。继而具有酶活性的 A 亚单位进入肠黏膜细胞内，其中 A 亚单位能从烟酰胺腺嘌呤二核苷酸（NAD）中转移 ADP（腺苷二磷酸）-核糖至靶蛋白鸟苷三磷酸酶中（GTP 酶），并与之结合，从而使 GTP 酶活性受到抑制，导致腺苷环化酶持续活化，使腺苷三磷酸不断转变为环腺苷酸（cAMP）。当细胞内 cAMP 浓度升高时，则刺激肠黏膜隐窝细胞过度分泌水、氯化物及碳酸盐，同时抑制肠绒毛细胞对钠离子和氯离子的吸收，使水和氯化钠等在肠腔积累，因而引起严重水样腹泻。

四、临床表现

潜伏期 1～3 日。最短者数小时，最长者 7 日。

（一）典型霍乱

临床经过可分为 3 期。

1. 泻吐期　可持续数小时或 1～2 日。突然起病，先泻后吐，多无发热。腹泻是首发症状，一般无腹痛，少数也可有腹部隐痛，无里急后重，大便初见粪质，后呈黄色水样便，或米泔水样便，或洗肉水样便，无粪臭。大便量多，便次数次至十余次，重者大便失禁；呕吐发生在腹泻之后，多呈喷射状，呕吐物初含胃内容物，后为水样，重者呈米泔水样，多无恶心感。

2. 脱水虚脱期　主要表现为失水和电解质紊乱。

（1）脱水程度：①轻度脱水。皮肤黏膜稍干燥，弹性稍差，失水多在 1000ml 左右。②中度脱水。皮肤弹性差，眼窝凹陷，声音嘶哑，血压下降及尿量减少，失水量在 3000～3500ml。③重度脱水。皮肤干瘪，声嘶，两颊深凹，腹呈舟状，神志淡漠或不清，极度无力，尿量减少，失水约 4000ml。

（2）代谢性酸中毒：表现呼吸增快，重者可见库斯莫尔（Kussmaul）大呼吸，可伴意识障碍。

（3）肌肉痉挛：因钠盐大量丢失可致腓肠肌和腹直肌痉挛，表现为痉挛部位疼痛和肌肉强直状态。

（4）低钾血症：表现为肌张力减低，腱反射消失，麻痹性臌肠，心律失常。

（5）低血容量性休克：表现为四肢厥冷，脉搏细速，血压下降，脑缺氧可致意识障碍，烦躁不安，嗜睡甚至昏迷。

3. 恢复及反应期　此期症状逐渐消失，体温、脉搏、血压恢复正常。可伴有反应性低热。

（二）临床分型

根据脱水程度临床上可分为 4 型。

1. 轻型　腹泻软便、稀便或黄水样便，个别带黏液或脓血，每日次数少于 10 次；极少呕吐，皮肤弹性正常或稍差，无肌肉痉挛，脉搏、血压、尿量均正常。

2. 中型　腹泻次数每日 10～20 次，精神淡漠，声音嘶哑，皮肤干燥无弹性，眼窝下陷，口唇发绀，有肌肉痉挛，脉搏细速，血压下降（成人 9.33～12kPa），尿量减少（每日少于 400ml）。

3. 重型　腹泻次数每日 20 次以上，意识烦躁甚至昏迷，皮肤干瘪、弹性消失，眼眶深凹，口唇发绀，肌肉痉挛频繁，脉搏微弱细速，甚至无脉，血压降低明显<9.33kPa（70mmHg）或测不到，尿量每日<50ml 或无尿。

4. 暴发型或中毒型　又称"干性霍乱"，起病急骤，通常无腹泻和呕吐症状，可迅速出现中毒性休克而死亡。

五、并发症

1. 急性肾衰竭　因剧烈呕吐和腹泻引起严重脱水，导致低血容量休克，肾供血不足，肾小管缺血性坏死，诱发肾衰竭，表现为少尿或无尿。

2. 急性肺水肿　主要见于脱水严重的患者，经大量快速补液以及纠正酸中毒不力，诱发医源性急性肺水肿。

六、实验室检查

（一）一般检查

1. **血常规**　因脱水使血液浓缩，红细胞及血红蛋白可增高；白细胞数可升高，分类以中性粒细胞和单核细胞增多为主。

2. **血生化检查**　脱水期血清钾、钠、氯可降低。

3. **尿常规**　尿液可见蛋白尿，镜检可有少许红细胞、白细胞和管型。

4. **粪便检查**　粪常规可见黏液和少许红细胞及白细胞。

（二）血清学检查

霍乱感染者的抗凝集抗体，一般在发病第 5 日出现，第 21 日达高峰，主要用于流行病学追溯诊断和粪便培养阴性可疑患者的诊断。一般抗凝集素抗体双份血清滴度 4 倍以上升高有诊断价值。

（三）病原学检查

1. **涂片检查**　取大便标本涂片染色可见革兰染色阴性的弧菌，呈"鱼群"样排列。

2. **悬滴检查**　将新鲜粪便做悬滴或暗视野显微镜检查，可见运动活泼呈穿梭状的弧菌。

3. **制动试验**　取急性期患者的水样便或碱性胨水增菌培养 6 小时左右的表层生长物，先做暗视野显微镜检，观察动力。如有穿梭样运动物时，则加入 O1 群多价血清一滴，若是 O1 群霍乱弧菌，则凝集成块，弧菌运动停止；如不能制动，应再用 O139 血清重做试验。

4. **增菌培养**　留取使用抗生素之前的粪便，并尽快送到实验室培养。

5. **分离培养**　用庆大霉素琼脂平皿或碱性琼脂平板。前者为强选择性培养基，在 36～37℃条件下，培养 8～10 小时霍乱弧菌可长成小菌落。后者则需培养 10～20 小时。选择典型或可疑菌落，应用霍乱弧菌"O"抗原的抗血清做玻片凝集试验，可确定致病菌型。

6. **核酸检测**　采用 PCR 技术对患者泻吐物或粪便培养阳性标本检测霍乱弧菌编码肠毒素的基因序列，具有快速、高敏和高特异性特点，4 小时可获结果。可检出每毫升碱性蛋白胨水中 10 条以下霍乱弧菌。

七、诊断依据

（一）流行病学史

1. 生活在霍乱流行区，或 5 日内到过霍乱流行区，或发病前 5 日内有饮用生水或进食海鲜（水）产品或其他不洁食物和饮料等饮食史。

2. 与霍乱患者或带菌者有密切接触史或共同暴露史。

（二）临床表现

1. 轻型病例　无腹痛腹泻，可伴呕吐，常无发热及里急后重表现。少数病例可出现低热（多见于儿童）、腹部隐痛或饱胀感，个别病例有阵发性绞痛。

2. 中、重型病例　腹泻次数频繁或剧烈，粪便性状为水样便，伴呕吐，迅速出现脱水或严重脱水，循环衰竭及肌肉痉挛（特别是腓肠肌）等休克表现。

3. 中毒型病例　称为干性霍乱，在霍乱流行期出现无泻吐或泻吐较轻，无脱水或仅轻度脱水，但有严重中毒性循环衰竭。

（三）实验室检查

1. 粪便、呕吐物或肛拭子细菌培养分离到 O1 群和（或）O139 群霍乱弧菌。

2. 在腹泻病患者日常生活用品或家居环境中检出 O1 群和（或）O139 群霍乱弧菌。

3. 粪便、呕吐物或肛拭子标本霍乱毒素基因 PCR 检测阳性。

4. 粪便、呕吐物或肛拭子标本霍乱弧菌快速辅助检测试验阳性。

八、诊断

（一）带菌者

无霍乱临床表现，但符合"粪便，呕吐物成肛拭子细菌培养分离到 O1 群和（或）O139 群霍乱弧菌"者。

（二）疑似病例

符合下列情况之一者即可诊断。

1. 具备流行病学有与霍乱患者或带菌者有密切接触史或共同暴露史及临床表现第一项者。

2. 具备临床表现第一项及实验室检测粪便、呕吐物或肛拭子标本霍乱毒素基因 PCR 检测阳性者。

3. 具备临床表现第一项及实验室检测粪便、呕吐物或肛拭子标本霍乱弧菌快速辅助检测试验阳性者。

4. 具备临床表现第三项及实验室检测粪便、呕吐物或肛拭子标本霍乱毒素基因 PCR 检测阳性者。

5. 具备临床表现第三项及实验室检测粪便、呕吐物或肛拭子标本霍乱弧菌快速辅助检测试验阳性者。

6. 具备临床表现第二项者。

（三）临床诊断病例

符合下列情况之一都即可诊断：①具备临床表现中任意一项并同时具备实验室检测腹泻病患者日常生活用品或家居环境中检出 O1 群和（或）O139 群霍乱弧菌者；②在确认的霍乱暴发疫情中，暴露人群中具备临床表现中的任意一项者。

（四）确诊病例

符合下列情况之一者即可确诊：①凡具备临床表现中的任意一项并同时具备实验室检测粪便、呕吐物或肛拭子细菌培养分离到 O1 群和（或）O139 群霍乱弧菌者；②在疫源检索中，粪便培养检出 O1 群和（或）O139 群霍乱弧菌后各 5 日内有腹泻症状者。

九、鉴别诊断

1. **急性胃肠炎** 该组病多由副溶血性弧菌、金黄色葡萄球菌、蜡样芽孢杆菌等引起，表现先吐后泻，大便呈水样或黏液脓血便，伴腹痛、发热、明显中毒症状，很少发生循环衰竭。

2. **大肠埃希菌性肠炎** 常由致病性大肠埃希菌或产毒素性大肠埃希菌引起。表现为发热、恶心、呕吐、腹部绞痛、腹泻水样便或蛋花样便。大便培养可有大肠埃希菌生长。

3. **急性菌痢** 表现为发热、腹泻、里急后重及排黏液脓血便，大便次数多而量少。大便检查可见大量脓细胞，培养有志贺菌生长。

4. **胰源性霍乱** 本病以大量水样便（3～10L/d）伴低钾血症，类似霍乱。但本病多见于中老年人（尤其是女性），多次发作，无呕吐、伴颜面潮红、手足抽搐，但无腹直肌、腓肠肌痉挛。血浆血管活性肠肽可升至 1000ng/L（正常＜200ng/L），或测血浆前列腺素 E2 达 1000ng/L 以上。

5. **细菌性食物中毒** 患者集体发病，均有进食同一种或同一类食物史，常先呕吐后腹泻伴腹痛，可从食物及吐泻物中分离出相应细菌。

十、治疗

最主要的措施是补充足量液体，维持水、电解质和酸碱平衡，改善心肾功能。

（一）一般治疗

一旦明确诊断或疑似病例均要按甲类传染病及时报告疫情，对患者和疑似病例应分开严密隔离，对患者及疑似病例的呕吐物及排泄物均要彻底消毒处理。加强护理及病区管理，严禁探视，细心观察病情变化，注意监测水、电解质、呼吸、血压、脉搏、尿量和神志及患者排便次数与量等的变化。

（二）补液治疗

早期、快速、足量补液是抢救本病成功的关键。补液方法及补液量视患者的病情轻重而定。

1. **口服补液** 适用于轻度和中度脱水患者，以及重度脱水在经输液基本纠正低血容量休克后也可采用口服补液。

WHO 推广的口服补液方（ORS）简便、安全、有效。WHO-ORS 处方：葡萄糖 20g，氯化钠 3.5g，碳酸氢钠 2.5g，氯化钾 1.5g，兑入温开水 1000ml，分次口服；或口服补液盐（ORS）每包 13.9g 冲入温开水 500ml，分次口服。方中葡萄糖也可用蔗糖 40g 或米粉 40～60g 代替；碳酸氢钠可用枸橼酸钠 2.9g 代替。

服用方法：对轻、中度脱水者，初始 6 小时，成人每小时口服 750ml；儿童＜20kg 者，每小时口服 250ml，以后根据腹泻量按 1.5 倍补充。

2. 静脉补液　主要用于重度脱水及不能口服者。补液原则是：先盐后糖，先快后慢，纠酸补钙，见尿补钾。

一般首先采用 2∶1 溶液（生理盐水 2 份及等渗碱液 1 份如 1.4% 碳酸氢钠或 M/6 乳酸钠），待血压回升后可静脉滴注葡萄糖液，常改用 3∶2∶1 液（即 5% 葡萄糖 3 份，生理盐水 2 份，等渗碱液 1 份）。国内常用 5∶4∶1 溶液（每 1000ml 含氯化钠 5g，碳酸氢钠 4g，氯化钾 1g），此与患者丧失电解质浓度相似，临床常用，安全有效。

补液量应根据失水程度而定，初期 24 小时：轻型者为 3000～4000ml，儿童 120～150ml/kg，含钠量为 60～80ml/kg；中型者为 4000～8000ml，儿童 150～200ml/kg，含钠量为 80～100ml/kg；重型者为 8000～12 000ml，儿童 200～250ml/kg，含钠量为 100～120ml/kg。

为加快补液速度，可建立 2 条甚至 3 条输液管路，对于重度脱水者，最初 2 小时内应快速输入 2000～4000ml 液体，必要时加压输液装置，保证输液量［滴速可按 1ml/（kg·min）］进行，待病情改善后再逐步减少输液量及减慢输液速度。如尿量过少或无尿时则暂不补钾，随着尿量增加可酌情按 0.1～0.3g/kg 补充，含钾液体的钾浓度一般不宜超过 0.3%。

（三）病原治疗

病原治疗只是在补液基础上的辅助疗法，对减轻腹泻症状、迅速清除粪便中病原菌与缩短病程有一定作用。可酌情选用以下药物。①四环素类：如四环素片 0.5g，每日 4 次，连服 3 日。据报道有对霍乱弧菌的耐药株存在；多西环素（强力霉素）200mg，每日 2 次，口服，连服 3 日。②喹诺酮类：诺氟沙星每次 0.2～0.4g，每日 2 次；氧氟沙星每次 0.5g，每日 2 次。均连用 3 日，孕妇、婴幼儿慎用；此外，O139 群霍乱弧菌对复方磺胺甲基异噁唑、链霉素等有耐药株出现。

（四）抑制肠黏膜分泌药

一般腹泻是机体的一种保护性机制，有利于排出细菌及毒素，因此，出现腹泻不必止泻，但如腹泻过于频繁，水分丢失过多，可短暂酌情选用，如氯丙嗪片（每次 50～100mg，每日 2～3 次）、黄连素片（每次 0.3g，每日 3 次）、神经节苷脂活性炭（每次 0.2g，每 2～4 小时 1 次）、蒙脱石散（每次 3g，每日 3 次）、吲哚美辛（每次 25mg，每日 3 次）等，可能有效。

十一、预防

（一）管理传染源

发现病例或疑似病例，要及时报告疫情；需要按规定对霍乱患者或带菌者进行严格隔离，直至症状消失，连续大便培养（隔日1次）三次阴性。对患者的粪便、排泄物及个人用具等均应严格消毒；患者及疑似患者要用专用厕所和便器，专人消毒；对密切接触者隔离5日，同时进行医学观察与三次粪检。对死亡尸体依照《传染病防治法》规定，尽快按有关规定进行消毒、密封及火化等处理。所有国家均应将O139群所致腹泻按《国际卫生条例》有关霍乱的规定进行报告及处理。

（二）切断传播途径

改善环境卫生，落实"三管一灭"，即管理水源、管理粪便、管理饮食和消灭苍蝇；讲究个人卫生，坚持"七步"洗手，严把入口关，不饮生水，不吃生冷食物。隔离病区要严格控制无关人员出入。

（三）保护易感人群

对有疫情地区的重点人群进行预防接种。过去广泛使用的全菌灭活菌苗的保护率仅为52%，现在我国应用口服菌苗如灭活弧菌与 B 亚单位的联合菌苗（WC/rBS）、口服减毒活菌苗及口服杂交菌苗等，保护率达85%。但最好在流行季节前1个月预防接种为好。

十二、预后

本病的预后与霍乱弧菌生物类型、临床严重程度、治疗及时和正确与否有关；年老体弱或有并发症者预后差。病死率为3%～6%。死亡原因为循环衰竭、急性肾衰竭或其他感染等。轻型的病死率在1%以下，中、重型或治疗不及时的病死率达20%以上，尤其是老年人、婴幼儿、孕妇及伴有严重并发症者预后较差，其病死率更高。

第四节　鼻疽和类鼻疽

鼻疽和类鼻疽分别是由鼻疽杆菌和类鼻疽假单胞菌引起的人畜共患疾病。

一、病原学

（一）鼻疽

病原体为鼻疽伯克菌，原名鼻疽假单胞菌、鼻疽杆菌，系微弯棒状杆菌，长为2～5μm，多孤立，有时可成对排列，无活动，无荚膜，不产生芽孢，革兰染色阴性。鼻疽杆菌抵抗力较强，在粪便和尿液中可生存4小时，水中生存70日，但在干燥的环境中仅生存 10～15 日,日光直接照射 24 小时可死亡,2%甲醛和 10% 石灰乳中 1 小时即可杀死,煮沸立即死亡。

(二) 类鼻疽

病原体为类鼻疽伯克霍尔德菌,属假单胞菌,革兰阴性需氧菌,长 1～2μm, 宽 0.5μm,呈卵圆形或长链状,用亚甲蓝染色常见两极浓染(形似回形针)。无 芽孢,无荚膜,单端丛毛。在水和土壤中可存活 1 年以上,在自来水中可存活 28～ 44 日,加热 56℃10 分钟可杀死,常用的各种消毒剂可立即将其杀死。

二、流行病学

(一) 鼻疽

传染源主要为马、骡和驴,其次,羊、猫、犬、骆驼、家兔、雪貂等也能感 染鼻疽杆菌,患者也有可能传染;传播途径可经接触传播、呼吸道传播和消化道 传播。本病常为散发,以 20～40 岁多见,好发于兽医、饲养员、骑兵、屠宰工人。

(二) 类鼻疽

类鼻疽杆菌在流行区的土壤和水中长生菌,故传播来源主要来自于流行区的 水和土壤;羊、马、猪、猴和啮齿类动物可感染本病。传播途径主要是直接接触 含有致病菌的水或土壤经破损皮肤而感染;其次,吸入含致病菌的尘土或气溶胶 以及进食被污染的食物也可感染;偶见有家庭密切接触和性接触等传播。人群普 遍易感,主要是与疫区环境有过密切接触的人,尤其是糖尿病、酗酒、慢性肺病、 慢性肾病和类固醇依赖等属高危因素。类鼻疽伯克霍尔德菌是一种具有微生态稳 定性的细菌,在恶劣气候(如暴雨、台风、海啸)破坏生态环境后,病原菌的微 生态平衡会被打破,导致疾病散发甚至暴发流行。类鼻疽疫区主要分布在热带及 亚热地区,包括澳大利亚、东南亚等,我国主要发生在海南、广东等地。

三、发病机制

(一) 鼻疽

细菌进入机体后在体内生长繁殖产生内毒素,引起机体的免疫病理反应。当 鼻疽假单胞菌侵入肺部则引起肺部的炎症,导致鼻疽假单胞菌肺炎。

(二) 类鼻疽

类鼻疽伯克霍尔德菌对健康人一般不会致病,但在免疫功能降低时,细菌侵 入人体后虽被天然免疫细胞(如巨噬细胞、中性粒细胞)吞噬,但却能通过一系 列的逃逸机制阻止内吞体与溶酶体融合,降低胞质免疫压力,反而将巨噬细胞、 中性粒细胞等作为复制、生存生态环境和营养的来源。该菌本身包括外毒素、内 毒素及组织溶解酶等几种毒力,其中外毒素与脓毒血症、皮下脓肿等的发生有关。 约 70%的患者可发展为败血症型。

四、临床表现

（一）鼻疽

一般潜伏期为数小时至 3 周，平均为 4 日，个别有 10 年之久。临床上可分为以下两种。①急性鼻疽：起病急，皮肤感染部位出现局部肿胀（蜂窝织炎），继则坏死及破溃，形成边缘不整、疮底灰白的溃疡，并覆有灰白色渗出物，其疮面难以愈合，可形成瘘管；从呼吸道吸入可使鼻部出现蜂窝织炎，出现鼻腔、口腔黏膜溃疡及坏死，腭和咽部溃疡；病菌侵犯下呼吸道造成肺炎、肺脓肿及脓胸。伴畏寒、发热、食欲缺乏、呕吐、腹泻及脾大等。②慢性鼻疽：可仅有低热、出汗及四肢酸痛，以后间有败血症或脓毒血症发作，皮肤脓肿，淋巴结肿大。病程可迁延数月至数年以上。

（二）类鼻疽

潜伏期少则 2～3 日，长者数年。临床可分为 3 型。

1. **急性败血症型类鼻疽** 起病急，寒战，高热，同时出现肺、肝、脾及淋巴脓肿，以肺脓肿最多见，伴咳嗽、胸痛、咳血痰和脓痰；其他如腹痛、腹泻、黄疸、肝脾大等也较常见。

2. **亚急性和慢性类鼻疽** 多数从急性感染消退后形成肺、肝、皮肤、骨或软组织等化脓性病灶，溃破后形成瘘管，经久不愈。

3. **亚临床型类鼻疽杆菌感染** 见于流行区，临床症状不明显，血清中可测出特异性抗体。

五、实验室检查

（一）鼻疽

1. **脓液或分泌液涂片检查及培养** 涂片后可做亚甲蓝、吉姆萨、瑞特等染色，可见两极浓染的杆菌，但不易与类鼻疽区别。

2. **血培养** 伴有败血症者，血液培养可呈阳性。

3. **免疫学检查** 血清可做血凝及补体结合试验，前者敏感性高，效价在 1∶640 以上有诊断价值；后者特异性强，效价＞1∶20 才有参考意义。

（二）类鼻疽

1. **血常规** 多有贫血，急性期血细胞总数增加，以中性粒细胞为主。

2. **病原学检查** 取血液、痰、脑脊液、尿、粪便及局部脓性分泌物做细菌培养或动物接种以分离类鼻疽杆菌。

3. **血清学检查** 分离菌株与标准类鼻疽假单胞菌诊断血清凝集反应阳性，有助于本病的诊断。

4. **分子生物学检测** 针对类鼻疽伯克菌的 bimA（Bm）基因设计特异性引物，可用于快速诊断。

5. 胸部 X 线或 CT 检查　X 线胸片或 CT 检查可见肺部及胸腔等异常改变。

六、诊断

（一）鼻疽的诊断

本病临床表现较复杂，诊断注意询问与患病的马类密切接触史；或实验室中密切接触处理过的致病菌标本等流行病学史，血液、穿刺液或分泌物细菌培养，血清学检查，鼻疽毒素皮内试验，感染物豚鼠接种等均有助于诊断。

（二）类鼻疽的诊断

有疫区接触史，出现不明原因的化脓性疾病，尤其是出现暴发性呼吸衰竭、多发性小脓疮或皮肤坏死及皮下脓肿，X 线表现有类似肺结核影像学变化但结核分枝杆菌阴性者均应考虑本病。病原学和血清学检查可确诊。

七、鉴别诊断

1. 鼻疽　与内鼻疽、孢子丝菌病、链球菌蜂窝织炎、葡萄球菌感染、播散性结核病等相鉴别。

2. 类鼻疽　本病急性期与伤寒、疟疾、葡萄球菌败血症、葡萄球菌肺炎等相鉴别。

八、治疗

（一）鼻疽

采取隔离措施，对患者的排泄物、分泌物及换药纱布等彻底消毒；脓肿必须切开引流，但要小心操作，防止感染扩散；抗菌治疗一般应用链霉素或庆大霉素与磺胺嘧啶或四环素联合应用，直到症状消失；此外，喹诺酮类（如环丙沙星、氧氟沙星等）第二代、第三代头孢菌素等均有效。

（二）类鼻疽

采取隔离，积极强有力的抗菌治疗，如青霉素、链霉素、氯霉素、四环素等；临床推荐亚胺培南-西司他丁（泰能）或第三代头孢菌素与其他药物联合应用；有脓肿者宜做外科切开引流。

九、预防

（一）鼻疽

首先消灭马类间鼻疽流行，应用鼻疽菌素滴眼试验，对于受感染的马，无论有无症状均应处死并深埋；对被污染的马厩杂物，应用含氯石灰（漂白粉）等彻底消毒；对实验室人员注意严格规范操作，接触患者时注意防护，对其排泄物及污染物注意消毒。对可疑受染者进行医学观察 3 周。

（二）类鼻疽

主要防止污染本菌的水、土壤经皮肤、黏膜感染，在流行区室外工作戴好防护口罩；患者及病畜的排泄物和脓性分泌物应彻底消毒；接触患者及病畜时注意个人防护，接触后立即皮肤消毒。对疫源地应做终末消毒，采取杀虫和灭鼠措施。对可疑者应医学观察 2 周。

十、预后

急性鼻疽如不有效治疗，病死率在 90% 以上，慢性或亚急性鼻疽的病死率为 50%～70%。类鼻疽临床症状复杂多样，可引起多发性脓肿、肺部感染和败血症等，易被误诊，死亡率高；急性败血症型类鼻疽如未得到有效治疗，病死率达 90% 以上，如采取抗菌药物等综合治疗措施，病死率已降至 30% 以下；亚急性或慢性类鼻疽，治疗后病死率降至 10% 以下。

第五节　肺结核

肺结核是由结核分枝杆菌感染引起的呼吸道传染病，临床上表现咳嗽、咳痰、咯血、胸痛以及发热、乏力、盗汗、消瘦等结核中毒症状。

一、病原学

结核菌属分枝杆菌，为细长稍弯曲或直的杆菌，单个散在，呈 V 形、Y 形，或条索状、短链状排列。结核菌是专性需氧菌，生长很缓慢，在固体培养基上，结核菌增代时间为 18～20 小时，培养时间需 8 日以上至 8 周。在大部分培养基上菌落呈粗糙型，具有抗酸和抗酸性乙醇脱色的特点，故又称为抗酸杆菌。结核菌包括人型、牛型、鼠型和非洲型，为结核分枝杆菌复合群，其中人型、牛型和非洲型为致病菌。

结核菌对外界环境中物理和化学因素抵抗力强，煮沸 20 分钟能杀灭，在阳光下暴晒 2 小时能被杀灭，在阴凉潮湿处能生存 5 个月以上，70% 乙醇 2 分钟能被杀灭。

二、流行病学

（一）传染源

肺结核患者，尤其长期排菌的开放性肺结核患者是主要传染源。一般经有效抗结核化疗药物治疗后，痰菌浓度会逐渐降低，传染性减弱；患结核病的牛分泌带菌的牛奶也可传播。

（二）传播途径

经飞沫及尘埃的呼吸道传播是最主要的传播途径。当患者咳嗽、打喷嚏、大声说话时，呼出的气体将含有结核分枝杆菌的大小不等的飞沫扩散到空气中，小飞沫水分很快蒸发，形成以结核分枝杆菌为核心的飞沫核飘浮在空气中；大飞沫落在地面上，干燥后结核分枝杆菌附着于粉尘上，飘浮于空气中。健康人吸入含结核分枝杆菌的飞沫或尘埃而被感染。此外，经消化道也可传播。如进食结核分枝杆菌污染的食物偶尔可经肠壁淋巴滤泡形成感染。

（三）人群易感性

人群普遍易感。人体感染结核分枝杆菌后是否发病取决于感染结核菌的数量、毒力以及人体对结核菌的特异性免疫和非特异性免疫。

（四）流行特征

我国的肺结核具体表现为"六多"：①感染人数多，全国有多达 5.5 亿的人口感染过结核分枝杆菌，约占全国人口的 45%，明显高出全球平均感染水平；②患病人数多，全国活动性肺结核、传染性肺结核患病率分别为 367 / 10 万和 122 / 10 万，有活动性肺结核患者约 450 万，其中传染性肺结核患者约 150 万；③新发患者多，全国每年新发生活动性肺结核患者约 145 万，其中传染性肺结核患者 65 万例；④死亡人数多，全国每年约有 13 万人死于结核病；⑤农村患者多，全国约80%的结核病患者集中在农村，而且主要在经济不发达的中西部地区；⑥耐药患者多，全国结核病耐药率高达 28%。

三、发病机制

结核分枝杆菌感染和发病的生物学过程可分为起始期、T 细胞反应期、共生期和细胞外繁殖传播期。侵入呼吸道的结核分枝杆菌被肺泡巨噬细胞吞噬。结核分枝杆菌在肺泡巨噬细胞内存活和复制，扩散至邻近非活化的肺泡巨噬细胞和形成早期感染灶；在 T 细胞反应期，结核分枝杆菌在巨噬细胞内最初生长，形成中心呈固态干酪坏死的结核灶，它能限制结核菌继续复制。由 T 细胞介导的细胞免疫和迟发性变态反应在此形成，大多数感染者发展至 T 细胞反应期，仅少数发生原发性结核病。大部分感染者结核分枝杆菌可以持续存活，细菌与宿主处于共生状态。纤维包裹的坏死灶干酪性中央部位被认为是持续存在的主要场所。宿主的免疫机制亦是抑制细菌增殖的重要因素，免疫损害可引起受抑制结核分枝杆菌的重新活动和增殖，大量结核菌从液化干酪灶释放形成播散。

四、临床表现

（一）症状

多有低热、盗汗、消瘦、乏力、食欲缺乏等症状。呼吸系统症状为咳嗽、咳痰、咯血、胸痛、呼吸困难。低热常为午后低热。咯血可多次少量咯血，也可大量咯血。多数起病缓慢，有的为急性发病，如急性粟粒型肺结核、浸润性肺结核中的干酪性肺炎及急性结核性渗出性胸膜炎，起病较急。急性粟粒型肺结核可合并有结核性脑膜炎及腹膜炎，可有头痛及腹痛、腹胀等消化道症状。急性胸膜炎可以胸痛为首发或主要症状，胸痛与呼吸有关。

（二）体征

病变范围不大者可无阳性体征。病变范围较大而又浅表者可叩诊浊音，语颤增强，可有湿啰音。肺部有较明显纤维化或侵及胸膜导致胸膜增厚者，可见病侧胸廓下陷，可有气管、纵隔向病侧移位。渗出性胸膜炎有大量胸腔积液者，病变部位胸廓饱满，叩诊浊音，语颤及呼吸音降低，气管、纵隔移向健侧。

五、实验室检查

（一）一般检查

1.血常规　白细胞计数多正常；急性粟粒型肺结核时可出现白细胞减少，也可出现类白血病反应；严重患者常有继发性贫血。

2. 红细胞沉降率　多数活动性肺结核患者红细胞沉降率增快。

（二）结核菌素试验

1. 结核菌素试剂　纯化结核蛋白衍生物（PPD）皮试可测定机体对结核分枝杆菌是否能引起超敏反应的一种试验。现在 PPD 有两种：一种是用人结核分枝杆菌制成的 PPD-C；另一种是用卡介苗制成的 BCG-PPD。

2. 试验方法　采用皮内注射法，将 PPD-C 0.1ml（5U）注入前臂掌侧下 1/3 中央处皮内。72 小时（48～96 小时）后观察反应。

3. 结果判定　局部红肿硬结直径<5mm 者为阴性，5mm≤直径<10mm 为一般阳性反应，10mm ≤直径<20mm 为中度阳性反应，直径≥20mm 或直径<20mm 但有水疱或坏死为强阳性反应。

4. 临床意义　一般阳性反应说明曾感染过结核分枝杆菌或已接种过卡介苗，3 岁以内儿童未接种卡介苗表示体内有活动性结核病灶；新近阳转表示患结核病的可能。强阳性反应可作为诊断结核病的特异性指征，成人提示体内有活动性结核病变，应查找病变部位，及时治疗；对于儿童即使未发现明确病灶亦应治疗。

5. 阴性反应的解释　一般来说，PPD 阴性说明机体未感染过结核分枝杆菌，但是，也有其他情况出现假阴性。

（1）感染初期：因结核分枝杆菌感染后需 4 周以上才能出现超敏反应。

（2）老年患者。

（3）严重结核病患者或正患有其他感染病，如麻疹导致的细胞免疫功能低下。

（4）获得性细胞免疫功能低下，如 AIDS、肿瘤、系统性红斑狼疮、白血病等或应用免疫抑制剂者。

（5）约有 5% 已证实为活动性结核病的患者，其结核菌素试验呈阴性，即所谓无反应结核病。

（三）结核感染特异性γ-干扰素释放试验

1. γ-干扰素体外释放试验　原理是用结核分枝杆菌特异性抗原在体外刺激待检者全血，经 24 小时培养后定量检测培养上清中 IFN-γ 含量，从而判断受检者体内是否存在结核分枝杆菌特异性 T 淋巴细胞，确定结核分枝杆菌的存在。目前使用的抗原有 ESAT-6、CFP-10。测定活动性肺结核的灵敏度和特异性达 90%，对非结核分枝杆菌和卡介苗（BCG）无交叉反应。

2. 结核感染特异性 T 细胞检测　原理是用抗体捕获经结核分枝杆菌特异抗原刺激培养的外周血单个核细胞所分泌的特异性 IFN-γ，并以酶联斑点显色方式将其表现出来，间接反映受检者外周血中结核分枝杆菌特异性 T 淋巴细胞的数量。目前使用的结核感染 T 细胞检测方法（T-SPOT.TB）是公认的最灵敏的抗原特异性 T 淋巴细胞的体外检测技术。该方法本质上仍然是 IFN-γ 释放试验（IGRA），因为效应 T 细胞存活时间很短，且具有特异性，因此可作为活动性感染的指标，用于结核分枝杆菌感染的早期诊断、潜伏感染筛查等。特异性和敏感度达 95%，并且不受环境分枝杆菌感染及 BCG 接种的影响。

（四）抗原抗体结合试验

1. 结核抗原检测　现常用匀化的方法，先将标本在米氏 7H9 选择性培养基培养后检测，灵敏度和特异性较高。阳性标本一般在培养 4～14 日即可全部检出抗原。

2. 结核抗体检测　检查血液、胸腔积液、腹水、脑脊液中结核特异性抗体，可作为结核分枝杆菌感染的辅助方法，尤其对痰涂阴肺结核的诊断有较好的参考价值。

（五）分子生物学技术

1. 聚合酶链反应（PCR）　灵敏度高，诊断快速，理论上一般可检测标本中 1～20 个结核分枝杆菌。近年多采用实时定量 PCR（real-tim PCR），它是在基因扩增的同时实时测定扩增产物的数量，使扩增和检测同时进行，无须人工检测，最大限度地避免实验室受污染，其灵敏度较普通定性 PCR 明显提高。

2. 基因芯片　基因芯片技术是核酸杂交技术的集成化和信息化，具有高通量的特点。现已用于结核分枝杆菌菌种鉴定、耐药性、基因组比较分析等研究。

（六）痰结核菌检查

1. 标本采集　标本质量的好坏直接影响结核分枝杆菌涂片检出率和培养分离率。根据感染部位分别采集痰液、尿液、粪便、脑脊液、胸腔积液、腹水等标本。如患者痰少时，可采用高渗盐水超声雾化导痰、下呼吸道采样、支气管冲洗液、支气管肺泡灌洗液（BALF）、肺及支气管活检标本。

2. 直接涂片镜检　标本直接涂片或集菌后涂片，进行抗酸染色。若找到抗酸阳性菌，可做出初步诊断。该方法简便，临床应用最广。

3. 浓缩集菌　先集菌后检查，可提高阳性率。如脑脊液、胸腔积液及腹水可直接离心沉淀集菌；痰液、尿液、粪便、支气管灌洗液等污染标本需经 4%NaOH（痰和碱比例为 1∶4，尿、支气管灌洗液和碱的比例为 1∶1）处理 15 分钟。上述标本处理后再离心沉淀，取沉淀物做涂片染色镜检。

4. 分离培养　结核分枝杆菌生长缓慢，一般需 2～4 周才能长成肉眼可见的菌落，可做涂片，能快速获得结果，并可进一步做生化、药敏等测定，以区分结核分枝杆菌与非结核分枝杆菌。

六、影像学检查

胸部 CT 或 X 线检查可判断病变部位、范围，病变的性质，有无空洞形成等。根据胸部 CT 或 X 线可判断肺结核的类型，有条件者推荐 CT 检查更有利于病情的判断。

（一）原发综合征

肺部渗出病变，沿淋巴管达相应的肺门或纵隔淋巴结，导致淋巴结炎，淋巴结肿大。

（二）血行播散型肺结核

1. 急性血行播散型肺结核　表现为两肺散在粟粒大小的阴影，分布均匀，大小一致，随病程进展，粟粒阴影可相互融合。发病较急，结核中毒症状较重，可合并脑膜炎、腹膜炎等。

2. 慢性或亚急性血行播散型肺结核　表现为大小不一，新旧不同的病变，分布不均匀，多在两肺上方。临床症状轻重不一。

（三）继发型肺结核

包括浸润性肺结核和慢性纤维空洞型肺结核改变。前者表现为云絮状或小片状浸润阴影，边缘模糊，多在肺的上方，可单侧或双侧病变。可出现空洞，出现播散病变。也可表现为大片干酪性病变，其中有空洞，称为干酪性肺炎。也可形成球形致密病变，称为结核瘤或结核球，其内也可出现空洞或钙化；后者多在双肺或单侧纤维组织增生，有空洞形成。肺组织收缩，使肺门上提，肺血管形成"垂柳"样改变。可伴胸膜肥厚，胸廓下陷。未受侵的肺呈代偿性肺气肿，可伴有右心肥大等改变。

（四）结核性胸膜炎

受侵部位可见位于下方的致密阴影，密度均匀，上缘呈弧形。

七、诊断

肺结核诊断的金标准是结核分枝杆菌病原学检查阳性，但临床上许多病例病原学多为阴性，因此，应结合临床表现、实验室检查、结核病原学抗原抗体以及免疫学检查、影像学、病理学检查等进行综合分析，并排除其他诊断。结核分枝杆菌或 DNA 阳性即可确诊。

八、鉴别诊断

（一）肺癌

多见于 40 岁以上嗜烟男性，无明显的结核中毒症状，多有刺激性咳嗽、胸痛及进行性消瘦。胸部 X 线检查可见癌肿病灶边沿有切迹、毛刺。胸部 CT 扫描对两者鉴别常有帮助。结合痰结核菌、脱落细胞检查、纤维支气管镜检查及活检，常能鉴别。有时肺癌与肺结核并存。

（二）肺炎

干酪性肺炎易误诊为肺炎球菌肺炎。肺炎球菌肺炎起病急，高热寒战、胸痛、气急，咳铁锈色痰，胸部 X 线检查病变常局限于一叶，抗生素治疗有效。干酪性肺炎常有结核中毒症状，起病慢，咳黄色黏液痰，胸部 X 线检查病变多位于右上叶，可波及右上叶尖、后段，呈云絮状、密度不均，可出现虫蚀样空洞。痰培养结核分枝杆菌阳性。抗结核化学药物治疗有效。

（三）肺脓肿

肺脓肿起病急，高热、咳大量脓痰。肺脓肿空洞多见于肺下叶，肺脓肿周围炎症浸润较严重，空洞内常有液平面。外周血白细胞总数及中性粒细胞数明显增高。抗生素治疗有效。上述特点不难与肺结核空洞相鉴别。

九、治疗

主要包括抗结核化疗、对症、介入、手术和中医中药等治疗，其中，抗结核化疗是治愈结核及控制结核传播的最关键措施。

（一）一般治疗及对症治疗

对新发肺结核应报告疫情，对有传染性的肺结核按呼吸道隔离至痰菌转阴性；结核活动期应多休息，补充充足的热量、蛋白质及多种维生素等；对于有胸痛、咳嗽、咯血等症状者，可分别予以镇痛、止咳、止血等治疗。

（二）抗结核化疗

肺结核化疗应当遵守的原则为早期、规律、全程、适量和联合治疗。化疗方案包括强化和巩固两个阶段。

1. 初治肺结核　有下列情况之一者为初治患者：①尚未开始治疗的患者；②正在进行标准化疗方案用药而未满疗程的患者；③不规则化疗未满 1 个月的患者。

初治方案：强化期 2 个月，巩固期 4 个月。常用方案为 2HREZ / 4HR，其中，2HREZ 表示疗程的前 2 个月每日服用异烟肼（H）、利福平（R）、乙胺丁醇（E）

和吡嗪酰胺（Z）4 种药物；4HR 表示疗程后 4 个月每日服用异烟肼（H）和利福平（R），总疗程 6 个月。一般如初治 2 个月，痰菌未转阴，强化期可延长 1 个月，总疗程 6 个月不变。对于血行播散型肺结核（无结核性脑膜炎）上述方案可适当延长，强化期 3 个月，巩固期 6～9 个月。

2. 复治肺结核　有下列情况之一者为复治：①初治失败的患者；②规则用药满疗程后痰菌又复阳的患者；③不规律化疗超过 1 个月的患者；④慢性排菌者。

复治方案：强化期 3 个月，巩固期 5 个月。复治肺结核患者应做药敏试验。一般认为，复治肺结核的治疗不理想时，具备手术条件者可行手术治疗。对于久治的排菌者可考虑非结核分枝杆菌感染的可能。

3. 耐多药肺结核（MDR-TB）　MDR-TB 是指对至少包括异烟肼和利福平两种或两种以上药物产生耐药。因此，对耐多药肺结核治疗之前，必须留痰做结核菌药敏试验。

2011 年 WHO 发布了《耐药结核病规划管理指南（更新版）》，将二线抗结核药物分为 4 组。①二线注射剂：卡那霉素（Km）、阿米卡星（AmK）、卷曲霉素（Cm）；②氟喹诺酮类药品：左氧氟沙星（Lfx）、莫西沙星（Mfx）、加替沙星（Gfx）、氧氟沙星（Ofx）；③口服抑菌二线抗结核药品：乙硫异烟胺（Eto）、丙硫异烟胺（Pto）、环丝氨酸（Cs）、特立齐酮（Trd）；④第 4 组药品：对氨基水杨酸（PAS）、氯法齐明（cfz）、利奈唑胺（Lzd）、阿莫西林/ 克拉维酸（Amx/Clv）、氨硫脲（Thz）、克拉霉素（Clr）、亚胺培南（Ipm）。

WHO 提出的药物方案组成建议：①使用氟喹诺酮类药品（强烈建议），如左氧氟沙星、莫西沙星、加替沙星、氧氟沙星；②使用新一代氟喹诺酮类（一定条件下建议），如莫西沙星等；③应使用乙硫异烟胺或丙硫异烟胺（强烈建议）；④强化期应包括 4 种可能有效的二线抗结核药品（包括一种注射剂）和吡嗪酰（一定条件下建议）；⑤方案至少应包括吡嗪酰胺、一种喹诺酮类药品、一种注射剂、乙硫异烟胺（或丙硫异烟胺）及环丝氨酸。如果不能使用环丝氨酸，可用对氨酸水杨酸替代。建议疗程为强化期至少 8 个月，既往未接受过治疗的 MDR-TB 患者，疗程至少 20 个月，已接受治疗者疗程更长。

推荐的治疗方案，如 6Km Lfx（Ofx）Pto PAS/18 z lFX（Ofx）Pto PAS；如对其中部分药物不能耐受者，可用乙胺丁醇（EMB）及卷曲霉素（Cm）代替。

（三）常用的抗结核化疗药物

1. 异烟肼（INH 或 H）　成人 0.3g（儿童 10～15mg/kg），每日 1 次，顿服。主要不良反应为肝毒性。

2. 链霉素（SM 或 S）　成人 0.75g（儿童 15～30mg/kg），每日 1 次，肌内注射。主要不良反应为听力障碍、眩晕、肾功能障碍、过敏反应。

3. 利福平（RFP 或 R）　成人 0.45g（体重>50kg 为 0.6g，儿童 10～20mg/kg），每日 1 次，饭前 2 小时顿服。主要不良反应为肝毒性、胃肠反应、过敏反应。

4. 利福喷丁（RFP 或 L）　成人 0.45g（体重>50kg 为 0.6g），每周 1～2 次，顿服。主要不良反应为肝毒性、胃肠反应、过敏反应。

5. 吡嗪酰胺（PZA 或 Z）　成人 1.5g（儿童 20～30mg/kg），每日 1 次顿服，或分 2～3 次服用。主要不良反应为肝毒性、胃肠反应、过敏反应、高尿酸血症。

6. 乙胺丁醇（EMB 或 E）　成人 0.75g（体重>50kg 为 1.0g）（儿童 15～25mg/kg），每日 1 次顿服。主要不良反应为视力障碍、视野缩小。

7. 丙硫异烟肼（PTH 或 TH）　成人 0.75g（体重>50kg 为 1.0g）（儿童 10～20mg/kg），每日 1 次顿服。主要不良反应为胃肠反应、口感金属味。

8. 对氨基水杨酸（PAS 或 P）　成人 8.0g（儿童 15～50mg/kg），每日 3 次服用。主要不良反应为肝毒性、胃肠反应、过敏反应。

9. 阿米卡星（AMK 或丁胺卡那霉素）　成人 0.4g（儿童 10～20mg/kg），每日 1 次肌内注射。主要不良反应为听力障碍、眩晕、肾功能障碍、过敏反应。

10. 卷曲霉素（CPM）　成人 0.75g（儿童 10～20mg/kg），每日 1 次肌内注射。主要不良反应为听力障碍、眩晕、肾功能障碍、过敏反应、电解质紊乱。

11. 氧氟沙星（OFLX 或 O）　成人 0.4g（体重>50kg 为 0.6g），每日 1 次或分 2～3 次。主要不良反应为肝肾毒性、胃肠反应、过敏、光敏反应、中枢神经系统反应、肌腱反应。

12. 左氧氟沙星（Lfx 或 V）　成人 0.3g，每日 1 次或分 2～3 次。主要不良反应同氧氟沙星。

13. 异烟肼对氨基水杨酸（帕司烟肼或 PSNZ）　成人每次 0.6g（体重>50kg 为 0.9g），每日分 2～3 次口服。主要不良反应同异烟肼。

（四）并发症治疗

1. 自发性气胸　可采用胸腔穿刺抽气、闭式引流排气及胸腔镜等治疗。

2. 大咯血　①消除紧张情绪，镇静，保持呼吸道通畅，特别是防止窒息非常重要。②止血剂：如脑垂体后叶素是最有效的止血药，紧急时可先用 5～10U 加入 25%葡萄糖 40ml 缓慢静脉注射，持续 10～15 分钟；也可用 10～20U 加入 5%葡萄糖 500ml 缓慢静脉滴注；对用脑垂体后叶素有禁忌证者，可选择酚妥拉明 10～20mg 加入 25%葡萄糖 40ml 缓慢静脉注射，持续 10～15 分钟或 10～20mg 加入 5%葡萄糖 250ml 静脉滴注，注意观察血压。但对一般的改善凝血机制的止血药物通常效果不明显。③输血：对出血量较多以及出现休克症状者应及时输血。④支气管动脉栓塞术：对治疗肺结核并大咯血，疗效显著。⑤经纤维支气管镜止血，可在纤维支气管镜直视下定位后出血部位涂布或灌注缩血管药物，如肾上腺素、促凝血药或血管硬化剂（如鱼肝油酸钠）。⑥经纤维支气管镜插入带球囊导管，使球囊充盈膨胀压迫止血。⑦外科手术：对药物止血难以控制及支气管动脉栓塞止血失败者，心肺功能可，且肺结核病变具备手术指征时，可以考虑外科手术治疗。

十、预防

（一）管理传染源

活动性肺结核尤其是痰结核菌阳性者，应隔离治疗；定期开展肺结核普查工作，通过 X 胸片或 CT 及痰涂片镜检抗酸杆菌发现患者，做到早发现、早治疗、早隔离。

（二）切断传播途径

对痰菌阳性肺结核患者的痰液、日用品及周围的物品要进行消毒处理；病房及居室用紫外线消毒，每日或隔日 1 次，每次 2 小时；患者的餐具可煮沸消毒 10～15 分钟，被褥可在烈日下暴晒 4～6 小时；患者的痰盒及便器用 5%～10%来苏浸泡 2 小时；患者的痰液最好烧掉或用 20%漂白粉溶液泡 6～8 小时。居室开窗通风每日至少 1～2 次。活动开放性肺结核患者禁止参加集体活动。

（三）保护易感人群

1. 卡介苗接种　WHO 推荐在结核病患病率及发病率均高的国家，应尽可能在婴儿出生时或 1 岁以内接种卡介苗（BCG）。一般认为，BCG 可显著降低儿童发病率及其严重性，并可减少内源性恶化的可能，但对预防成人肺结核效果差，因此，对已接种过 BCG 者，不提倡复种。国内常用的卡介苗接种方法有两种，即皮内注射法和皮上划痕法，以皮内注射法质量最高。

2. 化学预防　据研究结核菌素新近阳转者，第一年发病率 3.3%，5 年内为5%～15%，因此，对结核菌素试验阳性有发病风险者可采用异烟肼预防。服药的主要对象为：HIV 感染者；家庭内与新发肺结核有密切接触的结核菌素试验阳性（特别强阳性）的少年儿童；结核菌素试验阳性，影像学提示有非活动性病变，以前未经抗结核治疗者；新感染病例，尤其是 5 岁以下婴幼儿或青春期结核菌素试验强阳性者；35 岁以下结核菌素试验硬结在 15mm 以上者。方法：异烟肼每日300mg，儿童 5～10mg/kg（总量<300mg），顿服，疗程 6～12 个月。注意监测肝功能。也可采用异烟肼和利福平（每次 0.45～0.6g，每日 1 次顿服）；或异烟肼和利福喷汀（每次 0.45～0.6g，每周 3 次），疗程均为 3 个月。

十一、预后

初治肺结核患者，经过合理规范的抗结核化疗，预后好，治愈率达 90%～95%。如治疗不规范则易产生耐药，也是肺结核治疗失败的重要原因；复治及耐多药肺结核患者可进展为肺脓肿、肺源性心脏病、呼吸衰竭、肺部感染、大咯血等，预后较差，病死率极高。

第六节　伤寒与副伤寒

伤寒是由伤寒沙门菌感染引起的一种全身性细菌性感染传染病。临床特征为持续发热、表情淡漠、相对缓脉、玫瑰疹、肝脾大、白细胞减少以及消化系统和神经系统症状等，并可通过水源和食品引起暴发流行。副伤寒是由副伤寒甲、乙、丙三种沙门杆菌引起的急性传染病，其临床表现与伤寒相似，但病情更轻。

一、病原学

伤寒的病原体为伤寒沙门菌，属沙门菌属的 D 群，呈短杆状，革兰染色阴性杆菌，周身鞭毛，有动力，无荚膜，不形成芽孢，长 2～3μm，宽 0.4～0.6μm；在含胆汁培养基中，伤寒杆菌更易生长。伤寒沙门菌具有菌体（O）抗原、鞭毛（H）抗原和表面（Vi）抗原，"O"与"H"的抗原性较强，可以用作伤寒血清凝集试验（肥达反应），检测血清标本中"O"与"H"抗体，有助于本病的临床诊断。副伤寒其鞭毛抗原有 3 种，分别为副伤寒甲（A）、副伤寒乙（B）和副伤寒丙（C）。

伤寒沙门菌在自然环境中生命力较强，水中可存活 2～3 周，粪便中可存活 1～2 个月；耐低温，在冰冻环境中可维持数月。对于阳光、干燥、热力与消毒剂抵抗力较弱，日光直射数小时即被杀灭；加热至 60℃ 30 分钟或煮沸立即死亡；在 3%苯酚中 5 分钟被杀灭；在 0.2～0.4mg/L 的消毒余氯水中可迅速致死。

二、流行病学

（一）传染源

人是伤寒及副伤寒病原菌的唯一天然宿主，患者及带菌者是本病的传染源。带菌者包括潜伏期带菌者、暂时带菌者和慢性带菌者。伤寒从潜伏期粪便开始排菌，病程第 1 周末尿也可排菌，其中，以发病后 2～4 周排菌最多，传染性最强。

（二）传播途径

经粪-口途径传播。主要通过进食了被患者和带菌者污染的水、食物及日常生活接触经口传播，其中，水源污染和食物污染均可引起暴发流行，苍蝇和蟑螂等媒介可机械性携带伤寒沙门菌引起散发流行。

（三）人群易感性

人群普遍易感，病后可获较持久免疫力。伤寒与副伤寒之间无交叉免疫力。

（四）流行特征

伤寒呈全球分布，以温带和热带地区多见，呈地区性流行，好发于夏秋季节。

三、发病机制

感染伤寒沙门菌后是否发病，与感染的细菌数量、菌株的毒力、机体的免疫状况等密切相关。

伤寒沙门菌从口腔进入消化道，如能通过胃酸、肠道正常菌群等防御屏障后进入小肠，入侵肠黏膜到达肠壁固有层，被巨噬细胞吞噬并在其胞质内繁殖；部分伤寒沙门菌经淋巴管进入回肠集合淋巴结、孤立淋巴滤泡及肠系膜淋巴结中生长繁殖，然后，经胸导管进入血流，引起原发性菌血症期。伤寒沙门菌被单核-巨噬细胞吞噬后仍在细胞内繁殖，然后再次进入血液循环，引起第二次严重的菌血症，从而出现病理损伤及症状。如病变累及血管则可导致肠出血，若侵及肌层与浆膜层则可引起肠穿孔；此外，伤寒沙门菌释出的内毒素在伤寒病理过程也起到了重要作用，且可诱发 DIC 或溶血性尿毒症综合征等。

四、临床表现

潜伏期多为 10～14 日，短者 48 小时，最长者 60 日。

（一）典型伤寒

临床经过可分为 4 期，自然病程 4～5 周。

1. *初期*　病程第 1 周。起病缓慢，体温呈梯形上升，5～7 日可达 39～40℃，伴畏寒，无寒战，出汗不多。全身乏力、周身不适、头痛、食欲缺乏、咽痛和轻度咳嗽，少数患者腹泻。

2. *极期*　相当于病程第 2～3 周。

（1）发热：多为稽留热，少数呈不规则热、弛张热。一般持续 10～14 日。

（2）神经系统症状：如表情淡漠，精神恍惚，反应迟钝，呈"无欲貌"。耳鸣，听力减退；重者可有谵妄、抓空、昏迷等中毒性脑病表现。合并虚性脑膜炎时可出现脑膜刺激征。

（3）皮疹：病程第 6 日始在胸、腹、背部及四肢皮肤可见分批出现的淡红色丘疹（玫瑰疹），直径 2～4mm，压之褪色，散在分布，数量在数个至数十个，多在 2～4 日消退。

（4）循环系统症状：相对缓脉是本病的重要特点，即体温每升高 1℃其脉率并没有相应地增加 15～20 次/分。另外，尚可出现重脉，即正常脉搏下降期有一段重复上升的脉波，一般是不能触及的，而伤寒却可触及。如并发中毒性心肌炎时，脉率可增快。

（5）肝脾大：从病程第 1 周末可出现肝脾大，质软；部分患者可出现丙氨酸转氨酶（ALT）水平升高，偶有黄疸。

（6）消化系统症状：明显食欲缺乏，腹胀，腹部不适，右下腹轻压痛，便秘或腹泻等。

3. **缓解期** 病程第 3~4 周。体温逐渐下降，症状减轻，肿大的脾脏回缩。由于肠道溃疡尚未愈合，故仍可发生肠出血及肠穿孔。

4. **恢复期** 病程第 4~5 周。体温恢复正常，症状消失，食欲好转。约需 1 个月完全康复。

（二）非典型伤寒

1. **轻型** 毒血症状较轻，发热，体温 38℃左右，病程较短，于 1~2 周可恢复。多见于儿童，或发病早期接受抗菌药物治疗，或曾接受过伤寒疫苗注射者。由于临床症状不典型，易被漏诊或误诊。

2. **暴发型** 起病急骤，畏寒，高热甚至超高热，亦可体温不升，血压降低。常合并中毒性脑病、中毒性心肌炎、中毒性肝炎及肠麻痹、休克和出血倾向等。肝脾大可不明显。预后凶险。

3. **迁延型** 起病与典型伤寒相似，但发热持续不退，呈弛张热或间歇热，可长达 1~2 个月甚至数月。

4. **逍遥型** 症状轻微，无明显异常体征，患者仍照常工作或学习。常因突发肠出血或肠穿孔而就医。

5. **顿挫型** 起病较急，初期症状典型，病程极短，于 1 周左右发热等症状迅速消退而痊愈。

（三）再燃与复发

1. **再燃** 部分患者在病程第 2~3 周体温已开始下降，但也未降至正常，突然又出现体温升高，持续 5~7 日。血培养可呈阳性。

2. **复发** 患者症状消失，发热消退 1~3 周以后，再次出现发热、食欲缺乏等症状，但较初发为轻，病程也较短（1~3 周），血培养可呈阳性。

（四）并发症

1. **肠出血** 为严重并发症，发生率 2%~15%。多发于病程第 2~3 周。出血量少者，常无症状，仅粪便隐血阳性；出血量大者，粪便呈暗红色血便，体温骤降，脉搏细速，伴明显头晕、面色苍白、烦躁、出冷汗、血压下降等。多因饮食不当、剧烈活动、排便过于用力及灌肠等诱发。

2. **肠穿孔** 为最严重并发症，发生率 1%~4%。多发于病程第 2~3 周。突然出现右下腹剧痛，伴恶心、呕吐、出冷汗、脉搏细数，呼吸急促，体温和血压下降。随后，体温又上升，并出现腹胀、腹部压痛及反跳痛，肝浊音界消失，腹部 X 线示膈下游离气体。血白细胞计数明显升高并核左移。

3. **中毒性肝炎** 发生率 1%~5%，多发于病程第 1~3 周。表现为肝大，肝区叩痛，血清丙氨酸转氨酶（ALT）升高，病情好转后 ALT 可恢复正常。

4. **中毒性心肌炎** 偶见，多发生于病程 2~3 周。表现为心率增快，心律失常，第一心音低钝，血压偏低。心电图可见 PR 间期延长，ST 段及 T 波改变。

5. **其他** 尚可见支气管炎和支气管肺炎、中毒性脑病、溶血性尿毒综合征、胆囊炎、脑膜炎、肾盂肾炎等。

五、实验室检查

（一）一般检查

1. **血常规** 白细胞计数降低或正常，中性粒细胞计数可减少，嗜酸性粒细胞减少或消失，对诊断、判断病情与疗效很有价值；血小板计数可降低，尤其合并DIC 或溶血性尿毒综合征时可突然下降。

2. **尿常规** 可见尿蛋白弱阳性，偶见管型尿。

3. **粪常规** 隐血试验阳性、血便提示肠出血。

（二）细菌学检查

1. **血培养** 病程第 1～2 周血培养阳性率可达 80%～90%，以后阳性率下降，如已用抗菌药治疗者可用血凝块培养。

2. **骨髓培养** 骨髓中巨噬细胞含有伤寒沙门菌，故培养的阳性率比血培养要高，尤其应用抗菌药物后对结果的影响不太大。

3. **粪培养** 从潜伏期开始粪便培养即可阳性，在第 3～4 周时细菌培养阳性率达 80%。

4. **尿培养** 病程第 3～4 周阳性率可达 25%，应注意勿被大便污染。

（三）血清学检查

肥达反应，又称伤寒杆菌免疫凝集试验，是用来辅助诊断伤寒和副伤寒的检查方法。在病后第 1 周，肥达反应出现阳性，至第 4 周阳性率达 90%，病愈后阳性反应可持续数月。结果分析如下。

1. 当"O"效价≥1：80，"H"效价≥1：160，或病初与病后双份血清抗体效价呈 4 倍以上增高，才具有诊断意义。

2. "O"抗体效价增高，提示伤寒或副伤寒类感染；"H""A""B""C"效价增高，分别提示伤寒或副伤寒甲、乙、丙感染。

3. "O"抗体出现较早，持续半年左右消失，"H"抗体出现较迟，可持续数年。故伤寒早期"O"效价升高而"H"效价不高；接受过伤寒副伤寒菌苗接种者，如患其他发热性疾病时，可出现"回忆反应"，即只有"H"效价增高，而"O"效价不高。

4. 部分患者始终呈阴性，可能与下列因素有关：①感染细菌量少，特异性抗体产生较少；②早期应用抗菌药或糖皮质激素治疗，特异性抗体产生受抑制；③体质衰弱，免疫能力低下，或患丙种球蛋白缺乏症不能形成特异性抗体。

六、诊断

诊断依据有流行病学史，持续发热 1 周以上，伴表情淡漠、食欲缺乏、腹胀；腹痛、腹泻或便秘；相对缓脉，玫瑰疹和肝脾大等症状和体征。外周血白细胞数减少、淋巴细胞比例相对增多，嗜酸性粒细胞减少或消失，肥达试验阳性有辅助诊断意义。血液和骨髓培养伤寒或副伤寒沙门菌阳性可确诊。

七、鉴别诊断

（一）流行性斑疹伤寒

本病与伤寒均可出现持续高热、全身中毒症状、脾大及白细胞计数不高等，但本病多发生于冬春季，有虱叮咬史，发病较急，头痛剧烈，烦躁，皮疹数目多，比玫瑰疹大，多呈出血性。血培养阴性，外斐反应 OX19 阳性。

（二）急性血行播散型肺结核

均可有持续发热、全身中毒症状、白细胞计数减少等类似伤寒表现，但本病表现为咳嗽、气促、盗汗等症状。红细胞沉降率明显增快，血培养阴性，PPD 试验阳性。发病 2 周后 X 线胸片或 CT 可见双肺布满大小、密度一致且分布均匀的粟粒状阴影。

（三）钩端螺旋体病

钩体病流感伤寒型患者有持续高热、中毒症状，发病季节均以夏秋季多见，类似于伤寒，但本病起病急，有明显的肌肉疼痛和腓肠肌压痛，结膜充血，浅表淋巴结肿大。外周血白细胞数升高，血培养阴性，钩端螺旋体凝集溶解试验阳性。

（四）疟疾

恶性疟疾和间日疟均可出现高热、脾大、白细胞数减少等类似伤寒，但疟疾常伴寒战、大汗及体温间歇性高热，血培养阴性，血液或骨髓液涂片可找到疟原虫。

（五）革兰阴性杆菌败血症

也可出现持续高热、全身中毒症状、脾大、白细胞计数不高。但本病多有原发病灶，发病较急，高热伴寒战、出汗，血压下降。血培养有革兰阴性菌生长，伤寒杆菌阴性。

（六）布鲁菌病

本病患者有与牛、羊、猪接触史，中毒症状和消化道症状较轻，热型不规则，出汗多。布鲁杆菌凝集试验和血培养阳性。

（七）恶性组织细胞病

可有持续高热、肝脾大和白细胞数减少，但本病预后较差，常伴全身淋巴结肿大，全血细胞减少，多脏器损害。骨髓检查可见恶性组织细胞，淋巴结活检有助于诊断。

（八）病毒感染

可有发热、白细胞减少等类似伤寒症状，但中毒症状较轻，多有上呼吸道症状，无相对缓脉，无脾大及玫瑰疹，肥达反应阴性，血培养阴性，病程呈自限性，多在 2 周内恢复。

八、治疗

（一）一般治疗

患者按肠道传染病隔离处理。发热期必须卧床休息，待退热 1～2 周后逐渐增加活动量；密切观察体温、脉搏、血压、腹部及大便等变化；饮食应给予高热量、高维生素、易消化的无渣或低渣饮食，即使热退后食欲增强，也应继续进食一段时间的无渣饮食，否则，有诱发肠出血和肠穿孔的危险。

（二）对症治疗

1. **发热** 体温＞38.5℃以上者可予以物理降温，如冰敷、用 30%～50%乙醇擦浴；慎用解热镇痛药，对胃肠道刺激作用明显的解热药如阿司匹林、吲哚美辛等应禁用；糖皮质激素易出现大汗导致虚脱，故慎用。

2. **便秘** 可给予开塞露 10ml 塞入肛门，或用生理盐水低压灌肠。禁用高压灌肠和泻剂。

3. **腹胀** 饮食上应减少豆奶、牛奶等易产气食物；对腹胀严重者，可用松节油适量涂腹部，或采用肛管排气。禁用新斯的明等强烈刺激肠蠕动的药物。

（三）病原学治疗

1. **喹诺酮类药物** 本类药抗菌谱广，作用强，对伤寒沙门菌一般较敏感，疗效可靠，治愈率＞90%，被列为首选药物。①诺氟沙星：每次 0.2g，静脉滴注，每日 2 次；或每次 0.2～0.4 g，口服，每日 3～4 次。②左氧氟沙星：每次 0.2 g，静脉滴注，每日 2 次；或每次 0.2 g，口服，每日 3 次。③氧氟沙星：每次 0.2 g，静脉滴注，每日 2 次；或每次 0.2 g，口服，每日 3 次。④环丙沙星：每次 0.2g，静脉滴注，每日 2 次；或每次 0.2g，口服，每日 2 次。⑤莫西沙星：每次 0.4g，静脉滴注或口服。

注意：一般在体温降至正常 3 日后减为半量，疗程 10～14 日。动物实验中，该类药物可引起未成年动物关节及软组织病变，故孕妇及哺育期妇女忌用，16 岁以下儿童及青少年慎用；此外，我国许多地区出现对第三代喹诺酮类药物有抵抗的耐药伤寒与副伤寒菌株。

2. **头孢菌素类** 主要应用第三、四代头孢菌素对伤寒沙门菌的抗菌活性较强，毒副作用少，常以静脉给药，尤其适用于孕妇、儿童、哺乳期妇女。①头孢噻肟：每次 2.0g，静脉滴注，每日 2 次；儿童每次 50mg/kg 静脉滴注，疗程 10～14 日。②头孢哌酮：每次 2.0g，静脉滴注，每日 2 次；儿童每次 50mg/kg 静脉滴注，每日 2 次，疗程 14 日。③头孢他啶：每次 2.0g，静脉滴注，每日 2 次；儿童每次 50mg/kg 静脉滴注，每日 2 次，疗程 14 日。④头孢三嗪：每次 2.0g，静脉滴注，每日 2 次；儿童每次 50mg/kg 静脉滴注，每日 2 次，疗程 14 日。⑤头孢吡肟：每次 0.2g，静脉滴注，每日 2 次，疗程 10～14 日。

3. **氯霉素** 可用于氯霉素敏感株。每次 0.5g，每日 4 次；重型患者，每次 0.75～1g，静脉滴注，每日 2 次。体温正常后减为半量，疗程 10～14 日。注意骨髓抑制不良反应；新生儿、孕妇及明显肝功能损害者忌用。

4. **氨苄西林** 用于敏感株的治疗。每次 4～6g，静脉滴注，每日 1 次，疗程 14 日。使用前应做皮试。

5. **带菌者的治疗** 氧氟沙星，每次 0.2g，口服，每日 2 次；或环丙沙星，每次 0.5～0.75g，每日 2 次，疗程 4～6 周。

（四）并发症治疗

1. **肠出血** 严格卧床休息，禁食，观察病情。应用止血药物，如酚磺乙胺、脑垂体后叶素、血凝酶等；出血多、贫血者输血。经内科治疗无效者可用数字减影造影（DSA）下动脉插管-明胶海绵栓塞术止血，必要时可外科手术治疗。

2. **肠穿孔** 是最严重的并发症，应及早诊断。立即禁食，胃肠减压，补充液体，维持水、电解质及酸碱平衡，纠正休克，视危重情况及时手术探查；酌情选用第三代头孢菌素类等。

3. **中毒性心肌炎** 严格卧床休息，保护心肌药物如高渗糖、ATP、维生素 B_1，必要时激素和强心剂等。

九、预防

（一）管理传染源

早发现、早诊断、早隔离、早治疗和彻底治愈伤寒患者；患者隔离期至少应在热退后第 15 日，有条件者在症状消失后 5 日和 10 日各做 1 次尿、粪便培养，两次阴性才能解除隔离。对密切接触者应医学观察 15 日。慢性携带者调离饮食业岗位，并给予治疗。

（二）切断传播途径

抗好卫生宣传，做好"管水、管粪、管饮食和消灭苍蝇"工作，讲究个人卫生，饭前便后洗手，不吃生冷及不洁食物。

（三）保护易感人群

对易感者进行伤寒、副伤寒甲、乙三联菌苗预防接种。皮下注射 3 次，间隔 7～10 日，各 0.5ml、1.0ml、1.0ml，免疫期为 1 年。每年可加强 1 次，1.0ml，皮下注射。

十、预后

据报道，20 世纪 50 年代本病病死率为 4.7%、60 年代为 0.3%～1.2%、70～80 年代为 0.012 5%。但年老体衰、婴幼儿、营养不良、重度贫血和耐药株感染以及伴严重基础疾病者预后欠佳。据统计 1997 年一次伤寒暴发流行，发病人数 8000 人，死亡 150 人，病死率为 1.9%。尤其并发肠出血和肠穿孔以及严重毒血症者则病死率更高，出现肠穿孔后的病死率为 10%～32%。

第四章

易引起暴发流行的立克次体病

第一节 流行性斑疹伤寒

斑疹伤寒有流行性斑疹伤寒和地方性斑疹伤寒。流行性斑疹伤寒是由普氏立克次体通过人虱传播的一种立克次体病，又称虱传立克次体病，典型表现为持续高热、头痛、斑丘疹及神经系统症状，可呈世界性分布和广泛流行；地方性斑疹伤寒是由莫氏立克次体经鼠蚤传播所致的传染病，其病情较流行性斑疹轻，呈散发状态。

一、病原学

流行性斑疹伤寒病原为普氏立克次体，为革兰染色阴性的微小球杆菌，染色后光镜下可见。在人虱肠壁细胞内呈多形性，用鸡胚卵黄囊做组织培养生长旺盛；亦可接种于豚鼠腹腔引起发热及血管病变，但不引起阴囊红肿，借此可与地方性斑疹伤寒的病原莫氏立克次体相鉴别；地方性斑疹伤寒是由莫氏立克次体引起的，其形态和染色与普氏立克次体相似。

立克次体在外界抵抗力不强，对热紫外线及一般消毒剂均很敏感，56℃ 30分钟或 37℃ 5～7 小时可灭活，耐低温及干燥，-20℃ 以下可长期保存，在干燥虱粪中可存活数月。

二、流行病学

（一）传染源

原认为患者是唯一的传染源，患者自潜伏期末 1～2 日至热退后 1～2 日期间均具有传染性，以发病第一周的传染性最强。目前认为飞行松鼠、猪、牛及羊等可能是普氏立克次体储存宿主，但是否为传染源仍待证实。

（二）传播途径

人虱是本病的主要传播媒介，尤其是体虱及头虱。迄今认为这种"人—虱—人"的传播方式，是本病流行病学的基本观念。

（三）人群易感性

人群对本病高度易感，患病后免疫力持久，少数患者可在数月或数年后复发。

（四）流行特征

历史上曾有多次斑疹伤寒暴发流行，1489 年西班牙军队暴发疫情使总人数由 25 000 人减至 8000 人；1914 年塞尔维亚暴发斑疹伤寒疫情死亡 15 万人；1921 年俄国斑疹伤寒患者达 2500 万人，死亡 250 万～300 万人；第二次世界大战后由于应用斑疹伤寒疫苗和农药 DDT 灭蚊灭虱使疫情明显控制，但在南美洲、非洲和亚洲等地区偶有暴发疫情。我国曾有 3 次流行高峰，第一次是 1950—1952 年流行性斑疹伤寒与地方性斑疹伤寒混合流行；第二次全国 28 个省、市、自治区均有疫情；第三次流行高峰是在 1980—1984 年。随后斑疹伤寒发病率逐年下降，1997 年后部分地区似有所回升。以冬春季节多见，在卫生条件恶劣的集体生活环境中尤其容易造成暴发。

三、发病机制

含有斑疹伤寒立克次体的虱蚤或恙螨叮咬人体后，立克次体先在局部繁殖后进入血流产生立克次体血症，并随血流扩散到身体各组织器官小血管内皮细胞，再次大量增殖，引起第二次立克次体血症；立克次体死亡可释放大量内毒素，导致畏寒、发热及其他全身毒血症状；此外，体虱及恙螨叮咬的局部可引起丘疹、焦痂和溃疡，焦痂附近的淋巴结肿大。

四、临床表现

潜伏期为 5～15 日，多数为 12 日。

（一）典型流行性斑疹伤寒

1. 发热　起病急骤，高热，体温迅速上升到 40℃以上，多为稽留热，少数呈不规则热或弛张热，持续 2 周左右后可迅速下降至正常，热程 2～3 周。伴乏力、剧烈头痛、全身肌肉酸痛、急性热病容、似醉酒状、颜面潮红、球结膜充血等全身毒血症症状。

2. 皮疹　约 90%以上的患者可有皮疹，多于发病后第 4～6 日开始出疹。皮疹为多形性，具有玫瑰疹和瘀点的混合性质为其特征，多见于颈、胸、背、腹及四肢，严重者手掌及足底也可发疹，但面部多无疹。皮疹的形态、大小及数量极不一致，边缘不整，多为孤立，偶可见融合成片。开始为 1～4mm 大小的充血性斑丘疹，2～3 日后皮疹发展极盛，多转为暗红色出血性斑丘疹，再经 1～2 日后消退，常可遗留棕褐色色素沉着，数日方退。严重者的皮疹开始即为出血疹、瘀点或瘀斑。少数患者可无皮疹，小儿多无皮疹。

3. 神经系统表现　有剧烈头痛、头晕、失眠、语言含糊不清、耳鸣及听力减退，亦可有反应迟钝、谵妄、躁狂不安、肢体震颤、撮空摸床甚至昏迷，亦可出现脑膜刺激征。神经系统表现出现早且持续时间长，至体温下降后方逐渐减轻、消退，头痛消失，神志转清醒。

4. 循环系统表现 脉搏加快，可出现中毒性心肌炎表现，心律失常、心音低钝、心率加快甚至出现奔马律。亦可有低血压休克，严重者可出现循环衰竭而导致死亡。

5. 其他表现 约 90% 患者有脾大，少数有轻度肝大。亦可有食欲缺乏、恶心、呕吐、腹胀及便秘等消化道症状。常可发生支气管炎或支气管肺炎，咳嗽、咳黏痰，肺底可有湿啰音。少数严重病例可发生下肢末端闭塞性脉管炎，呈对称性肢端坏死。

（二）轻型流行性斑疹伤寒

热程短，多为 8～9 日，发热较低，体温多为 39℃ 左右；全身毒血症症状较轻，但仍有明显的头痛及全身肌肉疼痛；很少有意识障碍，兴奋、烦躁、失眠、听力减退及谵妄少见；可无皮疹或仅在胸腹部有少量充血性皮疹，持续 1～2 日，肝脾大亦较少见。

（三）复发型流行性斑疹伤寒

又称"Brill-Zinser 病"，目前我国很少见。多年前曾有流行性斑疹伤寒的病史，立克次体仍在体内长期存在，此次因机体免疫力下降，病原体可繁殖而引起发病。临床表现和上次发病类似，但毒血症症状轻，发热多为轻、中度发热，热型不规则，有明显头痛，无皮疹或稀少的充血性皮疹，病程短，多为 7～11 日，病死率低。特异性血清学检查仍可为阳性，且对四环素或氯霉素治疗仍敏感。

五、实验室检查

（一）血常规检查

外周血白细胞总数多在正常范围内，中性粒细胞可轻度增高，嗜酸性粒细胞减少或消失。

（二）血清学检查

血清学检查是诊断本病常用和确诊的重要依据。

1. 外斐反应 由于立克次体与变形杆菌 OX19 有部分共同抗原，因此，以变形杆菌 OX19 与患者血清发生凝集反应的试验即为外斐反应。单份血清凝集效价 ≥1：160 或双份血清凝集效价有 4 倍以上增高者有诊断价值。病后第 5 日开始阳性，第 2～3 周达高峰，持续数周至 3 个月。阳性率为 70%～80%，但特异性差，可与回归热、布鲁菌病、伤寒及结核病等产生交叉反应而呈假阳性，且不能与地方性斑疹伤寒相鉴别。

2. 立克次体凝集试验 用普氏立克次体作抗原与患者血清做凝集试验。阳性反应出现早，阳性率高，特异性强。第 1 周即有 85%出现阳性反应，第 2～3 周时阳性率达 100%。1 个月后效价逐渐下降。效价为 1∶40 即有诊断意义。可与其他立克次体如恙虫病、斑点热及 Q 热等相鉴别，与地方性斑疹伤寒有交叉反应，但后者效价较低。

3. 补体结合试验　第 1 周出现阳性，阳性率可达 64%，第 2～3 周阳性率为 100%。抗体滴度≥1∶40 或双份血清呈 4 倍以上增高者有诊断意义，可与地方性斑疹伤寒鉴别。此抗体存在 10～31 年，故可用于流行病学调查。

4. 免疫荧光监测　检测特异性 IgM 及 IgG 抗体，可用于早期诊断。

（三）分子生物学检测

常用的分子生物学检测方法包括 DNA 探针或 PCR 方法、基因芯片等方法检测普氏立克次体特异性核酸，特异性好，可用于早期诊断。

（四）脑脊液检查

对于合并有脑膜炎表现者，可行腰穿刺取脑脊液检查，可见颅内压轻度升高，脑脊液外观澄清，单核细胞及蛋白可轻度升高，糖及氯化物均正常。

（五）病原体分离培养

立克次体仅在活细胞培养基中生长，常用动物接种和组织培养法分离病原体。早期取患者血清 3～5ml 注入豚鼠腹腔，经 1～2 周豚鼠发热，取豚鼠腹膜、脑、肾上腺及脾等组织涂片染色镜检，可检出立克次体。

六、诊断

本病的诊断主要依据病史、临床表现和实验检查。患者发病前 1 个月曾到过疫区或在灌木草丛坐卧；有典型的临床表现，如畏寒或寒战、高热、颜面潮红、淋巴结肿大、肝脾大、斑丘疹以及特征性焦痂或溃疡；血清学或病原学呈阳性。

七、鉴别诊断

（一）伤寒

夏秋季节多见，表现为持续高热、相对脉缓、特征性中毒症状、脾大、玫瑰疹与白细胞减少等为特征。肥达试验阳性，血、尿、大便或骨髓培养出伤寒杆菌。

（二）地方性斑疹伤寒

地方性流行，多发生于夏秋季节，临床症状较轻，皮疹稀少，且多为斑丘疹，血小板正常，补体结合试验阴性，豚鼠阴囊试验阴囊红肿明显。

（三）虱传回归热

两种病可发生在同一个患者，该病起病急，退热数日后可再发热。血液及骨髓涂片可见螺旋体。

（四）肾综合征出血热

以发热、出血、低血压休克和肾损害为主要表现，典型患者有"三红""三痛"和五期经过。血清特异性 IgM 抗体阳性可确诊。

八、治疗

（一）一般治疗

建议卧床休息，保证足够的热量，多饮水，进流质饮食，保持口腔卫生与皮肤清洁，加强护理，尽早发现及防止并发症。

（二）病原治疗

1. 多西环素　成人每次 0.2g，顿服，必要时 2～4 日再追加 1 次。大多数效果较好。

2. 四环素　用于多西环素过敏者。每日 1～2g，分 3～4 次口服，体温正常后，再服 2～3 日。

3. 氯霉素　用于多西环素过敏者。每日 1～2g，分 3～4 次口服，体温正常后，再服 2～3 日。因本药可引起白细胞降低甚至发生再生障碍性贫血，故一般不作为首选。

（三）对症治疗

毒血症症状严重者可短期应用肾上腺皮质激素，如地塞米松每日 5～10mg 静脉注射；高热、剧烈头痛及烦躁不安者可用地西泮、苯巴比妥、异丙嗪等。

九、预防

预防本病的关键是防虱灭虱。

（一）管理传染源

尽早隔离患者、隐性感染者及携带者，在做好灭虱措施如洗澡、换衣服后患者可解除隔离。患者的头发、毛发尽量剃掉，包好焚烧；女性患者可用药物灭虱，如敌百虫、敌敌畏洗头，也可用 10%百部乙醇擦湿头发裹以毛巾 1 小时。洗澡时将腋窝、会阴部、眉毛处尽量洗干净。

（二）切断传播途径

灭虱是关键，如焚烧、蒸煮 30 分钟以上及药物治疗。注意个人卫生，勤洗澡、更衣及清洗棉被。接触病原体的实验室人员要穿好防护服。

（三）保护易感人群

对新近进入疫区者要做好暴露部位皮肤、黏膜的防护工作，同时进行疫苗接种。目前使用的灭活疫苗有虱肠疫苗、鸡胚或鸭胚疫苗及鼠肺疫苗。国内常用鼠肺灭活疫苗，第 1 年皮下注射 3 次，每次间隔 5～10 日，15 岁以上第 1 次剂量为 0.5ml，第 2、3 次每次剂量为 1ml；以后，每年加强注射 1 次（1ml），连续 6 次以上接种可获得持久免疫力。

十、预后

本病预后与患者一般情况、年龄、并发症、治疗等显著相关。在使用有效抗生素治疗之前的病死率为 5%～17%，50 岁以上患者可高达 40%～50%；在采用四环素类和氯霉素治疗后，病死率已下降（约为 1.5%）。预防接种后，即使发病也可缩短病程和减轻症状；伴有严重毒血症、肺炎、中枢神经系损害者预后不良。

第二节　恙虫病

恙虫病又称丛林斑疹伤寒，是由东方立克次体通过恙螨传播的急性传染病，为一种自然疫源性疾病。主要流行于亚洲太平洋地区、西太平洋和印度洋岛屿及俄罗斯，尤以东南亚地区及日本太平洋岛屿最多见。

一、病原学

恙虫病立克次体，球状或短杆状，呈双球状或呈堆分布，吉姆萨染色为紫色。在普通培养基上不能生长，在鸡胚卵黄囊或 HeLa 细胞等组织培养中可生长、繁殖和传代，亦可接种于小白鼠腹腔，进行病原体分离及鉴定。恙虫病立克次体有与变形杆菌 OXK 相同的多糖抗原，可与患者血清发生凝集而用于诊断，即外斐反应。

恙虫病东方体对外界抵抗力较弱，常温下易裂解失活。对热及一般化学消毒剂敏感，56℃ 10 分钟或 0.5%石炭酸可将其杀灭。

二、流行病学

（一）传染源
鼠类是主要传染源；其他野生啮齿类动物、家兔、家禽及某些鸟类也可能是储存宿主。

（二）传播途径
恙螨是传播本病的媒介，通过恙螨在鼠间传播。人类在此地区劳作或休息，亦可通过恙螨叮咬而受到感染。

（三）人群易感性
人群普遍易感。感染后对同株病原体有较持久的免疫力。

（四）流行特征

我国主要分布在东南沿海及西南地区，夏秋季节多发。

三、发病机制

带立克次体的恙螨叮咬人后，先在局部繁殖，并引起叮咬处皮肤损害，如丘疹、溃疡和焦痂；继而，立克次体直接经过淋巴系统进入血液循环，形成立克次体血症，到达身体各个组织器官，立克次体在血管内皮细胞及单核-巨噬细胞内繁殖，所释放的毒素是引起全身毒血症状和多脏器炎症的重要因素。该病基本病理变化为全身小血管炎、血管周围炎及单核-吞噬细胞增生。

四、临床表现

潜伏期 4～20 日，大多为 10～12 日。

（一）毒血症状

起病急，体温在 1～2 日迅速上升至 39～40℃，多为弛张热型，可有相对缓脉。常伴有寒战、全身肌肉酸痛、剧烈头痛、面部及结膜充血似醉酒貌。可有食欲缺乏、恶心。中毒症状重者可有中枢神经系统及虚性脑膜炎表现如嗜睡、谵妄、昏迷、强直性痉挛、脑膜刺激征等。热程一般 2～3 周。

（二）焦痂和溃疡

焦痂和溃疡是本病的重要特征。于恙螨叮咬处，先出现红色丘疹，后形成水疱，经 1～2 日后中央部分组织坏死出血，形成黑褐色焦痂，边缘隆起有红晕，直径为 2～10mm 的圆形或椭圆形。多为 1 个，个别也可见 2～3 个或更多。焦痂多位于外阴、腋窝、肛门周围、腹股沟及腰背部等处。痂皮脱落后形成溃疡，边缘整齐，底部平坦，为淡红色或灰白色肉芽组织，常有血清样渗出液。焦痂常于体温消退时脱落。

（三）淋巴结肿大

全身浅表淋巴结肿大，尤以焦痂附近淋巴结肿大明显，如黄豆、蚕豆或核桃大小，有压痛，可移动，不化脓。体温消退后淋巴结压痛消失，而淋巴结消肿缓慢，恢复期仍可触及。

（四）皮疹

多于起病第 4 日出现暗红色斑丘疹，直径 3～5mm，散在，压之不褪色，先见于躯干，后见于四肢及颜面、手掌及足底部无疹。持续 3～10 日消退，无脱屑，多无色素沉着。少数重症患者，皮疹密集，或为出血性皮疹。

（五）其他

近 50%有脾大，少数有轻度肝大；可合并心肌炎或肺炎，重者可并发成人呼吸窘迫综合征或多脏器损害。

五、实验室检查

（一）血常规
外周血常规示白细胞总数正常或偏低，重症者可见增高，伴核左移。

（二）血清学检查
1. 外斐反应　血清对变形杆菌 OXK 抗原凝集反应，效价在 1：80 以上有诊断价值。但阳性率多在 50% 以下，且特异性差，回归热、钩体病及肾综合征出血热等有交叉反应。

2. 补体结合试验　用恙虫病东方体与患者血清做补体结合试验，敏感性及特异性高。

3. 免疫荧光抗体监测　检测特异性抗体，1 周左右阳性，敏感性及特异性较高，且持续时间长达 10 年，可用于流行病学调查。

（三）分子生物学检测
采用巢氏 PCR 或实时 PCR 方法检测恙虫病东方体相应基因，灵敏度高，特异性强，可用于本病的诊断并鉴定血清型。

（四）病原体检测
1. 涂片检查　取焦痂或溃疡内容物染色涂片检测病原体，具有快速简便、准确的特点。

2. 病原体分离　发热期取患者血清 0.5ml 接种于小鼠腹腔内，小鼠常于 2～3 周死亡。取小鼠腹腔或脾脏做涂片或印片，经吉姆萨染色或荧光抗体染色后镜检鉴定。

六、诊断

本病诊断的主要依据有疫区田野作业或草丛坐卧史；临床表现为发热、焦痂或溃疡、局部淋巴结肿大、皮疹、肝脾大；外周白细胞计数减少或正常，肥达反应 OXK 阳性，病原学阳性可确诊。

七、鉴别诊断

需与伤寒、流行性斑疹伤寒及地方性斑疹伤寒等相鉴别。此类疾病均无焦痂溃疡。伤寒血培养有伤寒杆菌生长，肥达反应阳性，外斐反应阴性；而后两者血清使变形杆菌 OX19 发生凝集，与 OXK 不发生凝集。

八、治疗

（一）一般对症支持治疗
卧床休息，多饮水，流质饮食，摄入量不足者须静脉补液。保持口腔卫生与皮肤清洁。必要时可用解热镇痛药，毒血症症状严重者可短期应用肾上腺皮质激素，以减轻毒血症状。

（二）病原治疗

1. 红霉素　成人每日 1.2g，儿童为每日 25～30mg/kg，分 3～4 次口服或 2～3 次静脉滴注。

2. 阿奇霉素　成人每日 0.25g，首剂加倍，疗程为 7～10 日，注意肝功能变化。

3. 氯霉素　成人每日 2g，儿童每日 25～40mg/kg，分 3～4 次口服。

4. 四环素　成人每日 2g，儿童每日 25～40mg/kg，分 3～4 次口服。

5. 多西环素　成人每日 1～2g，分 3～4 次口服，儿童每日 4mg/kg，分 1～2 次服用；首剂可加倍；总疗程为 7～10 日。

九、预防

预防本病的关键在于灭鼠、灭螨和做好个人防护；野外活动应紧扎袖口、裤腿，身体外露部位涂以驱虫剂；如发现恙螨幼虫叮咬，可立即用针挑去，并局部涂以乙醇或其他消毒剂。

十、预后

本病在未用抗生素之前的病死率为 9%～40%，如及时应用有效抗菌药物后很少出现死亡，但老年人、孕妇、有严重慢性基础疾病者预后较差；死亡多发生于病程第 2 周或第 3 周，致死原因为肺炎、心力衰竭、感染性休克、DIC 等。

第五章

易引起暴发流行的寄生虫病

第一节　疟　疾

疟疾是由疟原虫感染所致的寄生虫病，经雌性按蚊叮咬传播，典型症状为间歇性寒战、高热，继之大汗后缓解。全世界近30亿人受到疫情的威胁，数千万人发病，数百万人死亡。

一、病原学

疟原虫属于真球虫目、血孢子虫亚目、疟原虫科、疟原虫属，能寄生于人体并致病的疟原虫有5种，即间日疟原虫、三日疟原虫、卵形疟原虫、恶性疟原虫和诺氏疟原虫。其中，间日疟和恶性疟最为常见。

二、发病机制

疟原虫在蚊子体内繁殖形成裂殖子，并随疟蚊叮咬进入人体内，侵入红细胞并繁殖，裂殖子胀破红细胞后，释放出裂殖子、虫体代谢产物、变性的血红蛋白及红细胞碎片，这些物质进入血流后，被机体多形核白细胞和巨噬细胞吞噬，并诱导释放许多炎症因子如肿瘤坏死因子等；细胞因子（内源性热源）和虫体代谢产物（外源性热源）共同作用于下丘脑体温调节中枢，使体温调节中枢发生紊乱，从而引起疟疾寒战与高热发作。当致病物质被机体细胞吞噬降解完后，致热原消失，体温调节中枢又恢复正常，汗出热散。

三、流行病学

（一）传染源
疟疾患者和带疟原虫者。

（二）传播途径
以按蚊为传播媒介，经蚊虫叮咬皮肤为主要传播途径；极少数经输血而发病。

（三）人群易感性

普遍易感，病后免疫力不持久，各型疟疾之间无交叉免疫性。

（四）流行特征

本病主要流行于热带、亚热带地区，包括中南部美洲、非洲、中东、印度、东南亚和大洋洲等，其中，非洲发病率及病死率最高，恶性疟较多见。目前国内原发疟疾已少见，主要是外出非洲、东南亚等务工、旅游、学习、商贸人员增多，因此，输入性病例较多见。以夏秋季节多见。

四、临床表现

潜伏期，间日疟平均 14 日；三日疟平均 28 日；恶性疟平均 11 日。

（一）典型疟疾

1. 前驱期　疲倦、乏力、头痛、肌肉酸痛、食欲缺乏等。

2. 发冷期　突起畏寒、全身发抖，伴头痛、恶心、呕吐，此期持续数分钟至 2 小时。

3. 发热期　体温可达 40℃以上，面色潮红、结膜充血、口干、呼吸加快，此期持续 2～8 小时。

4. 出汗期　先是颜面和双手微汗，渐至全身大汗淋漓，体温迅速下降，自觉症状明显缓解，此期持续 1～5 小时，后进入间歇期。起病 3～4 日后脾大，有压痛，数次发作后，红细胞及血红蛋白下降，出现贫血。

（二）脑型疟疾

为恶性疟严重临床类型，占凶险发作者的 80%以上。发病初期，常有高热或超高热，或可在常温以下，伴剧烈头痛、呕吐、烦躁不安或行为反常，2～5 日后出现谵妄、抽搐、定向力障碍、嗜睡、昏迷、脑膜刺激征阳性。脑脊液除脑压升高外，细胞数、白蛋白、糖及氯化物大致正常。

五、并发症

（一）黑尿热

由于恶性疟突然发生的急性血管内溶血所致，与先天性红细胞 G-6-PD 缺乏或其他红细胞酶缺乏有关。表现为寒战、高热、全身乏力、腹痛、呕吐、肝脾大，进行性贫血和黄疸；尿量骤减，呈酱油色（黑尿），尿中有大量血红蛋白并有白蛋白、管型、上皮细胞等。

（二）急性肾衰竭

多见于成人恶性疟患者，常于发热发作后的第 4～7 日，出现进行性少尿和闭尿（极少数可多尿），血清尿素氮、肌酐增高，也可并发低血糖、黄疸、高血压和肺水肿。

（三）血液系统异常

脑型恶性疟中约有 10% 的患者有出血倾向及 DIC 表现，表现为牙龈出血、鼻出血、瘀点及结膜下出血等。

六、实验室检查

（一）血常规

外周血白细胞总数正常或偏低，红细胞与血红蛋白下降。部分有血小板减少。

（二）血涂片检查

血涂片查疟原虫是主要的诊断方法，临床上有两种。①外周血涂片：取寒战、发热期患者的外周血滴在载玻片上，红细胞溶解后行吉姆萨染色，镜检找疟原虫；②骨髓穿刺液涂片：方法同前，阳性率明显高于外周血涂片。

（三）抗原检测

非洲有多种检测试剂盒，可用于检测恶性疟原虫的富组氨酸蛋白 2 和人类疟原虫的乳酸脱氢酶及二磷酸果糖酶，结果准确、快速。

七、诊断

本病的诊断主要依据病史、临床表现及疟原虫检查。如在疟疾流行地区居住或旅行史，典型的寒战、高热，继而大汗表现；血涂片染色查疟原虫或骨髓穿刺涂片疟原虫阳性可确诊；此外，还可试用氯喹 3 日，如症状消失也可做出临床诊断。

八、鉴别诊断

（一）与普通疟疾的鉴别

1. 败血症　疟疾急起高热，热型稽留或弛张者，类似败血症，但败血症全身中毒症状重，有局灶性炎症或转移性化脓病灶。白细胞总数及中性粒细胞增高，血培养可有病原菌生长。

2. 钩端螺旋体病　流行多在秋收季节，与接触疫水有关。主要特点是多器官损害，无周期性发作，白细胞数多增高。典型症状为寒热、酸痛、身乏、眼红、腿痛、淋巴结增大；尿液检查钩端螺旋体阳性。

3. 丝虫病　本病急性期需与疟疾相鉴别，主要依据为离心性淋巴管炎，血涂片找到微丝蚴。

4. 伤寒和副伤寒　起病不急，持续高热，常无寒战及大汗，有听力减退，相对缓脉，玫瑰疹。外周血白细胞减少、嗜酸性粒细胞消失。肥达反应阳性，血或骨髓培养见伤寒杆菌阳性等。

5. 急性血吸虫病　来自疫区，近期有疫水接触史，可见皮疹，嗜酸性粒细胞明显增高，血吸虫皮试阳性，粪便孵化查血吸虫虫卵阳性。

6. 粟粒型肺结核　可有发冷、发热、出汗等症状，白细胞数也可不升高，但发热无周期性发作，常有咳嗽、咳痰、呼吸急促等症状，X线胸片检查可见大小、密度和分布均匀的粟粒状阴影。留 24 小时痰查抗酸杆菌阳性。

（二）与脑型疟疾的鉴别

1. 流行性乙型脑炎　乙脑也是在夏秋季节多发，脑部症状与恶性疟疾相似。乙脑的脑脊液异常较明显，如蛋白增高，白细胞增多，血涂片找疟原虫阴性，乙脑特异性 IgM 抗体阳性。

2. 中毒性痢疾　以夏秋季节多发。中毒性菌痢患者脑脊液多正常。生理盐水洗肠液粪便镜检可见红细胞、白细胞及脓细胞，粪便培养志贺菌阳性。

3. 中暑　通常有剧烈运动、高温高湿环境史，无明显寒战，反复查找疟原虫阴性。

九、治疗

本病主要是针对病原体治疗，同时，控制发作症状，防治并发症。

（一）一般治疗

按昆虫隔离，发作期间及发作后应卧床休息，注意观察血压、尿量及颜色；多饮水，饮食易消化、清淡及富含蛋白质。

（二）对症处理

1. 高热　发冷寒战时注意保暖，高热时物理降温如乙醇或温水擦浴等；体温过高者可用解热药及适量肾上腺皮质激素等。

2. 抽搐　如地西泮每次 10~20mg 肌内注射或缓慢静脉注射；或苯巴比妥每次 100mg 肌内注射。可交替应用，直到抽搐停止。同时注意防止发生呼吸抑制。

3. 贫血　贫血明显者，可予输血、补充铁剂及高蛋白质食物等。

4. 脑水肿　给予脱水剂如 20% 甘露醇 125~250ml，快速静脉滴注，每 4~6 小时 1 次。脑水肿纠正后停用，并注意水、电解质平衡和心功能情况。

（三）抗疟原虫治疗

1. 对氯喹敏感的疟疾治疗　氯喹可迅速控制症状，但不能防止传播与复发；而伯氨喹不能控制症状，但能杀灭肝细胞内速发型和迟发型疟原虫有病因预防和防止复发的作用。故需要氯喹与伯氨喹二者联用才可根治。具体用法如下。

（1）磷酸氯喹：首剂 1g 口服，此后 0.5g（第 6、24、48 小时）；或口服 1g（第 0 和第 24 小时），然后口服 0.5g（第 48 小时）。

（2）磷酸伯氨喹：用于间日疟和卵形疟。每日 52.6mg，口服，共 14 日。

注意：氯喹的不良反应较小，但有耐药株出现；伯氨喹有头晕、恶心、呕吐、腹痛等副作用，停药后可消失；G-6-PD 缺乏者可引起溶血反应。

2. 对氯喹耐药的疟疾治疗（恶性疟、间日疟、未分型疟）

（1）无并发症患者：有下列几种标准方案，可任选一种。①复方蒿甲醚（每次4片，每日2次，口服，共3日）+多西环素（每次100mg，每日2次，口服，共7日）；②复方蒿甲醚+克林霉素（每次600mg，每日2次，口服，共7日）；③Malarone（每次4片，每日1次，口服，共3日）+多西环素；④Malarone+克林霉素；⑤硫酸奎宁（每次650mg，每日3次，口服，共5～7日）+多西环素；⑥硫酸奎宁+克林霉素。

（2）有并发症或不能耐受口服用药者：有下列标准方案，任选一种。①静脉使用青蒿琥酯：第1日，2.4mg/kg，每12小时1次；第2、3日，2.4mg/kg，每日1次；②静脉使用葡萄糖酸奎尼丁：静脉滴注，10mg/kg，输入时间>1～2小时，然后，每分钟0.02mg/kg；或静脉滴注15mg/kg，输入时间大于4小时，此后，7.5mg/kg，输入时间>4小时，每8小时1次；③静脉使用盐酸奎宁：静脉滴注，20mg/kg，输入时间>4小时，此后10mg/kg。每8小时1次；④肌内注射蒿甲醚：肌内注射3.2mg/kg，1次，然后，口服0.5g（第48小时）。

（四）重型疟疾的治疗

对症支持治疗对于重型疟疾的救治非常重要，包括密切监测生命体征，维持水、电解质平衡及酸碱平衡，注意调节血糖，呼吸及血流动力学支持，贫血严重者输血，抽搐者给予解痉镇静药，酌情选用抗生素，肾衰竭者可血液净化治疗等；静脉给予青蒿琥酯等抗疟疾药，待度过急性期后，给予口服抗疟药如甲氟喹、Malarone（阿托夸酮+氯胍）、多西环素、青蒿素类复方制剂等巩固疗效。

十、预防

（一）隔离传染源

及时发现，及时诊断，积极治疗和隔离疟疾患者及疟原虫携带者。

（二）切断传播途径

控制疟疾的媒介按蚊是非常重要的措施。可采取室内喷洒杀虫剂及使用浸药蚊帐等杀蚊防蚊措施；尽量不要去疫区旅行，尽量减少夜间活动，穿长袖、长裤及防蚊服装，使用防蚊剂；搞好环境卫生，清除蚊虫滋生物品，加强环境消杀工作。

（三）保护易感人群

对进入疫区的重点人群可预防性用药，如氯喹、多西环素、甲氟喹等。

十一、预后

间日疟预后良好；恶性疟疾如无凶险发作及严重并发症，经积极治疗可恢复，但如延误诊治，尤其是婴幼儿、年老体弱及昏迷时间较长者预后欠佳，病死率较高。

第二节 日本血吸虫病

日本血吸虫病是由日本血吸虫寄生于门静脉系统所引起的疾病。急性期以发热、腹泻、肝大等为主，慢性期以肝脾大为主，晚期以门静脉高压、巨脾与腹水为主。

一、病原学

能寄生于人体的血吸虫主要有 5 种，即曼氏血吸虫、埃及血吸虫、日本血吸虫、间插血吸虫与湄公血吸虫。日本血吸虫成虫在终末宿主（动物和人）的肠系膜静脉和门静脉内寄生，并能逆流移行到肠黏膜下层静脉末梢。雌虫所产虫卵侵入肠腔，在终末宿主排粪时就被排至体外，落入水中的虫卵，在条件适宜的情况下就有毛蚴孵出，并侵入钉螺体内，无性繁殖形成母胞蚴，产生子胞蚴，不断发育成大量尾蚴，再感染人和动物。

日本血吸虫主要寄生于肠系膜下静脉内。雌雄异体，雄虫较粗短，其腹吸盘后体两侧向腹面卷折，形成一沟槽（抱雌沟），雌虫即居留其中。两性成虫体表具细皮棘，表皮层经常脱落。虫体逆血流移行至肠黏膜下层静脉末梢中交配产卵。一条成熟雌虫日可产卵 1000～3000 个。虫卵呈卵圆形或圆形。虫卵产出后沉着于组织内，发育至成熟约需 11 日，成熟后至死亡历时 10～11 日。随粪便排出的虫卵入水后，在适宜温度（25～30℃）下孵出毛蚴，侵入中间宿主钉螺，在螺体内经母胞蚴和子胞蚴两代发育，7 周后即不断有尾蚴逸出，平均每日逸蚴 70 余条。尾蚴在水面浮游，人畜接触疫水尾蚴从皮肤（或黏膜）侵入宿主皮肤后，脱去尾部形成童虫。童虫随血流经肺静脉入左心室至主动脉，随体循环经肠系膜动脉，终而进入门静脉分支中寄生，发育至 15～16 日，雌雄童虫开始合抱、移行至肠系膜下静脉发育成熟，交配产卵。

日本血吸虫在自然界有广泛的动物储存宿主，如牛、猪、羊、马等，以及各种野生动物，如鼠等，均可成为它的终宿主。

二、流行病学

（一）传染源

本病的传染源是患者和保虫宿主，保虫宿主还有如牛、猪、犬、羊、马及鼠类，也可成为传染源。

（二）传播途径

血吸虫传播必须具备 3 个条件：即带虫卵的粪便入血、钉螺的存在与滋生及人体接触疫水。人和动物主要是通过各种方式（如劳动、戏水、赤足等）使皮肤接触疫水感染尾蚴；也可由采食含尾蚴的水或草料经口腔感染。

（三）易感人群及动物

人群普遍易感，以男性青壮年农民和渔民感染率最高；动物以牛和羊易感；其他如猪、马、骡、驴、猫、犬、大鼠、小鼠等31种野生动物也可感染。

（四）流行特征

本病流行于夏秋季节，我国主要分布在安徽、江西、湖北、湖南、江苏等长江以南区域；日本、菲律宾、印度尼西亚、马来西亚和泰国等也有本病流行。夏秋季节感染机会最多，感染后机体有部分免疫力。

三、发病机制

血吸虫发育的不同阶段，尾蚴、童虫、成虫和虫卵均可对宿主引起不同的损害和复杂的免疫病理反应。

（一）尾蚴及童虫的损伤作用

尾蚴穿过皮肤可引起皮炎，局部出现丘疹和瘙痒，是一种速发型和迟发型变态反应。童虫在宿主体内移行时，所经过的器官（特别是肺）出现血管炎，毛细血管栓塞、破裂，产生局部细胞浸润和点状出血。当大量童虫在人体移行时，患者可出现发热、咳嗽、痰中带血、嗜酸性粒细胞增多，这可能是局部炎症及虫体代谢产物引起的变态反应。

（二）成虫的损伤作用

一般无明显致病作用，少数可引起轻微的机械性损害，如静脉内膜炎等。但它的代谢产物、虫体分泌物、排泄物、虫体外皮层更新脱落的表质膜等，在机体内可形成免疫复合物，对宿主产生损害。

（三）虫卵的损伤作用

虫卵主要沉着在宿主的肝及结肠肠壁等组织，通过机体的免疫病理作用，所引起的肉芽肿和纤维化是血吸虫病的主要病变。当虫卵内毛蚴成熟后，其分泌的酶、蛋白质及糖等物质称可溶性虫卵抗原，可诱发肉芽肿反应。研究表明：巨噬细胞吞噬抗原，然后将处理过的抗原呈递给辅助性 T 细胞，同时分泌白细胞介素 1，激活 T 细胞，使产生各种淋巴因子，其中白细胞介素 2 促进 T 细胞各亚群的增生；γ-干扰素增进巨噬细胞的吞噬功能。此外，嗜酸性粒细胞刺激素、成纤维细胞刺激因子、巨噬细胞移动抑制因子等吸引巨噬细胞、嗜酸性粒细胞及成纤维细胞等汇集到虫卵周围，形成肉芽肿，又称虫卵结节。

（四）循环抗原及免疫复合物

血吸虫寄生在宿主静脉内，童虫、成虫和虫卵的代谢产物、分泌物和排泄物，以及虫体表皮更新的脱落物排入到血液中，并随血液循环至各组织，成为循环抗原。宿主对这些循环抗原产生相应的抗体，抗原抗体结合形成免疫复合物。通常免疫复合物可被单核细胞或巨噬细胞吞噬、清除。当免疫复合物形成过多，或不能被有效清除时，则可在组织（血管、关节等）内沉积，引起损伤组织的炎症反应。即Ⅲ型变态反应。

四、临床表现

（一）急性血吸虫病

急性血吸虫病发生于夏秋季节，以 7～9 月常见。男性青壮年和儿童居多。常有明确疫水接触史如捕鱼、游泳等，初次呈重度感染；约 50%在尾蚴侵入部位出现蚤咬样红色皮损，2～3 日自行消退。从尾蚴侵入至症状的潜伏期，80%患者为 30～60 日（平均 40 日）。

1. 发热　均有发热，热度高低及期限与感染程度成正比。轻症发热数日，重者迁延数月；热型以间歇型、弛张型多见，早晚波动很大，温差可相差 5℃左右，发热前少有寒战。重症可有相对缓脉、消瘦、贫血、营养不良和恶病质等。

2. 过敏反应　如皮疹、荨麻疹、血管神经性水肿、淋巴结肿大、出血性紫癜、支气管哮喘等。

3. 消化系统症状　如食欲缺乏、腹部不适、轻微腹痛、腹泻、呕吐等，腹泻每日 3～5 次，初为稀水便，继则出现脓血、黏液。热退后腹泻次数减少；危重可见腹胀、腹水、腹膜刺激征等。

4. 肝脾大　90%以上肝大伴压痛，左肝大显著；50%轻度脾大。

5. 其他　50%以上有咳嗽、气喘、胸痛、咳血痰等；重症患者可出现神志淡漠，心肌受损，贫血，消瘦及恶病质等，可有肝硬化。

（二）慢性血吸虫病

急性症状消退而未经治疗或疫区反复轻度感染而获得部分免疫力者，病程经过半年以上，称慢性血吸虫病。

1. 无症状型　轻型感染者多无症状，仅粪便检查中发现虫卵，或体检时发现肝大，B超检查可见网络样改变。

2. 有症状型　主要表现为血吸虫性肉芽肿肝病和结肠类。常见症状是慢性腹泻，脓血黏液便，病程长可出现肠梗阻、贫血、消瘦、体力下降等；重者可有内分泌紊乱、性欲减退，女性有月经紊乱、不孕等。肝脏早期肿大，表面光滑，中度硬，随病程延长进入肝硬化阶段，肝大、质硬、表面不平、有结节。脾脏增大，超过肝脏。下腹部可触及大小不等的包块。

（三）晚期血吸虫病

病程多在 5～15 年以上。儿童常有生长发育障碍。根据受累器官病变程度的不同，可分以下 4 型。

1. 巨脾型　约占 70%。脾进行性肿大，下缘可达盆腔，表面光滑，质坚，可有压痛，经常伴有脾功能亢进征。肝缩小，上消化道出血，腹水。

2. **腹水型** 约占 25%。腹水在中等量以下，进行性加剧，以致腹部膨隆、下肢水肿、呼吸困难，难以进食，腹壁静脉怒张，脐疝和巨脾，常因上消化道大出血诱发肝衰竭、肝性昏迷或感染而死亡。

3. **结肠肉芽肿型** 患者腹痛、腹泻、便秘或二者交替出现，有时有水样便、血便、黏液脓血便，有时腹胀，肠梗阻。左下腹可触及包块，有压痛，较易癌变。

4. **侏儒型** 极少见。

（四）异位血吸虫病

1. **肺型血吸虫病** 多见于急性血吸虫病。呼吸道症状轻微，表现为轻度咳嗽与胸部隐痛，痰少、咯血少见。重型患者肺部有广泛病变时，胸部 X 线检查可见肺部有弥漫云雾状、点片状、粟粒样浸润阴影，边缘模糊以中下肺野为多。

2. **脑型血吸虫病** 临床酷似脑膜炎，常与肺部病变同时出现。

五、实验室检查

（一）血常规

急性期外周血以嗜酸性粒细胞显著增多为其特点，白细胞总数 $>10\times10^9/L$，嗜酸性粒细胞一般占 20%～40%（可多达 90%以上），慢性期轻度增高（20%以内），极重型患者反而不增多甚至消失。晚期患者因脾功能亢进可致红细胞、白细胞及血小板计数减少。

（二）粪便检查

粪便中发现虫卵和孵出毛蚴是确诊血吸虫病的直接依据。急性期检出率较高，慢性期和晚期阳性率不高。采用改良加藤厚涂片法或虫卵透明法检查虫卵可增高阳性率。

（三）肝功能试验

急性期血清球蛋白增高，ALT、AST 轻度增高；晚期肝硬化出现白蛋白减少和球蛋白增高。

（四）免疫学检查

免疫学检查方法有皮内试验、环卵沉淀试验、间接血凝试验、酶联免疫吸附试验（ELISA）和循环抗原酶免疫法等，其敏感性与特异性都较高，对辅助血吸虫病的诊断有一定价值。

（五）直肠活检

通过直肠或乙状结肠镜检查，从病变处取米粒大小黏膜置光镜下压片后检查血吸虫虫卵，以距肛门 8～10cm 背侧黏膜处取材阳性率最高。

（六）影像学检查

B 超可判断肝脏病变程度，肝脾体积大小，门静脉、脾静脉的宽度；CT 扫描晚期血吸虫病可见肝硬化改变、肝包膜增厚钙化等特异声像。

六、诊断

本病诊断的主要依据有：明确疫水接触史很重要；典型症状如急性期的尾蚴皮炎、肝大、腹痛及腹泻，嗜酸性粒细胞显著增多；慢性与晚期的腹痛、腹泻、肝脾大等；病原学虫卵或孵出毛蚴阳性可确诊。

七、鉴别诊断

急性血吸虫病应与伤寒、阿米巴肝脓肿、粟粒性结核等病相鉴别。血象中嗜酸性粒细胞显著增多有重要的鉴别价值。慢性血吸虫病肝脾大型应与慢性肝炎、肝炎后肝硬化等相鉴别。血吸虫病患者有腹泻、腹痛、便血者要与阿米巴痢疾、慢性菌痢相鉴别。此外，在流行区的癫痫患者应除外脑血吸虫病的可能。

八、治疗

（一）病原治疗

1. 吡喹酮　对血吸虫各发育阶段均有杀虫作用，可用于各期血吸虫病的治疗。一般正规治疗后，3～6 个月粪检虫卵阴转率达 85%，虫卵孵化阴转率为90%～100%，但免疫学指标转阴需 1～3 年。

（1）急性血吸虫病：总量按 120mg/kg，2～3 日分次服完，其中，50%必须在前两日服完，体重超过 60kg 者仍按 60kg 计。

（2）慢性血吸虫病：成人总量按 60mg/kg，2 日内分 4 次服完，儿童体重在30kg 以内者总量可按 70mg/kg，30kg 以上者与成人相同剂量。

（3）晚期血吸虫病：一般总量可按 40～60mg/kg，2 日分次服完，每日量分2～3 次服。年老、体弱有其他并发症者可按总量 60mg/kg，3 日内分次服完。感染者可按总量 90mg/kg，分 6 日内服完。

（4）预防性服药：间接血凝试验阳性率占人数 25%以上时，对该单位总人数25%以上时，在下疫水前 1～2 小时和接触疫水后 4～5 周，每次服药总量按40mg/kg，1 日内一次顿服或分 2 次服完。

本品毒性较低，安全性较好，无致畸、致癌变发生；少数患者出现心脏期前收缩，偶有室上性心动过速、心房颤动等，心电图可见短暂的 T 波改变、ST 段压低等。神经肌肉反应以头晕、头痛，乏力较常见。消化道反应轻微，偶有食欲缺乏、呕吐等。

2. 青蒿素及其衍生物　作用机制是影响虫体的糖代谢。可用于预防日本血吸虫感染。一般于接触疫水后 7～10 日开始口服青蒿琥酯，剂量为 6mg/kg，顿服，体重超过 50kg 者仍按 50kg 计算，以后每日 1 次，离开疫区后再服 1 次。不良反应较轻微。

（二）对症治疗

对于急性血吸虫病引起的高热、中毒症状严重者，给予补液，保证水、电解质平衡及支持疗法；有合并感染者先抗感染再用吡喹酮治疗；对合并肝硬化及脾亢者，应治疗并发症，对巨脾伴门静脉高压、上消化道出血等患者可择机给予外科手术治疗。

九、预防

（一）控制传染源

在流行区每年对人群进行普查，尽早发现患者，隔离观察患者，及早进行治疗。对有关家畜（尤其牛）也应进行普查普治。

（二）切断传播途径

消灭钉螺是预防本病的关键，因地制宜采用物理与化学药物灭螺；防止人畜粪便污染水源，粪便须经无害化处理方可使用。保护水源，改善用水。

（三）保护易感人群

提高保护意识，非必要不接触疫水，严禁在疫水中游泳、戏水等；需要接触疫水时，应做好个人防护措施，如穿好防护衣裤，并使用防尾蚴剂等。已接触疫水者和怀疑接触疫水者，应在接触疫水之日起23～26日服用吡喹酮40mg/kg，顿服。

十、预后

本病早期预后良好，但晚期血吸虫病可引起肝硬化及肝衰竭。

第六章

新发与重大传染病

第一节 概　述

一、新发传染病

关于新发传染病的定义，目前就有关时限长短尚无明确统一的认识。一般认为，新发传染病是指近 30 年来新出现（发现）的病原体，或后来经过基因突变并具有新的生物学特性的已知病原体所引起的人和动物的传染性疾病。我国学者一般将 20 世纪 70 年代以来所发现的传染病统归为新发传染病。

不过，为便于各国及地区传染病的防控，制订有效的传染病防控策略，新发传染病还包括除人类新发现的传染性病原体以外，还可以包括过去原已存在但因基因发生明显变异的传染病，或在某国家及地区发病率显著增加危害甚大的传染病，或在某国家及地区新出现的危害大的传染病等。

近年来，新发传染病疫情报告的频率似乎比过去明显增多。新发传染病之所以明显增多，其原因主要为：①一些原来存在的病原体受各种因素的影响不断进化演变成一种全新的病原体；②原有的病原体变异后产生了耐药性；③原有本已基本上销声匿迹的传染病再次死灰复燃；④随着城区面积扩张、人口急速膨胀、交通工具发达、人员流动加快，使得某些地区的传染病极易出现暴发流行；⑤人类对自然资源的过度开发，如砍伐森林、开垦荒地、兴修水利等，使得原有的自然生态环境失衡，生态屏障保护被破坏，某些野生动物被迫迁离原来的栖息地而向人类居住地靠近，加之人类捕食或圈养野生动物行为，也明显加快了自然疫源性传染病向人类传播蔓延的速度，最后结果就是新发传染病的出现概率显著升高。

二、重大传染病

重大传染病是指对人类社会生命健康、畜牧业和农业已经或可能造成重大损失的传染病。例如，2003 年暴发的 SARS 迅速波及世界 32 个国家和地区，共发病 8422 例，死亡 919 人，病死率 11%；2013 年暴发的 H7N9 禽流感，发病 571 人，死亡 212 人。这些疾病对国家和社会稳定与经济发展均造成了重大影响。

2008 年，我国卫生部针对几种影响最大、危害最严重的传染病如艾滋病、病毒性肝炎、肺结核、血吸虫病、肝癌等制订重大传染病防治专项进行重点攻关；随后，每当出现一种如人感染 H7N9 高致病性禽流感、新型甲型 H1N1 流感等新发及重大传染病均会立即建立重大专项，拨出专项经费，组织有实力的科研院所进行重点攻关。实际上，这些重大传染病专项的实施，对建立新发重大传染病的防治支撑体系，自主研发诊断试剂、预防及防护产品，制订适合我国国情的重大传染病诊治及消毒防护方案，建立高水平的传染病技术平台，为达到降低重大传染病的发病率、提高快速诊断率、提高救治水平和降低病死率等提供科技支撑。实践证明，新发传染病重大专项的建立，在有效提升我国重大新发传染病的应急处置能力，带动相关产业的发展，培养传染病防治人才队伍，全面提升传染病的预防、诊断、治疗和控制水平，保障人民健康，维护国家主权安全、社会稳定和经济持续发展等方面均起到了重大的积极作用。

三、新发与重大传染病的类型

新发传染病按照对疾病的认识过程，一般可以分为 4 种类型。

（一）第一类

原来已存在，认为无传染性，而随着科技发展和临床实践，又重新认识到存在传染性的疾病，如 T 细胞白血病、幽门螺杆菌引起的消化性溃疡等。

（二）第二类

原来已存在，但近数十年来才认识到有传染性的疾病，如丙型肝炎等。

（三）第三类

以往不存在，为近些年才被发现的传染病，如 SARS、艾滋病、人感染 H5N1 致病性禽流感等。

（四）第四类

原来一直存在，随后已经被控制，但近些年来又重新暴发流行的传染病，如肺结核、梅毒、淋病、血吸虫病等。此类型也称为再发传染病。

四、新发传染病发生的影响因素

（一）病原体发生变异

如病原体因环境压力发生变异；自身循环渐进变异及突变；分子生物学双刃作用等。

（二）生态及环境变化

如人类无序开发、大量砍伐森林、工业引起二氧化碳大量排放、全球气候变暖、干旱与洪涝灾害等导致环境和水生态系统变化。

（三）人口特征与行为改变

如社会条件、人口增长、移民、贫困、战争、城市发展与衰退、性行为、静脉用药和饲养宠物等。

（四）技术和工业

食物供应全球化、食品包装及加工的改变、抗菌药物滥用、输血及组织和器官移植、中央空调的发展与应用等。

（五）国际旅行和商业活动

如人与货物间交流、各种交通快捷发展及空中旅行等。

（六）公共卫生措施的失效

如媒介控制、饮水净化及消毒、专业技术落后等。

五、新发与重大传染病的威胁

1. 大多数新发传染病由于突然出现或病原体发生重大变异，人们对新的传染病不易识别，容易引起误诊、延诊和漏诊，给临床医师早期诊断、早期治疗和危重症救治带来极大困难，并且，一般没有特效的抗病原体药物，严重影响治疗效果，使病死率较高，严重威胁人类的生命健康与安全。例如，1981 年出现的艾滋病已造成全球 4000 万人死亡。

2. 大多数新发重大传染病为人畜共患病，病原体尤其是病毒，在自然界宿主体内发生变异快，传染性强，传播速度快，传播范围广，加上一般人群对新的病原体均缺乏免疫力，因此，一旦感染，极易发病，从而引起传染病大范围暴发流行。

3. 新发重大传染病的出现，必然会引起医学界尤其科学家们的高度关注。为了便于深入研究，科学家们可通过合成生物学及反向遗传技术将一些高致病性病毒在体外重组拯救。例如，马尔堡病毒、埃博拉病毒、尼帕病毒和人感染高致病性流感病毒等可在体外拯救出重组病毒，极大地方便了对新病毒进行深入的科学研究，但也必须加强管理，严格防范，如被恐怖分子得到新病原体样本，并应用于恐怖活动，其后果非常严重。

4. 新发重大传染病的出现，极易给社会造成动荡，给人们的心理带来巨大压力。

5. 新发重大传染病会给疫情国家及地区的国民经济和人们的生活水平等造成巨大损失，阻碍社会的发展和进步。历史上多次传染病的暴发流行使许多国家灭亡。

第二节　新发与重大传染病的流行病学

20 世纪 70 年代以来，全世界出现近 40 种新发传染病，几乎每年都有可能出现 1 种，有时甚至 2～3 种。新发传染病的病原体种类较多，如病毒、细菌、立克次体、螺旋体及寄生虫等，有些新发传染病的传播速度快，波及范围广，感染人数多，病死率较高，严重威胁到人类的生命健康与安全，成为全球公共卫生重大安全问题。

一、近年新发现的病毒性传染病

近几十年来新发现的病毒性传染病见表 6-1。

表 6-1　新发现的病毒性传染病

时间	病毒名称	传染病名称
1947 年	寨卡病毒	寨卡热
1952 年	基孔肯亚病毒	基孔肯亚热
1958 年	甲型 H2N3 流感病毒	香港流感
1958 年	鸠宁病毒	阿根廷出血热
1958 年	猴痘病毒	猴痘
1958 年	马秋博病毒	玻利维亚出血热
1967 年	马尔堡病毒	马尔堡出血热
1969 年	拉沙病毒	拉沙热
1973 年	轮状病毒	婴幼儿腹泻
1975 年	细小病毒 B19	传染性红斑和急性关节病
1976 年	埃博拉病毒	埃博拉出血热
1977 年	汉坦病毒	肾综合征出血热
1978 年	丁型肝炎病毒	丁型病毒性肝炎
1980 年	人 T 细胞嗜淋巴病毒 I 型	T 细胞淋巴瘤
1982 年	人 T 细胞嗜淋巴病毒 II 型	毛细胞白血病
1983 年	人免疫缺陷病毒	艾滋病
1986 年	人疱疹病毒 6 型	幼儿急疹
1989 年	戊型肝炎病毒	戊型病毒性肝炎
1989 年	丙型肝炎病毒	丙型病毒性肝炎
1990 年	人疱疹病毒 7 型	发热皮疹和 CNS 感染
1991 年	瓜纳里托病毒	委内瑞拉出血热
1993 年	辛农布雷病毒	ARDS

续表

时间	病毒名称	传染病名称
1993 年	马麻疹病毒	间质性肺炎、无菌性脑膜炎
1994 年	萨比亚病毒	巴西出血热
1995 年	人疱疹病毒-8	卡波西肉瘤
1995 年	庚型肝炎病毒	庚型肝炎
1996 年	西尼罗河病毒	病毒性脑炎
1997 年	尼帕病毒	病毒性脑炎
1998 年	人禽流感病毒	病毒性肺炎
2003 年	新型冠状病毒	传染性非典型肺炎
2009 年	甲型 H1N1 流感病毒	甲型 H1N1 流感
2011 年	血小板减少综合征布尼亚病毒	发热伴血小板减少综合征
2013 年	H7N9 流感病毒	人感染禽流感
2013 年	中东呼吸综合征冠状病毒	中东呼吸综合征
2019 年	2019-nCOV（新型冠状病毒）	新冠肺炎

二、近年新发现的细菌性传染病

近几十年来，许多新发现的传染病与细菌感染有关（表 6-2）。

表 6-2　细菌性传染病

时间	细菌名称	传染病名称
1977 年	嗜肺军团菌	军团菌肺炎
1977 年	空肠弯曲菌	肠炎
1981 年	金黄色葡萄球菌产毒株	TSS
1982 年	大肠埃希菌 O157：H7	出血性肠炎
1983 年	幽门螺杆菌	胃溃疡、胃癌有关
1992 年	O139 霍乱弧菌	霍乱
1993 年	创伤弧菌	食源性败血症
2005 年	大肠埃希菌 O12：K1：H7	泌尿道感染、败血症、脑膜炎等
2005 年	人感染猪链球菌	败血症、脑膜炎等

三、近年新发现的其他类传染性疾病

近几十年来，许多新发现的传染病与其他病原体有关（表 6-3）。

表 6-3　原虫、立克次体等其他病原体及所致疾病

年代	病原体名称	所致疾病
1976 年	隐孢子虫	隐孢子虫病（急慢性腹泻）
1982 年	伯氏疏螺旋体	莱姆病
1983 年	肺炎衣原体	肺炎衣原体病
1984 年	日本斑点热立克次体	东方斑点热
1985 年	比氏肠胞虫	顽固性腹泻
1986 年	卡曼环孢子球虫	顽固性腹泻
1989 年	查菲埃立克体	单核细胞埃立克体病
1991 年	巴贝西虫新种	非典型巴贝西虫病
1991 年	脑胞内原虫	结膜炎、弥漫性疾病
1992 年	巴尔通体	猫抓病、杆菌性血管瘤病
1993 年	家兔脑胞内原虫	弥漫性疾病
1994 年	人粒细胞埃立克体	人粒细胞埃立克体病

四、新发传染病的流行病学特点

（一）病原体类型多

近年来威胁人类最大的新发传染病种类多，如病毒、细菌、朊粒、立克次体、螺旋体、衣原体、原虫等几乎所有的病原体类型都有，其中，尤其以新出现的病毒最多。

（二）传播速度快，流行范围广

1981 年艾滋病出现首例报告后很快波及全世界，全世界感染人数超过 6500万人，死亡 3900 万人；2003 年新发的 SARS、2009 年新发的新型甲型 H1N1 流感、2013 年发生的 MERS 等，它们都能通过如航空、邮轮、高铁、汽车等现代化交通工具迅速传播到多个国家甚至全世界。

（三）以人畜共患病为显著特点

新发传染病有很大部分与动物有关。据 Jones 等研究发现，有 60.3% 的新发传染病为人畜共患传染病，其中，71.8% 新发传染病由野生动物传播引起，如艾滋病（AIDS）、埃博拉出血热等。

近些年出现的 SARS、人感染禽流感、甲型 H1N1 流感及 MERS 等重要新发传染病均为人畜共患病。例如，猫抓病、人感染高致病性禽流感、中东呼吸综合征等新发传染病均与畜禽类动物有关；莱姆病、肾综合征出血热等新发病原体的宿主是鼠类（表 6-4）。

表 6-4 人畜共患新发传染病及其媒介动物

疾病名称	病原体	媒介动物
艾滋病	人免疫缺陷病毒	灵长类动物
SARS	冠状病毒	蝙蝠或果子狸
禽流感	禽流感病毒	禽类
登革热	登革热病毒	蚊子
埃博拉出血热	埃博拉病毒	灵长类动物
尼帕病	尼帕病毒	狐蝠
莱姆病	伯氏疏螺旋体	蜱
基孔肯亚热	基孔肯亚病毒	蚊子
肾综合征出血热	汉坦病毒	鼠类
寨卡热	寨卡病毒	蚊子
中东呼吸综合征	新型冠状病毒	骆驼

（四）感染方式复杂多变，难以预测

新发传染病的感染方式，既多种多样，又情况复杂。例如，呼吸道传播的新发传染病如 SARS、甲型 H1N1 流感、人禽流感等；消化道传播的新发传染病如 O139 群霍乱、肠出血性大肠埃希菌 O157：H7 感染等；经气溶胶传播的传染病如 SARS 等；经接触传播的新发传染病如肾综合征出血热等、经虫媒传播的新发传染病如莱姆病等；经血液及体液传播的新发传染病如艾滋病等。由于新发传染病暴发之初，人们对其传播方式完全不清楚，也难以在短时间内查清楚，这给新发传染病的防控带来了严重困难。

（五）新发传染病地域分布广

自 20 世纪 70 年代中期以来，全世界几乎每年（仅少数年份外）都有 1 种及以上的新发传染病出现，近 40 年来，全世界共发现危及人类健康的新发传染病 40 多种。通过流行病学调查分析发现：新发传染病的高危地区主要分布在北纬 30°～60° 和南纬 30°～40° 的区域内，其中，最热门地区为美国东北部、欧洲西部、日本和澳洲东南部。我国也先后有 20 多种新发传染病从境外输入，我国 2003 年也曾出现 SARS 疫情。

（六）对生命安全危害巨大

1981 年艾滋病发生并流行以来已给全球造成 4000 万人死亡，给人类的健康安全和社会经济造成了巨大损失。

第三节　新发与重大传染病的临床特征

一、症状不典型

新发传染病是一种新病原体引起的传染病，其发病机制和病理损害也不尽相同，所以，临床表现也有其本身独特的症状和体征。然而，新发传染病也会与以前同类传染病有相似之处，例如病毒性、细菌性、寄生虫等传染病均有一些本身共同的特征。

二、易误诊延治

新发传染病由于以前临床上从未出现过，故对于临床医师来说，毫无经验可言，尤其是新发传染病初期临床表现不典型、无特异性，常规病原体检查都是阴性，因此，容易延误诊断，延误治疗。

三、实验室诊断困难

新发传染病的病原体都不清楚，更谈不上特异性诊断方法，但临床医师也可通过病史、临床表现、一般检查、病原体的筛查和影像学诊断等进行综合分析，得出初步的诊断方向。

四、治疗无特效药

新发传染病的出现一般是病原体经过长期突变而来，药物对原有的病原体多无效果，因此，给临床治疗带来困难。但临床医师可按常规隔离、护理、对症与支持治疗，维持水、电解质及酸碱平衡，维持生命体征稳定，以及采用中西医结合等治疗。

五、疫苗常缺乏

新发传染病在发生初期，其病原体常不易明确，即使病原体分离成功，但要制成可靠的疫苗供群体使用，也会涉及疫苗的技术路线、有效性和安全性等问题，因此，一种有效的疫苗需要一段时间，甚至几年时间，有的甚至目前的技术根本无法研制。

六、病死率较高

有些新发传染病，如人感染高致病性禽流感、SARS、埃博拉出血热等病死率都较高。

第四节　新发与重大传染病的防范对策

一、完善应急机制和组织指挥

我国先后出台了多部关于传染病、突发公共事件等应急管理办法，并且，在处置应对新发重大传染病暴发疫情方面取得了巨大成就，并积累了丰富的经验，但从多次新发重大传染病的发生、发现与应急处置等情况分析，仍有一些地方值得进一步完善。接到新发重大传染病疫情报告甚至预警后，有关决策部门应迅速启动应急机制，统一组织指挥，实行组织、诊治与防控协调一致，严格落实各项措施，具体到岗到人；同时，加强医疗诊治与防控物质的应急、储备和生产及支援措施。

二、定期演练应急预案

目前我国各级政府及医疗机构演练传染病的防控方案经常可见，但不易形成常态和定期举行，尤其是有关部门很少见到多个城市、多个地区以及跨界跨省传染病暴发的处置演练，例如兵棋推演和实战演练。

从某些国家应对重大疫情的情况来看，在面对短期内突然出现的众多传染病患者，几乎使医疗机构陷于瘫痪，许多患者住不上院，即使住院了，由于医疗救治能力不足，严重影响了治愈率，并增加病死率，使疫情控制变得更加困难。

三、加强人才队伍建设

早发现、早诊断、早治疗、早隔离是控制疫情暴发流行的最好措施。为尽可能做到早期发现、早期诊断、早期隔离、早期治疗、就近治疗等问题，有关部门应成立常态应对新发与重大传染病防控小组。

（一）病因诊断组

可委托国家重点实验室（或指定检验中心）承担病原体的分离、测序、鉴定等工作，并要求医疗机构和疾病预防和控制中心（CDC）在发现疫情时及时报告。

（二）流行病学调查组

在 CDC 基础上酌情增加临床一线的专家和骨干的加入，以提供更多有价值的线索。

（三）诊治专家组

包括著名专家、疫情所在地专家以及一线医师；同时，应制订新发重大传染病救治（包括药物）的有关规定，对于未经临床试验证实的新老药物，应强调临床实践的证据与安全性，如需要写入诊疗指南时可交相关专家评议，并给出参考建议。

（四）消毒防疫组

按照科学合理的原则，指导医疗机构和公众进行消毒防疫。

（五）新药与疫苗研制组

针对新发传染病的新药和疫苗研制，有关决策部门应抓紧招标部署，以防止最坏情况的发生。

（六）科普组

专家骨干与新闻部门可在第一时间通过电视、广播、微信、电话、短信、展板、广告牌等多种形式，向公众介绍疫情动态、科学预防方法，尽力消除公众的恐慌心理。

（七）复工复学指导组

就疫情发展做出预判，科学地对密切接触者、聚集性疫情、返工复产、复学、院内感染、社区防控等制订科学合理的方案和措施。

四、增强防控物资储备

近年来，国内传染病局部暴发疫情以流感、水痘、流行性腮腺炎、腺病毒感染、肺结核和麻疹等多见，由于发病人数不多，病情不严重，因此，无论是救治物资还是防疫物资，一般都能满足需求。但是，如果突然暴发数千、数万患者的特大疫情，常会使许多医疗机构与防疫部门困难重重，比如，危重症救治设备如呼吸机、人工心肺仪等缺乏可影响救治成功率；医用防护物质如一次性防护服、N95 口罩、一次性外科口罩、消毒药水等生产储备不足，可使疫情扩散，增加医务人员及有关防控人员感染风险，因此，要彻底改变麻痹思想，合理加大传染病防控物质的生产和储备，最大限度地增强传染病暴发疫情的防控救治能力。当然，有关部门也要做好充分论证，在满足基本需要和一定量储备基数之外，还应做好防护生产设备战备的储备，以备急需时恢复大规模生产。

五、加强公共卫生硬件建设

通过过去几十年来多次重大传染病疫情的考验，尤其是 2003 年 SARS 之后，我国针对新发重大传染病疫情防控的公共卫生基础设施建设有了很大的进步。然而，也有一些待改进之处，比如应对特大疫情时收治床位数是否充足，发热门诊规范化建设是否到位，以及将挂号、就诊、抽血、取核酸、缴费、实验室检查、CT、药房等"一站式"是否完成，隔离综合病房是否满足烈性传染病的收治要求，综合大楼是否具备"三区"（清洁区、潜在污染区和污染区）和"二通道"（工作人员通道和患者通道），患者电梯与医护电梯是否完全分开等。未来，国家应出台相关法律法规文件，所有新建医院综合大楼均应按照符合隔离要求进行科学设计，以便紧急时征用收治隔离患者。

六、增强早期预警能力

目前我国传染病监测系统主要针对法定传染病，对于新发传染病的监测预警能力尚不足。鉴于新发传染病突发事件的表现多种多样，需要从多角度、多层面建立信息平台支撑，形成重大疫情事件信息综合分析中心，整合来自各方的信息，并将分析结果、预警和提示信息及时通知有关部门，以便迅速做出有效应对措施；并且，通过不断完善信息收集和报告体系以及国家动物疫病测报网络，进一步强化新发传染病疫情的情报信息预警系统。实践证明，有效的预警系统可及时发现传染病的暴发流行，迅速采取有效的防控措施，显著降低新发传染病的发病率和重症病死率，更加有效地消除公众的心理恐慌，维护社会稳定。

七、提高病原学检测能力升级

对新发重大传染病早期控制的关键是要快速、准确、灵敏、简便的现场及实验室检测技术，力争在第一时间内对暴发疫情的病原体做出科学的正确诊断。虽然近些年来我国对国家重点实验室建设、科研经费的投入和学科人才的培养等方面均取得了显著进展，但是仍有不足，尤其是检测高致病性病毒的高等级生物安全实验室的建设及数量仍不够，与美国等发达国家相比还有一定差距。只有加强病原学的基础与实验室建设，才能在新发传染病发生的早期，迅速做出病原学的正确诊断，从而达到早发现、早诊断、早隔离、早治疗及尽早控制疫情的目的。

八、增强新药和疫苗研究

历史证明，有效的药物和疫苗是控制新发重大传染病的关键措施。通过针对性病因治疗，可以迅速控制病情，治愈患者，减少传染病；实行广泛的疫苗接种，可以有效保护易感人群，防止病原体传播与流行。然而，尽管人类有时已做出了很大的努力，但是，到目前为止，许多重大新发传染病的疫苗和有效药物仍然缺乏，如 SARS 病毒、埃博拉病毒、马尔堡病毒、基孔肯亚病毒、人感染高致病性禽流感、MERS、寨卡病毒等至今仍无特效药和有效疫苗。因此，应加紧研制安全有效的抗病原体药物和有效疫苗，并借此建立和完善一套新型疫苗的筛选通用研发体系，以便将来随时满足突发的新发重大传染病紧急疫情所需。

九、注重人类生态环境平衡

野生动物是许多病原体的自然宿主，如果人类将野生动物引入人类社会圈、生活圈，大肆捕食野生动物，就有可能引发人类新发传染病的发生和暴发流行，因此，应杜绝因生态环境破坏而致使动物病原体向人类转移。

第七章

传染病暴发流行预测预警与疫情报告

我国过去对传染病预测预警的研究，与西方发达国家比较仍有明显不足，直到 20 世纪 80 年代以后，我国的传染病预警、预测与疫情报告系统才逐渐有了起色，尤其是经过 2003 年的 SARS 疫情暴发以后，在上述方面进步明显。2003 年我国颁布实施的《突发公共卫生事件应急条例》中，首次提出了监测与预警的工作要求；2004 年我国又修订了《中华人民共和国传染病防治法》，其中，第十九条规定了国家建立传染病预警制度。

一、概念

（一）传染病预测
传染病预测是指根据传染病的发生、发展规律及有关因素，将数学模型与传染病流行病学相结合的一种统计学分析方法，是对传染病的发生、发展和流行趋势做出预测的一种方法。

（二）传染病预警
传染病预警是指利用预测方法，及早发现传染病异常变化的苗头并发出警示，提醒流行病学专家和工作人员及时调查核实，从而达到早发现、早处置的目的。这也是对公众的预防行为进行超前调控的一种手段，其目的是把事后补救转变为事先防范，建立一种积极主动的保障机制，尽可能避免传染病事件的不断扩大。

（三）传染病预测预警的意义
通过建立统计分析和数学模型的建立，对探讨传染病发生发展和流行的规律具有重要意义。

1. 可根据预测的数据有的放矢地提出和采取预防控制措施，并通过跟踪印证来评价预防措施的效果，使预防控制工作更具针对性、预见性和主动性，从而达到防止暴发或流行的目的。

2. 可将实时疫情信息与同期历史资料比较，对于发病率超出所确定可信范围者作为异常来处理以此发出暴发或流行的警示，从而实现疾病的早期预警。

（四）预测方法分类
1. **按预测时期长短分类** 可分为短期预测（月、季、半年和 1 年）、中期预测（1～3 年）及长期预测（>3 年）；一般来说，短期预测为控制流行或暴发服务，而长期预测则为制订长期的预防控制策略服务，预测时期越短，预测精度越高。

2. 按预测方法分类

（1）定性预测：定性预测以流行控制图法、比数图法及利用 "Z-D" 现象进行传染病预测预警的方法在我国应用较多。

（2）定量预测：是借助数学手段利用原始资料建立恰当的数学模型，预测未来传染病的发病数和发病率。目前常用的是时间序列模型中的灰色动态模型和 Box-Jenkins 模型及多因素模型中的小波模型。一般定量预测比定性预测的预测精度要高。

二、方法与步骤

（一）确定预测对象和预测时限

一般是将传染病作为预测对象以便更好地做好传染病的预防和控制，通过预测来确定预测时限。短期预测是控制近期传染病的暴发与流行，长期预测是制订传染病流行控制策略。

（二）收集资料

包括疾病监测资料、历史记录、专题调查和纵向调查，注意资料的完整性和准确性。

（三）分析资料

①确定资料的性质、分析资料是否属于线性资料，是否有周期性和季节性变化等；②根据资料的性质和预测的目的选择不同的预测方法进行预测。

（四）考核预测效果

预测结束后应对预测效果进行分析和评价，观察实际值与预测值之间的偏差，对模型进行修正。

（五）定性预测

是通过对当地传染病的发生、发展规律及有关因素的具体分析，判断该病即将流行的趋势和强度。定性预测的主要方法包括流行控制图法、比数图法、"Z-D" 现象预测法、模糊数学理论、马尔可夫链等方法。

（六）定量预测

是借助数学手段，利用原始资料，建立恰当的数学模型，预测未来传染病的发病数和发病率，其预测精度与可靠性取决于数据的准确性和模型的科学性。常用方法有灰色动态模型、Box-Jenkins 模型、小波模型等。

（七）利用互联网和社交媒体等数字化手段预测预警

如果互联网上对于某种传染病的搜索结果在短期内激增，这可能预示着此病将暴发。美国将 2004—2009 年查询所得的不同国家和地区的流感估算结果与官方的流感监测数据进行对比，现 Google 搜索引擎查询得到的估测结果与历史流感疫情非常接近，并且，可以在政府和流行病学专家得知疫情之前提前 2 周预测到流感暴发的出现。

（八）利用症状监测系统进行预测预警

指通过长期连续系统地收集与所监测疾病相关的一组临床特征（症状）和（或）相关社会现象的发生频率来获取传统公共卫生监测不能提供的疾病防控信息，及时发现疾病在时间和空间分布上的异常聚集，以期对生物恐怖袭击、新发传染病及其他聚集性不良公共健康事件的暴发进行早期探查、预警和快速反应的监测方法。英国科学家通过对感冒和流感呼救站电话进行监测，可提前6日预感流感的暴发。

（九）组合预测法

是将各种预测方法以适当的形式进行组合，以获得最佳预测效果，其优点是可避免单一预测模型的局限性，减少预测误差，提高预测精测度。

（十）其他预测预警方法

如利用各种数学模型、先进的科技手段（如卫星图像）、监测传染病的影响因素等预测传染病的发生、发展等均有一定的作用。

三、传染病疫情报告

传染病疫情报告是为各级政府提供传染病发生、发展信息的重要渠道，为政府决策者准确掌握事件动态、及时正确地进行决策，与有关部门及时采取预防控制措施提供重要的第一手资料。

（一）疫情报告的单位和个人

各级各类医疗机构，疾病预防控制机构，采供血机构，卫生检疫机构，学校、托幼机构、农场、林场、煤矿、劳教及其所有执行职务的医护人员，医学检验人员，卫生检疫人员，疾病预防控制人员，社区卫生服务人员，乡村医生，个体开业医生均为疫情责任报告人。

（二）疫情报告的传染病种类

国家《中华人民共和国传染病防治法》规定的甲、乙、丙类及其他需要报告的传染病。

1. 甲类传染病：包括鼠疫、霍乱。

2. 乙类传染病：包括严重急性呼吸综合征、艾滋病、病毒性肝炎、脊髓灰质炎、人感染高致病性禽流感、麻疹、肾综合征出血热、狂犬病、流行性乙型脑炎、登革热、炭疽、细菌性和阿米巴痢疾、肺结核、伤寒和副伤寒、流行性脑脊髓膜炎、百日咳、白喉、新生儿破伤风、猩红热、布鲁氏菌病、淋病、梅毒、钩端螺旋体病、血吸虫病、疟疾及新冠肺炎（按甲类传染病管理）。

3. 丙类传染病：包括流行性感冒（含甲型H1N1流感）、流行性腮腺炎、风疹、急性出血性结膜炎、麻风病、流行性和地方性斑疹伤寒、黑热病、包虫病、丝虫病、手足口病、除霍乱、细菌性和阿米巴性痢疾、伤寒和副伤寒以外的感染性腹泻病。

4. 国务院卫生行政部门决定列入乙类、丙类传染病管理的上述规定以外的其他传染病（其他传染病、非淋菌性尿道炎、尖锐湿疣、生殖器疱疹、水痘、森林脑炎、结核性胸膜炎、人感染猪链球菌、不明原因肺炎、不明原因、其他）。

（三）疫情报告程序与方式

传染病报告实行属地化管理。实行首诊医师负责制，医院内诊断的传染病病例的报告卡由首诊医师负责填写，由医院预防保健科的专业人员负责进行网络直报。暴发疫情现场调查的院外传染病病例报告卡由属地疾病预防控制机构的现场调查人员填写，并由疾控机构进行报告。

（四）疫情报告的时限

责任报告单位和责任疫情报告人发现甲类传染病和乙类传染病中的肺炭疽、传染性非典型肺炎等按照甲类管理的传染病患者或疑似患者时，或发现其他传染病和不明原因疾病暴发时，应于 2 小时内将传染病报告卡通过网络报告。对其他乙、丙类传染病患者、疑似患者和规定报告的传染病病原携带者在诊断后，应于 24 小时内进行网络报告。

第八章

传染病流行病学调查

第一节　调查目的与研究方法

流行病学调查是指用流行病学方法进行的调查研究。主要用于研究疾病、健康和卫生事件的分布及其决定因素。通过这些研究提出合理的预防保健对策和健康服务措施，并评价这些对策和措施的效果。

一、流行病学调查的目的

现场流行病学调查的根本目的是及时控制疫情蔓延，确定病因、传染源、传播途径、高危人群及危险因素，以便及时采取针对性措施控制疫情的发展。

1. 尽快查明疾病原因，或寻找疾病的病因线索以及诱发的危险因素，为进一步调查研究提供依据。

2. 尽可能控制疾病的发展，阻止传染病的暴发流行。

3. 预测传染病暴发流行的发展趋势。

4. 评价控制措施效果。

5. 强化已有监测系统或为建立新的监测系统提供依据。

6. 培训现场流行病学调查人员。

二、常用的流行病学研究方法

按设计类型可分为 4 类。

（一）描述性研究

是利用现有的资料或经特殊调查（包括实验室检查）的资料，按不同地区、不同时间及不同人群特征分组，描述疾病的分布和各种可疑致病因素的关系，提出病因假说。

1. 特点

（1）资料比较原始或比较初级，影响因素较多，分析结论只能提供病因线索和研究方向。

（2）不需要设立对照组，仅对人群疾病进行客观反映，不涉及暴露和疾病因果联系。

（3）有描述也有分析。

2. 主要研究类型

（1）现况研究：也称横断面调查，是指在某一特定时间对某一特定范围的人群、以个人为单位收集和描述人群的特征及疾病的分布。

（2）历史和常规资料的收集和分析：是指利用已有的疾病登记报告系统或疾病监测系统，收集既往或当前的疾病资料并进行分析，描述疾病的分布以及变动趋势，如传染病发病报告、死亡报告等。

（3）病例调查：又称个案调查，是在疾病防治中发生的个别病例及其周围环境所进行的调查，个案调查包括传染病病例、非传染病病例等。

（4）生态学研究：是以群体为观察分析单位，描述不同人群中某因素的暴露情况与疾病的频率，从而分析暴露与疾病关系的一种流行病学研究方法。它的特点在于收集疾病和某些因素的资料时，以群体作为分析单位而不是以个体作为分析单位。

（二）分析性研究

一般是选择一个特定的人群，对由描述性研究提出的病因或流行因素的假设进行分析检验，又分为病例对照研究和队列研究。

（三）实验性研究

是指在研究者控制下对研究对象施加或消除某种因素或措施，以观察此因素或措施对研究对象的影响。实验性研究可划分为临床试验、现场试验和社区干预试验三种试验方式。

（四）数学模型研究

又称理论流行病学研究，即通过数学模型的方法来模拟疾病流行的过程，以探讨疾病流行的动力学，从而为疾病的预防和控制、卫生策略的制订服务。

第二节　传染病现场流行病学调查步骤

传染病现场流行病学调查主要是指针对已知传染病或病因未明但具有人传人的疾病的暴发流行所引起的突发性公共卫生事件展开的调查。为了在短时间内明确病因，制订有效的防控措施，阻止传染病的暴发流行，制订科学合理高效的传染病流行病学调查非常重要。根据以往不断总结的传染病流行病学调查经验，其主要步骤如下。

一、精心组织准备

1. 成立紧急传染病现场流行病学调查组，明确调查目的和具体调查任务。

2. 抽组现场调查人员，包括流行病学、实验室、临床医学、公共卫生专业和管理专业等，指定负责人组织协调整个调查组的现场调查工作，明确各组成员的职责。

3. 调查物资器材的准备。如初步的流行病学调查表（还可根据现场初步调查结果，完善设计调查表内容）、调查器材、现场预防用品、检验设备、采样设备、取材试剂、电脑、照相机和有关联系人及出行车辆等。

二、核实传染病诊断

调查组到达现场后，专家通过听取当地卫生机构对发病情况的介绍，亲自检查病例，询问相关病史，查阅实验室检查，收集相关信息，注意发现疾病的临床特点和流行病学特征，重新对病原学及相关免疫学等实验室结果进行复查。

1. 患者的基本情况，如年龄、性别、地址、职业、发病日期等，对流行情况做出基本简述。

2. 患者的临床资料，如症状、体征和实验室检查结果。注意查询疾病的传播与何种因素有关，如果是经水或食物传播的，注意了解接触的频率、时间及性质；如果对疾病自然史未知或不能做出适当的定义，则应询问有关疾病传播及危险因子等。

3. 根据调查得到的流行病学资料、临床表现、实验室检查结果及其他情况进行综合分析，做出初步诊断，核实当地医务和检验人员的诊断正确与否，并为明确流行自然史提供科学线索。

三、确定传染病是否暴发或流行

一种传染病的暴发或流行是有严格标准的，只有将当地报告的病例数与疾病监测系统资料比较后，如发现实际病例数量明显超过既往病例数的水平时，或者一种新发传染病的发病数量在短时间内明显增加时，就可得出某种传染病暴发的结论。对于常见的或少见的传染病报告病例数量明显增多的原因也要进行分析，比如，病例报告制度是否改变、病例监测系统是否调整、诊断方法和标准是否改变。因此，应对接诊病例和有关卫生机构的临床医师进行访谈调查，既要了解病例的诊断，又要询问病例的症状和体征以及感染方式，以便为传染病的发生和确定是否流行提供证据。

四、建立病例定义

科学的病例定义非常重要，它是衡量一种传染病暴发流行的规模和科学防控的重要指标。现场调查中的病例定义包括患者的时间、地点、人间分布特征以及临床表现或实验室指标等四项因素。时间是一个关键因素。病例定义最好运用简单、容易应用和客观的方法。例如，发热、肺炎 X 线或 CT 诊断、血常规白细胞计数，呕血、血便或皮疹等。

定义病例时要注意以下方面。

1. 可以先仅有临床症状、体征，不一定有病原学实验室证据。

2. 早期建议病例定义的标准可适当放宽，争取发现更多可能的病例。

3. 确定病例定义的敏感度和特异度：如临床症状明显与不明显比例、临床存在能提示某病的较特异性症状或体征、最简单实用可靠确定病原学的分离鉴定及血清学方法、是否接触过患者或高危人群。

4. 对所有被调查对象采用同一种病例诊断标准并保证不会产生偏倚。

五、核实病例和计算病例总数

根据病例定义的标准，核实和发现尽可能所有的病例，同时，排除不符合病例定义的病例。可以通过系统的方法，如已有的被动监测系统或建立主动监测系统去搜索发现病例。高危人群是传染病发生、暴发和流行的重点人群。为避免遗漏，可通过现场调查、社区走访、医生访谈、门诊病例登记查询等方式，掌握第一手资料，准确统计发病例数情况。

六、描述性分析

调查人员需要对正在发生和流行的传染病，描述确定或可能的病因，在何时、何地和何种人群中暴发流行。这不仅为探索卫生事件提供系统的方法，阐明突发传染病公共卫生事件及其基本因素，采用大众化的语言提供公共卫生事件的详细特征，并且能够明确突发公共卫生事件所伤害的人群，提出有关病因、传播方式及对卫生事件其他方面提供检验的假设。

描述性分析的重点要注意以下方面。

1. 时间分布　分析流行病学资料时要注意时间要素，即明确提出有关的时间段或时期，以便判断一种传染病的暴发流行是在一个特定时间内其发病例数与同期预期病例数进行比较；弄清暴露和传染病暴发事件之间的时间关系、时间资料的来源及处理。

2. 地点分布　地区特性可提示传染病事件的地区范围，有助于建立有关暴露地点的假设。地区资料包括居住地、工作地点、学校、娱乐场所、旅行地点等；此外，还应描述在这些地区活动的特殊资料，例如在建筑物内部或办公室活动的详细情况，了解有关人员在这些地方停留的时间。对于传染病发生在一些独特的地方，对病原体和暴露特性可获得有用的线索和证据。

3. 人群分布　在于描述病例特征，发现病例与普通人群的不同，有助于提出与危险因素相关的宿主特征，以及其他潜在危险因素，传染源、传播方式和传播速度的假设。

七、建立并验证假设

（一）建立假设

是利用通过初步调查所获得的信息来说明或推测暴发流行的来源。通过调查分析建立假设并不容易，必须仔细审核资料，对临床资料、实验室检查和流行病学特征进行综合分析，才有可能发现可能致病的暴露因子。

（二）提出假设

1. 危险因素来源。

2. 传播方式和载体。

3. 引起疾病的特殊暴露因素。

4. 高危人群。

（三）假设具备特征

1. 合理性。

2. 被调查中的事实所支持（包括流行病学、实验室和临床特点）。

3. 能够解释大多数的病例。

（四）建立假设过程中应注意的事项

1. 注意现场的观察。

2. 始终保持开放的思维。

3. 请教相关领域的专家。

八、实施的控制措施

现场调查和预防控制应同时进行，对现场调查所收集的资料经分析后，在力求科学合理的情况下，及时采取有效的应对防控措施。其主要目的在于：①尽快发动群众，及早采取有效的控制措施；②避免因防控延迟使公众误解甚至可因疫情扩散引起法律诉讼的可能；③在现场调查过程中按照相关措施进行防控，可以及时观察防控的效果是否到位；④有利于较好地认识传染病的传染源和传播途径。

如果引起疫情的病因查明，应立即采取有针对性的防控措施；如果病因仍不明，则现场调查和预防控制同步进行，并在可能的情况下，动用现代检测技术尽快查明病因。

九、完善现场调查

完整准确地评价传染病暴发流行的特征，需要提供尽可能大样本的病例资料，就需要不断完善现场调查，采用新的检验方法以便检出更多的病例，提高病例鉴别的敏感性和特异性，得到准确真实的感染人数。通过对确诊病例的再次面谈有可能获得有关接触暴露因子的程度或剂量反应等粗略的量化数据，增加对某种传染病病因的信息积累。

十、书面报告

现场调查工作的书面总结一般包括初步报告、进程报告和总结报告。

（一）初步报告

是第一次现场调查后的报告，包括调查方法、初步流行病学调查和实验室结果、初步的病因假设，下一步工作建议等。

（二）进程报告

随着调查的不断深入以及疫情的进展，需要及时向上级汇报疫情发展的趋势疫情调查、处理的进展、调查处理中存在的问题等。

（三）总结报告

调查结束后，总结报告内容包括暴发流行的总体情况描述、引起暴发流行的主要原因、采取控制措施及效果评价、应汲取的经验教训和对今后工作的建议。

第九章

传染病突发公共卫生事件

第一节　概念与特征

一、概念

（一）突发公共卫生事件

是指突然发生造成或者可能造成社会公众健康严重损害的重大传染病疫情、群体性不明原因疾病、重大食物和职业中毒以及其他严重影响公众健康的事件。2001 年美国疾病预防控制中心将突发公共卫生事件定义为：发生的或即将发生的威胁健康或引起疾病的事件。

（二）传染病突发公共卫生事件

是指突然发生的造成或可能造成社会公众健康严重损害的重大传染病疫情以及群体性不明原因的疾病暴发并不能排除人际传播的事件。近些年来，许多重大的突发公共卫生事件层出不穷，如 SARS、新型禽流感、埃博拉出血热、新型甲型 H1N1 流感等传染病暴发流行。

二、特征

传染病突发公共卫生事件的发生，不仅严重威胁相关人群的身心健康，而且，严重的事件会危及社会经济的发展和国家安全。它与一般突发公共卫生事件也有一些明显的区别。

（一）突发性事件

具有突然性，患病人数呈暴发式增长，不可预测或难以预测。

（二）公共属性

突发事件所危及的对象不是特定的人，而是不特定的社会群体，在事件影响范围内的人都有可能受到伤害。

（三）病因多样性

传染病可由病毒、细菌、支原体、衣原体、立克次体、真菌等多种病原微生物引起；有的传染病暴发初期病因尚不明，或短时间内难以确定。

（四）传播广泛性

疾病的传播很广，可通过水、空气、密切接触等多种方式传播，并且，通过飞机、轮船、高铁、汽车等交通工具在短时间内广泛传播。

（五）患病人数多

之所以成为公共卫生事件就是因为在短时间内有多人发病。当然，根据危害程度，将每种疾病的患病人数设定一个基数，超过基数就成为公共卫生事件，否则，就作为散发病例。例如，水痘发病人数在 10 日内、在某个小单位或集体出现 10 人及 10 人以上患病即为公共卫生事件。

（六）危害程度大

危害表现为直接危害和间接危害。直接危害一般为事件直接导致的即时性损害，间接危害一般为事件的继发性损害或危害，例如，事件引发公众恐慌、焦虑情绪等，对社会、政治、经济产生影响。

（七）综合治理难

由于可能牵涉的患者多、单位多、住院人数多、医疗用品需求大等原因，加上社会因素如交通运输、学校、工厂、政府部门等，因此，治理难度较大，需要整体协调。

（八）社会影响广

极易造成公众恐慌，导致社会秩序混乱。

（九）经济损失大

严重者造成经济停摆。

第二节　分级与分类

一、与传染病突发公共卫生相关事件的分级

根据突发公共卫生事件的性质、危害程度、涉及范围，划分为一般（Ⅳ级）、较大（Ⅲ级）、重大（Ⅱ级）和特别重大（Ⅰ级）4 级。

（一）Ⅰ级

有下列情形之一者为特别重大突发公共卫生事件。

1. 肺鼠疫、肺炭疽在大、中城市发生并有扩散趋势，或肺鼠疫、肺炭疽疫情波及 2 个以上的省份，并有进一步扩散趋势。

2. 发生传染性非典型肺炎、人感染高致病性禽流感病例，并有扩散趋势。

3. 涉及多个省份群体性不明原因的疾病，并有扩散趋势。

4. 发生新传染病或我国尚未发现的传染病发生或传人，并有扩散趋势，或发

现我国已消灭的传染病重新流行。

5. 发生烈性病菌株、毒株、致病因子等丢失事件。

6. 周边以及与我国通航的国家和地区发生特大传染病疫情，并出现输入性病例，严重危及我国公共卫生安全的事件。

7. 国务院卫生行政部门认定的其他特别重大突发公共卫生事件。

（二）Ⅱ级

有下列情形之一者为重大突发公共卫生事件。

1. 在一个县（市）行政区域内，一个平均潜伏期内（6 日）发生 5 例以上肺鼠疫、肺炭疽病例，或者相关联的疫情波及 2 个以上的县（市）。

2. 发生传染性非典型肺炎、人感染高致病性禽流感疑似病例。

3. 腺鼠疫发生流行，在一个市（地）行政区域内，一个平均潜伏期内多点连续发病 20 例以上，或流行范围波及 2 个以上市（地）。

4. 霍乱在一个市（地）行政区域内流行，1 周内发病 30 例以上，或波及 2 个以上市（地），有扩散趋势。

5. 乙类、丙类传染病波及 2 个以上县（市），1 周内发病水平超过前 5 年同期平均发病水平 2 倍以上。

6. 我国尚未发现的传染病发生或传入，尚未造成扩散。

7. 发生群体性不明原因疾病，扩散到县（市）以外的地区。

8. 发生重大医源性感染事件。

9. 预防接种或群体预防性服药出现人员死亡。

10. 一次食物中毒人数超过 100 人并出现死亡病例，或出现 10 例以上死亡病例。

11. 境内外隐匿运输、邮寄烈性生物病原体、生物毒素造成境内人员感染或死亡的。

12. 省级以上人民政府卫生行政部门认定的其他重大突发公共卫生事件。

（三）Ⅲ级

有下列情形之一的为较大突发公共卫生事件。

1. 发生肺鼠疫、肺炭疽病例，一个平均潜伏期内病例数未超过 5 例，流行范围在一个县（市）行政区域以内。

2. 腺鼠疫发生流行，在一个县（市）行政区域内，一个平均潜伏期内连续发病 10 例以上，或波及 2 个以上县（市）。

3. 霍乱在一个县（市）行政区域内发生，1 周内发病 10～29 例，或波及 2 个以上县（市），或市（地）级以上城市的市区首次发生。

4. 1 周内在一个县（市）行政区域内，乙、丙类传染病发病水平超过前 5 年同期平均发病水平的 1 倍以上。

5. 在一个县（市）行政区域内发现群体性不明原因的疾病。

6. 一次食物中毒人数超过 100 人，或出现死亡病例。

7. 预防接种或群体预防性服药出现群体心因性反应或不良反应。

8. 市（地）级以上人民政府卫生行政部门认定的其他较大突发公共卫生事件。

（四）Ⅳ级

有下列情形之一的为一般突发公共卫生事件。

1. 腺鼠疫在一个县（市）行政区域内发生，一个平均潜伏期内病例数未超过 10 例。

2. 霍乱在一个县（市）行政区域内发生，1 周内发病 9 例以下。

3. 一次食物中毒人数 30～99 人，未出现死亡病例。

4. 县级以上人民政府卫生行政部门认定的其他一般突发公共卫生事件。

二、与传染病突发公共卫生事件的分类

根据事件的成因和性质，与传染病有关的突发公共卫生事件可分为 4 类。

（一）重大传染病疫情

是指某种传染病在短时间内发生、波及范围广泛，出现大量的患者或死亡病例，其发病率远远超过常年水平。比如，1988 年在上海发生的甲型肝炎暴发；2004 年在青海发生的鼠疫疫情等。

（二）群体性不明原因疾病

是指在短时间内，某个相对集中的区域，同时或相继出现具有共同临床表现的患者，且病例不断增加，范围不断扩大，又暂时不能明确诊断的疾病。如传染性非典型肺炎疫情发生之初，由于对该病病原方面认识不清，虽然知道这是一组同一症状的疾病，但对其发病机制、诊断标准、流行途径等认识不清，这便是群体性不明原因疾病的典型案例。随着科学研究的深入，才逐步认识到其病原体是由冠状病毒的一种变种所引起。

（三）新发传染性疾病

狭义是指全球首次发现的传染病，广义是指一个国家或地区新发生的、新变异的或新传入的传染病。世界上新发现的 32 种新传染病中，有 50% 左右已经在我国出现，新出现的肠道传染病和不明原因疾病对人类健康构成的潜在危险十分严重，处理的难度及复杂程度进一步加大。

（四）群体性预防接种反应和群体性药物反应

是指在实施疾病预防措施时，出现免疫接种人群或预防性服药人群的异常反应。这类反应原因较为复杂，可以是心因性的，也可以是其他异常反应。

第三节　传染病突发公共卫生事件处置

在突发公共卫生事件中传染病的因素占有相当大的比例，由于引起公共卫生事件的传染病都存在传染性强、传播速度快、对人类身心健康危害性大，并容易引起公众的恐慌，因此，加强对传染病突发事件的处置有重大意义。

一、处置原则

传染病突发公共卫生事件处置原则如下。

1. 及时明确诊断与救治患者。在详细询问病史、查体及有关实验室检查的同时，尽快对患者进行救治，最大限度地减少患者的死亡率。

2. 加强对传染病接触者的管理。

3. 详细的流行病学调查。

4. 疫区的及时处理。

5. 健康宣传教育。

6. 信息公开，科学透明。

二、流行病学调查

传染病突发公共卫生事件发生后，要及时报告上级有关部门，卫生防疫机构应在最短的时间内抵达疫情现场，根据发病情况制订科学、先进、合理、完整、有效的调查设计表，着手开展流行病学调查，通过切实可行的干预和调查统计，尽早发现引起传染病突发公共卫生事件的原因，并且，采取针对性措施，促使疫情有效控制。

针对性的措施要科学严谨，主要应急措施包括：根据流行病学的调查情况，尽快查明引起传染病的病因、传染源、传播途径、高危人群及影响因素；迅速对患者进行救治隔离，对密切接触者进行医学隔离观察；重点做好组织准备、建立病例定义、核实病例、描述性"三间分布"、建立假设并验证假设、采取的控制措施、完善现场调查和书面报告等。

三、医院应急处置的评价指标

医院是传染病暴发诊断和救治隔离的重要场所，医院应对能力建设的好坏直接影响到对传染病突发公共卫生事件的处置效率，具体评价指标如下。

1. 应急指挥组织系统。如指挥机构、应对专家库、与其他部门协作等。

2. 应急预案。如各种应急预案、完善预案的内容、可及性和评估修订等。

3. 监测预警。如常规监测项目的种类、监测结果的系统分析、异常指标的及时报告。

4. 实验室管理与诊断。如严格的管理制度和操作规程、迅速扩大处理和检测标本的能力、符合防护要求的负压实验室和分离鉴定病原微生物的能力。

5. 救治人员。如应对传染病疫情紧急小组、急诊科、传染科、储备人员等。

6. 独立的发热门诊。设置独立的挂号、缴费、检验、检查、取药、疫情报告等系统。

7. 病床应急。如隔离病房床位、ICU 床位、急诊床位、备用床位等。

8. 应急药品及救治器材。

9. 医疗救治方案与措施。

10. 防疫感染控制应急。如人员、消毒药品及器材。

11. 个人防护准备。如防护衣、面罩、口罩、洗手液、消毒液等。

12. 应急后勤保障。如水、电、氧气等。

13. 医护人员的培训。

14. 对外宣传及消息发布。

四、健康教育

对于突然出现的传染病公共卫生事件，政府部门和医疗防疫机构需要做大量的工作，既涉及卫生法律法规、流行病学调查、疾病筛查，又涉及患者诊疗、密切接触者隔离观察和消毒防疫，因此，迫切需要向公众及时发布消息，了解疾病的有关防治知识，正确掌握和引导舆论方向，而这些则需要向公众宣传有关应对突发传染病公共卫生事件的个人要求，如有关健康和疾病的基本知识、技术、技能、观念和行为模式等，以便能够形成应对突发事件的良好基础；可以利用如电视、广播、报纸、网络、短信、电话、板画、社区等方式宣传。只有公众对突发的传染病有所了解，才能较好地疏导公众心理，提高群众的心理承受能力，增强全社会对突发事件的防范意识和应对能力。

五、专业人员技能培训

早在 2005 年卫生部发文要求：各级卫生行政部门要把重点传染病防治知识培训纳入住院医师规范化培训、继续医学教育、岗位培训和乡村医生在岗培训制度中管理，将传染病防治知识作为卫生技术人员业务培训的主要内容，并进行重点考核。但在实际工作中，仍有一些突发传染病公共卫生事件的发生与初期首诊医师检查不细、个别防疫机构重视不够、病原微生物检测方面经验不足，以及医务人员防护意识不到位等多种因素有关。卫生人员作为首例患者及陆续发生的患者信息提供者，其对已发生或将发生的突发事件的灵敏性、警觉性和专业高素养性以及高效的处理能力对在第一时间内诊断和控制疫情至关重要。

六、护理干预措施

1. 成立统一指挥的护理指挥系统　根据发病的人数及事态的严重程度，科学制订救治护理方案、应急预案，合理配备护理人员，加强护理人员的专业知识培训计划。

2. 护理人员的专业技术培训　要经常培训各种传染病尤其是重点传染病的相关知识、护理技能和防护技能，熟练掌握穿脱防护服、正确佩戴口罩、七步洗手及消毒隔离技术，掌握各种消毒液体的配制及使用规定。

3. 护理队伍的心理素质培训　要不断训练和提高护理人员的心理素质，处事不惊，沉着应战，学会自我调节情绪，战胜恐惧心理，善于与患者、家属及护士之间的有效沟通，避免心理应急反应损害护士的心身健康。

4. 突发传染病应急预案的演练　通过实战化的演练，可以检验预案的科学性和合理性，不断完善预案流程，努力提高护理人员的应急能力和解决问题的能力。

七、应急处置中的注意事项

1. 传染病管理的制度落实问题。如传染病报告制度、防护制度、消毒隔离制度、预防制度等。

2. 传染病突发事件处置能力不足问题。维持正常的社会秩序，避免大范围的社会恐慌，迅速控制事态的发展扩大。

3. 群众自我防范意识薄弱问题。如宣传不到位、群众传染病防护知识不足，要提高群众的自我防护意识和能力。

4. 传染病防治监督力度不够问题。

5. 信息公开和消除大众疑惑问题。政府部门引导公众树立正确的健康观念，形成健康的公众心理。

八、传染病突发公共卫生事件建设的思考

1. 进一步完善传染病突发公共卫生事件应急法制体系　过去，我国的传染病突发公共卫生事件的应急处置虽有明显改善，但从一些事件的处置结果来看仍有明显不足，如比较分散、统一协调性不够，有时仍局限于"头痛医头，脚痛医脚"。应吸取经验和教训，进一步构建整体性和专业性的法律体系，使执行部门有法可依，更好地促进社会的稳定、公民的认同。

2. 进一步完善政府绩效评价和问责指标体系　我国政府突发公共卫生事件绩效评价指标体系的构建已有一定的起色，但仍在不断的探索和发展中。

3. 构建传染病突发公共卫生事件预警机制　目前处于全球化时代，各种危机频发，特点各异，然而，我国传染病突发公共卫生事件应急管理系统虽有专业的政府应急部门管理，但社会综合安全预警监控机构和专业的预警队伍仍需进一步加大建设力度，以便当危机发生时或即将发生时能迅速高效地应对。

第十章

传染病的消毒、隔离与控制技术

第一节 消毒技术

消毒技术是指用化学、物理、生物等方法消除或杀灭停留在不同传播媒介物体或环境中的病原体，借以切断传染途径，阻止和控制传染病的发生。其目的是防止病原体的扩散引起社会传染病的发生及流行，同时，也防止患者被其他病原体感染引起交叉感染或并发症，并保护医护人员免受感染。

一、传染病消毒的种类

（一）疫源地消毒

指对有传染源（患者或病原携带者）存在的地区进行消毒以避免病原体向外扩散。

（二）预防性消毒

指在未发现传染源的情况下，对可能被病原体污染的物品、场所和人体进行消毒措施。如公共场所消毒、运输工具消毒、饭前便后洗手等。

二、医院常见各种污染物品的消毒

（一）地面、墙壁、门窗

若只进行物体表面消毒时，应按照先上后下、先左后右的方法，依次进行喷雾消毒。喷雾消毒可用有效氯为 1000～2000mg/L 的含氯消毒剂溶液。泥土墙吸液量为 150～300 ml/m²，水泥墙、木板墙、石灰墙为 100ml/m²。对上述各种墙壁的喷洒消毒剂溶液不宜超过其吸液量。地面消毒先由外向内喷雾一次，喷药量为 200～300ml/m²，待室内消毒完毕后，再由内向外重复喷雾一次。以上消毒处理，作用时间应不少于 60 分钟。

（二）空气

人员离开，房屋经密闭后，按每立方米用 0.05% 二氧化氯溶液 20ml 量进行气溶胶喷雾消毒，作用 1 小时后即可开窗通风。

（三）衣服、被褥、书报、纸张

耐热、耐湿的纺织品可煮沸消毒 30 分钟，或用流通蒸汽消毒 30 分钟，或用为 25～500mg/L 的含氯消毒剂浸泡 30 分钟；对污染严重、经济价值不大的物品和废弃物，在征得患者和（或）家属同意后焚烧。

（四）患者排泄物和呕吐物

对患者的排泄物、分泌物要及时消毒处理。每病床须设置加盖容器，装足量 1500～2500mg/L 有效氯溶液，用作排泄物、分泌物的随时消毒。将排泄物、分泌物直接放入消毒液中，作用时间为 30～60 分钟。消毒后可直接倒入病房卫生间。

（五）餐（饮）具

首选煮沸消毒时间 15～30 分钟，或流通蒸汽消毒 30 分钟。也可用 25～500mg/L 含氯消毒剂溶液浸泡 30 分钟后，再用清水洗净。

（六）食物

患者的剩余饭菜不可再食用，煮沸 30 分钟，或用 20%漂白粉乳剂、50 000mg/L 的含氯消毒剂溶液浸泡消毒 2 小时后处理。也可焚烧处理。

（七）家用物品家具

可用 1000～2000mg/L 的含氯消毒剂进行浸泡、喷洒或擦洗消毒。

（八）手与皮肤

用 0.5%碘伏溶液（含有效碘 5000mg/L）或 0.5%氯己定醇溶液涂擦，作用 1 ～3 分钟。也可用 75%乙醇浸泡 1～3 分钟。

（九）患者尸体

对患者的尸体用 1000～2000mg/L 的含氯消毒剂浸湿的布单严密包裹后尽快火化。

（十）运输工具

车、船内空间，可用 1000～2000 mg/L 的含氯消毒剂溶液喷洒至表面湿润，作用 60 分钟，消毒后再用清水擦洗表面以去除余氯。密封空间，可按每立方米用 0.05% 二氧化氯溶液 20ml 进行气溶胶喷雾消毒，作用 60 分钟。

（十一）垃圾

可燃物质尽量焚烧，也可喷洒 10 000mg/L 的含氯消毒剂溶液，作用 60 分钟以上。消毒后深埋。

三、消毒范围与对象

疫点终末消毒的范围和对象应根据不同传染病的特性由流行病学医师根据有关指征确定。应包括被传染源排出的病原体污染的物品和环境、患者尸体等。

1. 对呼吸道传染病如非典型肺炎、人感染高致病性禽流感、百日咳、白喉、麻疹、肺结核、流脑等进行空气和物表消毒。

2. 对肠道传染病如霍乱、脊髓灰质炎、伤寒和副伤寒等只进行物体表面的消毒。

3. 对动物源性传染病如鼠疫、肾综合征出血热、钩端螺旋体病、炭疽等在消毒的同时进行杀虫和（或）灭鼠。

四、终末消毒程序

1. 在出发前，应检查所需消毒用具、消毒剂和防护用品，做好准备工作。

2. 消毒人员到达疫点，首先查对门牌号和患者姓名，并向有关人员说明来意，做好防疫知识宣传，禁止无关人员进入消毒区域内。

3. 对脱掉的外衣应放在自带的布袋中（不要放在污染或可能受到污染的地方）。穿工作衣、隔离服、胶鞋（或鞋套），戴口罩、帽子、防护眼镜、一次性乳胶手套等。

4. 仔细了解患者患病前和患病期间居住的房间、活动场所，用过的物品、家具，吐泻物、污染物倾倒或存放地点，以及污水排放处等，据此确定消毒范围和消毒对象。根据消毒对象及其污染情况，选择适宜的消毒方法。

5. 进入疫点时，应先用喷雾消毒的方法在地面消毒出一条宽 1.5m 左右的通道，供消毒前的采样和其他处理用。

6. 消毒前应关闭门窗，将未被污染的贵重衣物、饮食类物品、名贵字画及陈列物品收藏好。

7. 对室内空气和物体表面进行消毒。

8. 室内消毒后，若可能存在污染，应对厕所、垃圾、下水道口、自来水龙头、缸水和井水等进行消毒。

9. 疫点消毒工作完毕，对消毒人员穿着的工作服、胶靴等进行喷洒消毒后脱下。将衣物污染面向内卷在一起，放在布袋中带回消毒。所用消毒工具表面用消毒剂进行擦洗消毒。

10. 填写疫点终末消毒工作记录。

11. 离开病家前，嘱患者和（或）家属在达到消毒作用时间后再开窗通风，擦拭打扫。

五、消毒剂的使用

（一）醇类消毒剂

1. 有效成分 乙醇含量为 70%～80%（v/v），含醇手消毒剂>60%（v/v），复配产品可依据产品说明书。

2. 应用范围 主要用于手和皮肤消毒，也可用于较小物体表面的消毒。

3. 使用方法 卫生手消毒：均匀喷雾手部或涂擦揉搓手部 1～2 遍，作用 1 分钟；外科手消毒：擦拭 2 遍，作用 3 分钟；皮肤消毒：涂擦皮肤表面 2 遍，作用 3 分钟；较小物体表面消毒：擦拭物体表面 2 遍，作用 3 分钟。

4. **注意事项** 单用乙醇进行手消毒后建议使用护手霜；易燃注意远离火源；不可用于空气消毒，不宜用于脂溶性物体表面的消毒，对乙醇过敏者慎用；避光，置于阴凉、干燥处密封保存；置于儿童不易触及之处。

（二）含氯消毒剂

1. **有效成分** 以有效氯计，漂白粉≥20%，二氯异氰尿酸钠≥55%，"84"消毒液依据产品说明书，常用为2%～5%。

2. **应用范围** 主要适用于物体表面、织物等污染物品及水、果蔬、餐具等的消毒。次氯酸还可用于空气、手、皮肤和黏膜的消毒。

3. **使用方法** 物体表面消毒时，使用浓度500mg/L；疫源地消毒时，物体表面使用浓度1000mg/L，有明显污染物时，使用浓度1000mg/L；室内空气和水等其他消毒时，依据产品说明书。

4. **注意事项** 配制和分装高浓度消毒液时，应戴口罩和手套；使用时应戴手套，避免接触皮肤。不慎溅入眼睛时，应立即用水冲洗，严重者应就医；外用消毒剂，不得口服，置于儿童不易触及之处。

（三）二氧化氯消毒剂

1. **有效成分** 活化后二氧化氯含量≥2000mg/L，无须活化产品依据产品说明书。

2. **应用范围** 主要用于水（饮用水、医院污水）、物体表面、餐具、食品加工工具和设备、瓜果蔬菜、医疗器械（含内镜）和空气的消毒处理。

3. **使用方法** 物体表面消毒时，使用浓度50～100 mg/L，作用10～15分钟；生活饮用水消毒时，使用浓度1～2 mg/L，作用15～30分钟；医院污水消毒时，使用浓度20～40 mg/L，作用30～60分钟；室内空气消毒时，依据产品说明书。

4. **注意事项** 外用消毒剂不得口服，要置于儿童不易触及处，不宜与其他消毒剂、碱或有机物混用；本品有漂白作用；对金属有腐蚀性。使用时应戴手套，避免高浓度消毒剂接触皮肤和吸入呼吸道，不慎溅入眼睛时，应立即用水冲洗，严重者应就医。

（四）过氧化物类消毒剂

1. **有效成分** 过氧化氢消毒剂：过氧化氢（以H_2O_2计）质量分数3%～6%。过氧乙酸消毒剂：过氧乙酸（以$C_2H_4O_3$计）质量分数15%～21%。

2. **应用范围** 适用于物体表面、室内空气消毒，皮肤伤口消毒，耐腐蚀医疗器械的消毒。

3. **使用方法**

（1）物体表面：0.1%～0.2%过氧乙酸或3%过氧化氢，喷洒或浸泡消毒作用时间30分钟，然后用清水冲洗去除残留消毒剂；室内空气消毒：0.2%过氧乙酸或3%过氧化氢，用气溶胶喷雾方法，用量按10～20ml/m³（1g/m³）计算，消毒作用60分钟，然后通风换气；也可使用15%过氧乙酸加热熏蒸，用量按7ml/m³计算，熏蒸作用 1～2 小时，然后通风换气；皮肤伤口消毒：3%过氧化氢消毒液，直接冲洗皮肤表面，作用 35 分钟。

（2）医疗器械消毒：耐腐蚀医疗器械的高水平消毒，6%过氧化氢浸泡，作用 120 分钟，或 0.5%过氧乙酸冲洗，作用 3～5 分钟。消毒结束后应使用无菌水冲洗去除残留消毒剂。

4. 注意事项

（1）液体过氧化物类消毒剂有腐蚀性，对眼睛、黏膜和皮肤有刺激性，有灼伤的危险，若不慎接触，应用大量清水冲洗并及时就医。

（2）在实施消毒作业时，应佩戴个人防护用具。

（3）如出现容器破裂或渗漏现象，应用大量清水冲洗，或用沙子、惰性吸收剂吸收残液，并采取相应的安全防护措施。

（4）易燃易爆，遇明火、高热会引起燃烧爆炸；与还原剂接触，遇金属粉末有燃烧爆炸的危险。

（五）含碘消毒剂

1. 有效成分

（1）碘酊：有效碘 18～22g/L，乙醇 40%～50%。

（2）碘伏：有效碘 2～10g/L。

2. 应用范围

（1）碘酊：适用于手术部位、注射和穿刺部位皮肤及新生儿脐带部位皮肤消毒，不适用于黏膜和敏感部位皮肤消毒。

（2）碘伏：适用于外科手术及前臂、黏膜冲洗消毒等。

3. 使用方法

（1）碘酊：用无菌棉拭或无菌纱布蘸取本品，在消毒部位皮肤擦拭 2 遍以上，再用棉拭或无菌纱布蘸取 75%医用乙醇擦拭脱碘。使用有效碘 18～22mg/L，作用 1～3 分钟。

（2）碘伏：外科手术前及前臂消毒，在常规刷手的基础上，用无菌纱布蘸取使用浓度碘伏均匀擦拭，从手指指尖擦至前臂部位和上臂下 1/3 部位。使用有效碘 2～10g/L。

4. 注意事项　外用消毒，禁止口服；对本品过敏者禁用。

（六）含溴消毒剂

1. 有效成分　依据产品说明书。

2. 应用范围　适用于物体表面的消毒。

3. 使用方法　物体表面常用浸泡、擦拭或喷洒等方法。

4. 注意事项　远离易燃物及火源；有腐蚀性和刺激性气味，严禁与人体接触。

（七）酚类消毒剂

1. 有效成分　依据产品说明书。

2. 应用范围　适用于物体表面和织物等的消毒。

3. 使用方法　有效成分 1000～2000mg/L 擦拭消毒 15～30 分钟。消毒接触后，对物体表面用清水擦拭干净。

4. 注意事项　苯酚、甲酚对人体有毒性，在对环境和物体表面进行消毒处理时，应做好个人防护。如有高浓度溶液接触到皮肤，可用乙醇擦去或用大量清水冲洗。

（八）季铵盐类消毒剂

1. 有效成分　依据产品说明书。

2. 应用范围　适用于环境与物体表面的消毒。

3. 使用方法　物体表面消毒：无明显污染物时，使用浓度 1000mg/L；有明显污染时，使用浓度 2000mg/L；卫生手消毒：清洁时使用浓度 1000mg/L；污染时使用浓度 2000mg/L。

4. 注意事项　外用消毒剂，不得口服，应置于儿童不易触及处。不能与肥皂洗涤剂、碘、高锰酸钾、过氧化氢等同用。

六、消毒人员工作注意事项

1. 出发前，检查应携带的消毒工具是否齐全无故障，消毒剂是否足够。

2. 应主动取得患者及家属和相关人员的配合。应尽量采用物理方法消毒。在用化学方法消毒时应尽量选择对相应致病微生物杀灭作用良好、对人畜安全、对物品损害轻微、对环境影响小的消毒剂。

3. 工作人员在工作中要注意个人防护，严格遵守操作规程和消毒制度，以防受到感染。

4. 消毒过程中，不得随便走出消毒区域，禁止无关人员进入消毒区内。

5. 消毒应有条不紊，突出重点。凡应消毒的物品，不得遗漏。严格区分已消毒和未消毒的物品，勿使已消毒的物品被再次污染。

6. 携回的污染衣物应立即分类做最终消毒。

7. 清点所消耗的药品器材，加以整修、补充。

8. 填好的消毒记录应及时上报。

第二节　传染病的隔离技术

传染病隔离是预防和阻止感染因子经患者或病原携带者传播给其他人的各种技术或方法的总称。

一、传染病隔离原则

1. 接触患者时戴口罩、穿隔离衣、戴手套。
2. 接触患者污染物后及护理下一位患者前均要洗手。
3. 污染物品应彻底消毒后弃去，实施无害化处理。

二、传染病隔离种类与标志

（一）呼吸道隔离（蓝色标志）

除上述一般隔离措施外，相同病种可同住一室，床间距至少 2m；痰具每日消毒；病室每日通风至少 3 次；紫外线空气消毒，每日 2 次；保持适宜的室温、湿度。

（二）消化道隔离（棕色标志）

同病种患者同住一室，也可与不同病种患者同住一室，但患者之间必须实施床边隔离；患者生活用具专用，用后消毒；室内保持无蝇、无蟑螂。

（三）严密隔离（黄色标志）

患者住单间房；禁止随意开放门窗；患者不得离开病室，禁止探视、陪住；污染敷料与物品装袋，贴标签，严格消毒处理；病室每日消毒。

（四）接触隔离（橙色标志）

与一般隔离要求基本相同。

（五）血液／体液隔离（红色标志）

接触患者或其血液／体液时要戴手套、穿隔离衣；若皮肤接触了血液／体液后要立即清洗；一次性注射用品用后经消毒、销毁处理，避免损伤工作人员皮肤；血液污染室内物品表面时，立即用含氯制剂消毒液清洗消毒。

（六）脓液／分泌物隔离（绿色标志）

污染物弃去时装袋、贴标签、送消毒处理后丢弃。

（七）结核菌隔离（AFB 隔离，灰色标志）

隔离室门窗关闭、有特别通风设备，同疗程者可住同一室；接触患者或污染物后、护理下一位患者前应洗手，可不戴手套。

三、基于切断传播途径的主要隔离方法

（一）严密隔离

适用于经飞沫、分泌物、排泄物直接或间接传播的烈性传染病，如鼠疫、肺炭疽、霍乱、咽白喉、狂犬病等。凡传染性强、死亡率高及一切传播途径不明的传染病，均须采取严密隔离措施。基本措施要求：单间隔离，病原体相同者可同住一室，关闭门窗或通向人流通道的门窗应关闭。病室通风换气与地面、物表消

毒每日 1~2 次。进入病室者应穿隔离衣、鞋,戴口罩、帽子及手套。离开病室时应消毒双手,脱去隔离衣、鞋。患者不能离开隔离室,如必须移出,应妥善覆盖,以防在移动过程中污染环境和他人。有呼吸道感染或手指皮肤破损者,应停止接触此类患者(霍乱例外)。室内物品固定使用,未经消毒或隔离包装不得移出病室。所用物品,须消毒后方可再用。呕吐物、分泌物、排泄物应严格消毒后废弃。污染用品应装污物袋,标记、消毒后送出销毁或洗消处理。患者出院或死亡后,病室及一切用具均须严格执行终末消毒,经检测合格后方可再用。

(二)呼吸道与飞沫传播的隔离

呼吸道隔离主要用于防止通过空气中飞沫传播的感染性疾病,适用于流行性感冒、麻疹、水痘、流行性腮腺炎、猩红热、白喉、百日咳、流行性脑脊髓膜炎及支原体肺炎等。基本措施要求:患者应单间安置,加强通风;无条件时,相同病原微生物感染患者可同住一室,但患者之间与探视者之间相隔空间须在 1m 以上,并尽快转送有条件收治的传染病院或卫生行政部门指定的医院进行收治,同时注意转运过程中医务人员的防护。患者病情允许时,应戴外科口罩,并限制传染病患者的活动范围。医务人员进入确诊或可疑传染病患者房间,进行可能产生喷溅的诊疗操作时,应戴帽子,穿隔离衣,戴外科口罩或医用防护口罩。当接触患者及其血液、体液、分泌物、排泄物等物质时,必须戴手套,护理下一位患者前应洗手。患者所用食具每餐消毒,痰杯每日消毒 1 次,呼吸道分泌物应于消毒后废弃。患者有必要离开病室时,必须戴口罩。室内空气每日应用紫外线灯照射消毒 1~2 次,每次不少于 30 分钟。

(三)消化道隔离

又称肠道隔离,主要适用于由患者呕吐物、排泄物直接或间接污染食物或水源而引起的传播疾病,如细菌性痢疾、甲型肝炎、戊型肝炎、伤寒及副伤寒、脊髓灰质炎等,通过隔离切断粪-口传播途径。基本措施要求:不同病种的患者,原则上应分室收治。病室内应无蝇、无蟑螂,地面及物体表面消毒每日 1~2 次。密切接触患者时,应穿隔离衣,戴口罩,接触污染物时须戴手套,不同病种应更换隔离衣。接触患者、污物、护理下一名患者前严格洗手。患者的用品、食具、便器、排泄物、呕吐物等,均须消毒,最好各自专用。指导患者饭前便后洗手。

(四)接触隔离

接触隔离主要适用于婴幼儿急性呼吸道感染,如咽炎或肺炎、新生儿淋球菌、眼结膜炎、狂犬病、皮肤炭疽病等。对确诊或可疑感染接触传播病原微生物(如肠道感染、多重耐药菌感染、皮肤感染等)的患者,在进行标准预防的基础上,还应采用接触隔离预防。基本措施要求:患者安置在单人隔离房间,无条件时可将同种病原体感染患者同室安置,限制患者活动范围。减少转运,如必须转运时,应尽量减少对其他患者和环境表面的污染。进入隔离病室应戴口罩,穿一次性隔离衣或防护服,接触患者包括接触患者的血液、体液、分泌物、排泄物等物质时,应戴手套，手上有破损者，应停止接触此类患者。接触患者及其污染物后，或为下一位患者进行诊疗操作前应洗手。离开病室前，脱下一次性隔离衣或防护服，并严格进行卫生洗手或手消毒。患者用品不得转交他人使用，一切污染物品，须严密消毒后方可使用。污染物应装袋、做好标记，送出销毁或洗消处理。隔离室应有隔离标志，并限制人员出入。

（五）血液与体液隔离

血液、体液隔离主要适用于乙型肝炎、丙型肝炎、梅毒、钩端螺旋体病、登革热、AIDS 等。基本措施要求：同种病原体感染可同室安置。个人卫生不能自理或出血不易控制的易污染者单间隔离。血液、体液可能污染工作服时，应穿隔离衣，接触血液、体液时，应戴手套，戴口罩必要时戴防护眼镜。手被血液、体液污染或可能污染后，应立即洗手，手消毒。工作中严防被注射针头等利器刺伤，患者用过的针头和注射器，应放入防水、防刺穿并有标记的容器内，送去焚烧或灭菌等无害化处理。

（六）结核病隔离

结核病隔离仅适用于痰菌阳性或 X 线胸片或 CT 显示活动性病灶阴影的肺结核及白喉结核患者。隔离基本措施包括：同病种患者可同室安置诊疗，关闭门窗，应有特殊的通风装置。密切接触患者应戴口罩，穿隔离衣。接触患者及其污物，或护理下一位患者时均应洗手。污染物应彻底消毒清洗，无利用价值的可进行焚化销毁处理。

（七）昆虫隔离

昆虫隔离主要适用于以昆虫为媒介所传播的各种疾病，如疟疾、乙型脑炎、肾综合征出血热、斑疹伤寒等。在临床上要根据昆虫类型来确定隔离方式与措施。如疟疾和乙型脑炎主要是由蚊虫叮咬传播，因此要采取灭蚊措施或防护措施。

（八）防护性隔离

防护性隔离也称反向隔离、逆向隔离，主要适用于抵抗力低下或极易感染的患者，如严重烧伤、早产儿、高龄、白血病患者，以及器官移植或免疫缺陷患者。基本措施要求：设置专用隔离室，患者单间隔离。进入患者隔离室人员，应穿隔离衣、戴口罩、帽子、手套、穿专用拖鞋或鞋套等。接触患者前后或为下一位患者进行诊疗操作时均应进行卫生洗手或手消毒。患呼吸道疾病或咽部带菌者（包括医务人员）不得接触患者。未经消毒灭菌处理的物品，不得进入隔离区域使用。病室空气、地面、物体表面，应每日进行清洁、消毒处理。

（九）特殊急性呼吸道传染性疾病的隔离

特殊急性呼吸道传染性疾病主要是指甲型 HIN1 流感、人禽流感、非典型肺炎、新冠肺炎等。这类疾病传染性强、传播快、易感人群广，如不及时控制，极易导致大流行和医院感染暴发，造成人们心理恐慌，影响社会稳定，因此要高度重视，严格采取防护措施，进行全方位的积极防控。

基本措施要求：在隔离区工作的医务人员，应正确掌握消毒、隔离的要求、方法和技能，每日测体温 2 次，体温超过 37.5℃时，应及时就诊，医务人员未经专门防护培训不得进入传染病区工作。严格执行区域划分的流程，按程序做好个人防护。进入传染病区应穿工作衣裤、防护服（内层）、隔离衣（外层），戴一次性帽子、医用防护口罩、防护面屏、防护眼镜、手套，穿胶靴、鞋套，严格洗手或进行手消毒。在进行吸痰、气管切开、气管插管等操作，或进行可能被患者分泌物及体内物质喷溅或飞溅的诊疗护理前，应戴面罩，全面型呼吸防护器。对传染病区的空气、物体表面的消毒，严格执行国家卫生部制定的相关标准和原则。医疗废物的处理，应先进行严格消毒或无害化处理后，再密封焚烧处理。医用防护口罩可持续应用 6～8 小时，遇到污染或潮湿时应及时更换。戴眼镜的医务人员，在离开隔离区前应对眼镜进行消毒。医务人员接触多个同类传染患者时，防护服及隔离衣可连续应用，接触疑似患者必须一人一用一更换，当被患者的血液、体液、污物污染时应及时更换。

第三节　传染病隔离病区的基本建设要求

一、综合性医院的建筑布局与功能分区

（一）综合性医院的基本建筑布局

综合性医院建筑布局应科学合理规划，既是从医院基础管理的需要出发，也是医院感染控制规范所要求的基本标准。应严格区分生活区和诊疗区，建立明确的服务流程，实施生活与诊疗区相对隔离，以确保洁污分流、人车分流和病患与工作人员分流，尽可能减少或避免医院感染以及传染病疫情扩散的概率。

根据医务人员和患者获得感染危险性的高低，医院建筑规划可划分为 4 个区域，各建筑区域相对分开，所属科室相对集中，隔离病区相对独立，并远离普通病房和生活区。

1. 清洁区（低危险区）　包括行政管理区、生活服务区、职工宿舍等。
2. 在污染区（中等危险区）　包括普通门诊、普通病房等。
3. 污染区（高危险区）　如发热门诊、急诊、感染疾病门诊、传染病科病区（房）等。
4. 重点保护区（极高危险区）　如新生儿室、手术室、重症监护病房等。

（二）综合性医院规范的服务流程

医院功能区各个流程应简捷便利，顺畅可调，科学合理，符合规范。包括患者出入医院门诊、急诊或住院接受治疗流程；探视者、工作人员流程；餐饮服务

与清洁物品供应流程；尸体和医疗废物运出医院流程；各科相互联系与支援流程等；同时，配备非手触式开关的流动水洗手设施，供医务人员和患者洗手。通风系统应区域化独立设置，防止区域间空气交叉污染，隔离区域应尽量采用感应自控门。

（三）综合性医院功能区的设置

区域隔离的建筑布局，有利于防止疾病的传播和不同病种之间的交叉感染。一般分为"三区""两通道"和"两缓冲间"。

1. 三区 是指整个病区有明显的清洁区、潜在污染区和污染区布局。 各区域之间有明确界线，有明显标识和物理隔离屏障。清洁区是指未受到伤病员或污染物品可能污染的区域，包括医护人员会议室、学习室、值班室、专用卫生间、男女更衣室、淋浴室、储物间、配餐间等；潜在污染区，指可能受到传染性病原体污染的区域，包括医生办公室、护士治疗室、护士站、消毒室、内走廊等；污染区，指伤病员及其污染品所在区域，包括病房、检查室、处置室、污物处理间、患者出入院通道等。

2. 两通道 指医务人员的专用通道和患者的专用通道，相互独立。医务人员的通道及出入口设在清洁区一端，而患者的通道及出入口设在污染区一端。

3. 两缓冲间 指在清洁区与潜在污染区之间和潜在污染区与污染区之间应分别设置一个区域，即是一个两侧均有大门的相对阻隔的通道。在缓冲间只有当一侧门关闭后方可开启另一侧门。

不同传染病患者应分室安置，同种疾病患者可以同住一室，两床之间距离不少于1.1m。疑似传染病患者或特殊感染患者应单独安置，隔离病室应设单独通往室外的通道或阳台，并有隔离标志。病房通风设施良好，或装排风扇通风。各区域内应安装非手触摸式开关洗手池。

二、传染病区的功能布局与防护要求

新建、改建及扩建传染病区楼，在选址上应选择位于医院相对独立和能设置独立出入口的区域，并且，该区域宜常年处于下风口的地理位置。遵照"控制传染源、切断传播途径、保护易感人群"的原则，满足传染病患者收治的医疗流程要求，同时，可严格设置清洁区、潜在污染区和污染区，三区之间应当设置缓冲间，医务人员的通道和患者的通道以及洁污不发生交叉。其防护要求如下。

（一）清洁区

包括呼吸道传染病诊治病区，不易受到患者的血液、体液和病原微生物所污染，以及各种传染病患者不应进入的区域。包括医务人员的会议室、清洁办公室、值班室、卫生间、淋浴室、储物间、配餐间等。防护要求：换工作鞋，穿分体式工作服，或洗手衣裤，或工作服，戴口罩（进入潜在污染区戴医用外科口罩，进入呼吸道传染病污染区戴医用防护口罩）和工作圆帽。

（二）潜在污染区

包括在进行呼吸道传染病诊治的病区中，位于清洁区与污染区之间，有可能被患者血液、体液和病原微生物等物质污染的区域。包括医务人员办公室、治疗室、护士站、内走廊以及患者用过的物品和医疗器械等处置室等。

医护走廊及防护用品穿脱均位于此区。有条件的，应分开设置防护用品的穿戴和脱卸；可采用同一走道的两个相邻房间，靠近清洁区的一间作为穿戴防护用品，接近污染区的为脱卸防护用品；也可以分设两个通道，将防护用品的穿戴和脱卸完全分开；条件不具备的，可在同一区域进行穿脱，穿戴靠近清洁区，脱卸靠近污染区，注意穿脱操作不同时进行，穿脱区域均设穿衣镜。

防护要求：在清洁区防护要求基础上，加穿工作服或布质隔离衣或一次性隔离衣（限在此区办公的人员）。

（三）污染区

包括进行呼吸道传染病诊治的病区中，有可能被患者血液、体液和病原微生物等物质污染的区域。包括被其血液、体液、分泌物、排泄物污染物品暂存和处理的场所，如病房、处置室、污物间以及患者入院和出院处理室等。隔离病区另一端有患者出入通道，可设隔离单人间病房（$\geqslant 15m^2$）、隔离双人间及隔离三人间（床间距$\geqslant 1.5m$）。病房设卫生间、坐便器、淋浴、洗手池及地漏，均需设水封。可设各病房独立阳台，患者原则上在房间内活动。

防护要求：在潜在污染区着装的基础上，戴护目镜/防护面屏、穿医用防护服、穿鞋套、戴手套等。

（四）隔离病区的通风要求

1. 隔离病区应设置机械通风系统　机械送、排风系统应当按清洁区、潜在污染区、污染区分区设置独立系统。空气压力应当从清洁区、潜在污染区、污染区依次降低。

2. 机械送风注意安全性　新风应直接取自室外，并且周围不存在污染的情况下，新风机组宜设在独立房间。

3. 隔离区的排风机　应当设在排风管路末端，排风系统的排出口不应邻近人员活动区，排气宜高空排放，排风系统的排出口、污水通气管与送风系统取风口不宜设置在建筑同一侧，并应当保持安全距离。

4. 呼吸道传染病收治病区　应对不能开启、又存在房间内并联的风管进行封堵或拆除，同时病房内加装有过滤装置的强排风，排至楼顶。排风机组开启后，病房卫生间可以形成相对负压，建议持续打开排风机组。

第十一章

传染病的预防与控制措施

第一节　预防原则和防治策略

一、传染病的预防原则

传染病的预防与控制必须坚持传染病的三级预防原则。

（一）一级预防

即病因预防或初级预防，在传染病没有发生和流行前，主要是针对病因及其影响因素采取预防措施。

（二）二级预防

又称"三早"预防，早发现、早诊断、早治疗，即传染病发生后防止其传播、蔓延，同时要做到早报告，甲类传染病和某些其他传染病要做到早隔离。

（三）三级预防

积极治疗，预防伤残，做好康复工作。对于已转为慢性传染病的患者、病原携带者要登记、定期随访、检查、治疗，防止其作为传染源再传播。

二、传染病的防治策略

（一）预防为主

在传染病疫情发生之前，针对可能暴露于病原体并发生传染病的易感人群或传播途径采取措施。

1. 加强易感人群的免疫。

2. 改善人们居住、工作环境卫生条件。

3. 加强大众的健康教育和防病知识。

（二）加强传染病疫情监测

在传染病发生时，要加强在人、动物或植物间进行的传染病疫情监测，可以及时发现、分析、报告、公布传染病疫情有关信息，尽快掌握疫情动态，及早制订主动监测方案，采取相应应对疫情防范措施，以便预防和控制传染病的暴发流行。

（三）建立完善传染病预警制度

建立和完善传染病预警制度可以使社会公众对即将或可能到来的疫情风险提前知晓、及时规避，尽可能降低疫情带来的负面影响以及可能引发的社会恐慌和混乱风险。

（四）严格相关管理

如制订严格的标准和管理规范，加强血液及血液制品、医学生物制品、病原生物有关的生物标本等的管理；加强对从事传染病相关工作人员的培训等。

（五）加强国际合作

传染病的发生发展以及流行与多个国家甚至全世界都可能相关，因此，建立有效的国际合作非常重要和有必要。

第二节　预防控制措施

一、针对传染源的控制措施

（一）针对传染病患者的措施

应做到早发现、早诊断、早报告、早隔离、早治疗。尤其强调早报告是预防和控制传染病流行的重要手段。发现可疑传染病患者或确诊传染病患者后，应迅速向当地卫生机构和疾病预防控制中心报告。患者一经诊断为传染病或可疑传染病，就应按传染病防治法规定实行分级管理。只有尽快管理传染源，才能防止传染病在人群中的传播蔓延。传染病疑似患者必须接受医学检查、随访和隔离措施，不得拒绝。甲类传染病疑似患者必须在指定场所进行隔离观察、治疗。乙类传染病疑似患者可在医疗机构指导下治疗或隔离治疗。

（二）针对病原携带者的措施

对病原携带者，应做好登记、管理和随访，至其病原体检查 2～3 次阴性后。在久治不愈的伤寒或病毒性肝炎病原携带者不得从事饮食、托幼和服务行业工作，病原携带者须暂时离开工作岗位。艾滋病、乙型和丙型病毒性肝炎、疟疾病原携带者严禁献血。

（三）针对密切接触者的措施

凡与传染源有过接触并有受感染可能者均应接受检疫。检疫期为最后接触日至该病的最长潜伏期。

1. 留验　即隔离观察。甲类传染病接触者应留验，即在指定场所进行观察，限制活动范围，实施诊察、检验和治疗。

2. 医学观察　乙类传染病和丙类传染病接触者可正常工作、学习，但需接受体检、测量体温、病原学检查和必要的卫生处理等医学观察。

3. 应急接种和药物预防　对潜伏期较长的传染病可对接触者施行预防接种，此外还可采用药物预防。

（四）针对动物传染源的措施

对危害大且经济价值不大的动物传染源应予以彻底消灭。对危害大的病畜或野生动物应予以捕杀、焚烧或深埋。对危害性不大且有经济价值的病畜可予以隔离治疗。此外，还要做好家畜和宠物的预防接种和检疫。

二、针对传播途径的控制措施

（一）预防性消毒

对可能受到病原微生物污染的场所和物品施行消毒，如乳制品消毒、饮水消毒等。

（二）疫源地消毒

对现有或曾经有传染源存在的场所进行消毒。其目的是消灭传染源排出的致病微生物。疫源地消毒分为随时消毒和终末消毒。①随时消毒：是当传染源还存在疫源地时所进行的消毒；②终末消毒：是当传染源痊愈、死亡或离开后所做的一次性彻底消毒，从而完全清除传染源所播散、留下的病原微生物。只有对外界抵抗力较强的致病性病原微生物才需要进行终末消毒，如霍乱、鼠疫、伤寒、病毒性肝炎、结核、炭疽、白喉等。对外界抵抗力较弱的疾病如水痘、流感、麻疹等一般不需要进行终末消毒。

三、针对易感人群的控制措施

（一）免疫预防

计划免疫是预防传染病流行的重要措施。此外，当传染病流行时，被动免疫可以为易感者提供及时的保护抗体，如注射胎盘球蛋白和丙种球蛋白预防麻疹、流行性腮腺炎、甲型肝炎等。高危人群应急接种可以通过提高群体免疫力来及时制止传染病的大面积流行，如麻疹疫苗在感染麻疹 3 日后或潜伏期早期接种均可控制发病。

（二）药物预防

也可以作为一种应急措施来预防传染病的传播。但药物预防作用时间短，效果不巩固，易产生耐药性，因此其应用具有较大的局限性。

（三）个人防护

接触传染病的医务人员和实验室工作人员应严格遵守操作规程，配置和使用必要的个人防护用品。有可能暴露于传染病生物传播媒介的个人需穿戴防护用品如口罩、手套、护腿、鞋套等。

第十二章

医护人员的防护与职业暴露

第一节　防护原则与级别

医护人员的防护技术是指正确规范地使用防护器材，阻止医务人员与病原体或受到病原体污染物品直接接触，避免发生医院感染或疾病传播的方法。主要包括手卫生或手消毒，正确使用口罩、手套、防护服、鞋套等物品器材。

一、防护原则

防护原则应实行标准化预防措施与方法，并根据工作性质与环境的危险性程度进行分级防护，采取相应的、符合规范要求的且适宜可行的防护措施。任何过度防护或消极防护的做法，都应及时纠正。

二、防护的级别

（一）一级防护

适用于初筛门诊、发热门（急）诊的医务人员。医务人员工作时，应穿工作服、隔离衣，戴工作帽和防护口罩，必要时戴乳胶手套。对于传染性较强的传染病，工作人员应穿防护服，采集咽拭子核酸时，应戴防护面罩和眼罩。

（二）二级防护

适用于进入留观室、专门隔离病区的医务人员，接触患者分泌物、排泄物、使用过的物品和从患者身上采集各种标本的医务人员，以及转运患者的医务人员和司机等。进行上述工作时，医务人员必须戴防护口罩，穿工作服、防护服或隔离衣、鞋套，戴手套、工作帽。

（三）三级防护

适用于为患者实施吸痰、气管插管和气管切开的医务人员。基本要求：医务人员在做好二级防护的基础上，应当加戴面罩或全面型呼吸防护器。

三、严格执行手卫生规范

手卫生，即医务人员对手部进行清洁与消毒的方法与过程。它是进行医院感染预防控制最重要、最经济、最简便的措施之一。医务人员的手部清洁与消毒指征、方法及注意事项，应遵照 WS/T 313—2009《医务人员手卫生规范》的标准要求严格执行。

第二节　标准预防

标准预防是指基于患者血液、体液、分泌物、非完整皮肤和黏膜均可能含有感染性因子的原则，将患者血液、体液、分泌物、排泄物（汗液除外）均视为具有传染性，在接触上述物质、黏膜与非完整皮肤时必须采取相应的隔离措施。

一、标准预防的原则

标准预防的原则为：①既要防止呼吸道疾病传播，也要防止非呼吸道疾病传播；②既要保护医务人员，也要保护患者；③根据疾病传播特点采取相应的隔离措施；④所有医疗机构均应普遍遵循标准预防原则，标准预防措施应覆盖诊疗活动的全过程。

标准预防措施包括传染病患者、传染病医院和感染性疾病科医务人员在内所有患者、医院和医务人员；同时，感染性疾病有潜伏期、窗口期和隐匿性感染特点，在出现临床症状前就已具有传染性，故不仅要对明确诊断的患者采取隔离防护措施，还应覆盖诊疗活动全过程。

二、标准预防的管理要求

（一）防护准备

医务人员从事医疗活动前，应树立标准预防理念，掌握标准预防具体措施、应用原则和技术要求。医疗机构必须做好环境设置和管理以及提供充足、符合标准、能应对各种暴露风险所需要的防护用品等。

1. 在医务人员频繁操作的医疗活动场所和出入口，应设置流动水洗手池、非手触式水龙头，配备手消毒剂和干手纸巾等手卫生设施。

2. 在高风险病区、隔离病区或传染病区应设有专门的防护更衣区域。

3. 防护更衣区域除了配备上述防护用品外，还应设置穿衣镜靠椅（靠凳）、污衣袋、医疗废物桶及沐浴设施等。

4. 所有防护用品均应符合国家相关标准，按不同型号进行配备，并便于取用。

5. 防护更衣区的出入口张贴防护服的穿脱流程图。

6. 制订更衣区域的清洁消毒制度与流程，明确岗位职责。

（二）手卫生管理

医务人员手卫生是标准预防措施中的重点环节，在日常诊疗中应严格遵循《医务人员手卫生规范》，无论何时何地，一旦接触了可疑血液、体液、分泌物、排泄物等物质以及被其污染的物品后，应当立即洗手或手消毒。进行高风险操作或无菌操作时应戴手套，改变操作部位或目的时应及时更换手套，脱去手套后应立即进行手卫生。医务人员应接受系统的职业防护培训，养成良好的手卫生习惯，将接触传播的风险降到最低。

三、额外预防

额外预防理念是在标准预防的基础上，结合医务人员操作中可能暴露的风险强度和情形，从安全需求的角度提出的一种防护方法。

（一）额外预防原则

1. 安全、有效、科学、方便、经济的原则，采取按需配备和分级防护。

2. 所有人员必须遵循公众意识。

3. 面向所有医务人员，均需参加培训、考核。

4. 防护措施始于诊疗之前而不是诊断明确之后。

5. 违规必纠。

（二）额外预防的方法

1. 基本防护

（1）每位医务人员必须遵守的基本措施。

（2）适用于诊疗工作中所有医务人员（无论是否有传染病流行）。

（3）防护配备：医用口罩、工作服、工作鞋、工作帽。

（4）防护要求：遵循标准预防的理念；洗手和手消毒。

2. 加强防护　在基本防护的基础上，根据感染暴露的风险加强防护措施。防护对象：可能接触患者血液、体液或接触血液体液污染的物品或环境表面的医、药、护、技、工勤等人员；进入传染病区域、留观室、病区的医务人员（传染病流行期）；转运传染病患者的医务人员、病区的医务人员（传染病流行期）；转运传染病患者的医务人员、实验室的技术人员和其他辅助人员、工勤人员或司机等。防护配备：医用手套、医用外科口罩、医用防护口罩、护目镜、防护面屏、防护服、隔离服、鞋套和靴套等。

3. 严密防护　对于感染风险特别严重者需在加强防护的基础上，额外增加更为严密的措施。防护对象为甲类传染病、新发再发传染病或原因不明的传染病患者进行如气管切开、气管插管、吸痰等有创操作时；为传染病患者进行尸检时。防护要求：在加强防护的基础上，增加使用全面型防护器等有效的防护用品。

第三节 常用防护用品

一、口罩

口罩是保护医务人员和其他人群或患者呼吸道免受有害粉尘、气溶胶、微生物及放射性灰尘伤害的保护性用品。其作用与目的在于预防经空气、飞沫传播的疾病。戴口罩还可以减少患者的血液、体液等传染性物质喷溅于医护人员的面部，尤其是口腔及鼻腔，也可防止医务人员将病原体经呼吸道传播给患者。

（一）分类与特点

常用口罩可分为纱布口罩、医用普通口罩、医用外科口罩、医用防护口罩等。纱布口罩可阻止一部分病毒侵袭，但此种口罩的结构与人面部密合性差，防毒效能相对较差。医用普通口罩对液体飞溅阻隔较小，密合性较差，非油性颗粒物过滤率低。标准的外科口罩分 3 层，外层有阻水作用，可防止飞沫进入口罩里面。中间层具有过滤作用，过滤空气中大于 5μm 颗粒≥90%，近口鼻的内层用以吸湿。医用防护口罩，如 N95（KN95）口罩，KN95 是中国标准符合 GB2626—2006 中规定的级别之一的口罩，N95 是美国国家职业安全卫生研究所（NIOSH）认证的口罩。N95 和 KN95 两种防护口罩防护性能较好，差别不大，密合性较好，对空气直径中小于 3μm 的非油性颗粒物过滤效率均≥95%。

（二）选择要求

选择口罩应符合 GB19083—2010《医用防护口罩技术要求》、YY0469—2011《医用外科口罩》、YY/T0969—2013 和 GB19084—2003《普通脱脂纱布口罩》的规定标准，其中《医用防护口罩技术要求》规定口罩滤料的颗粒过滤率应不小于 95%。

（三）应用指征

总体上应该根据不同的具体诊疗操作要求，选用不同的口罩。一般医疗活动，可佩戴纱布口罩、医用普通口罩、医用外科口罩。在手术室工作、护理免疫功能低下的患者和进行体腔穿刺时，应佩戴医用外科口罩。接触经空气、飞沫传播的呼吸道疾病感染患者时，必须佩戴医用外科口罩或医用防护口罩。

（四）佩戴方法

医用外科口罩佩戴方法：将口罩下方带系于颈后，将口罩上方带系于头顶上方，将双手指指尖放在鼻夹上，从中间位置开始，用手指向内按压，并逐步向两侧移动，根据鼻梁形状塑造鼻夹，根据颜面部形状，调整系带的松紧度。医用防护口罩佩戴方法：用一只手托住防护口罩，有鼻夹的一面背向外，将防护口罩罩住鼻、口及下颌，鼻夹部位向上紧贴面部，用另一只手将下方系带拉过头顶，放在颈后双耳下，再将上方系带拉至头顶，将双手指指尖放在金属鼻夹上，从中间位置开始，用手指向内按鼻夹，并分别向两侧移动和按压，根据鼻梁的形状塑造鼻夹。

（五）注意事项

使用医用防护口罩或外科口罩时，不要用一只手捏鼻夹，以防止口罩鼻夹处形成死角漏气，降低防护效果。外科口罩只能一次性使用，口罩潮湿后应立即更换，口罩受到患者血液、体液污染时应随时更换。每次佩戴防护口罩进入工作区域之前，应进行密合性检查。检查方法：将双手完全盖住防护口罩，快速地呼气，若鼻夹附近有漏气，应按佩戴方法步骤"调整鼻夹项"的方法，重新调整鼻夹位置，若漏气位于四周，应调整到不漏气为止。纱布口罩应保持清洁，定期更换、清洁与消毒，遇污染时应及时更换。医用防护口罩的效能持续应用6～8小时，遇污染或潮湿，应及时更换。

二、护目镜、防护面罩

护目镜是防止患者的血液、体液等具有传染性物质溅入佩戴者眼部的专用防护用品。其作用在于医务人员进行诊疗护理操作过程中，为有效防止患者血液、体液等物质溅入眼睛、面部皮肤及黏膜，提供屏障保护。

（一）分类

根据其形状和作用，可分为护目镜、防护面罩。

（二）选择要求

选择护目镜应符合（DB11/188—2003）《医用防护镜技术要求》技术标准，如顶焦度、棱镜度偏差、色泽、可见光透射比、抗冲击性能、耐腐蚀和消毒性能等应符合规定。防护眼镜及防护面罩应有弹性佩戴装置。

（三）防护眼镜、防护面罩的应用指征

1. 在进行诊疗、护理操作时，可能发生患者血液、体液、分泌物等喷溅时，如内镜检查、口腔科治疗等。

2. 近距离接触经飞沫传播的传染性疾病患者时。

3. 为呼吸道传染患者进行气管切开、气管插管等近距离操作，可能发生患者血液、体液、分泌物喷溅时，应使用全面型防护面罩。

（四）注意事项

在佩戴护目镜或防护面罩前，应检查护目镜是否有破损，佩戴装置是否有松动等问题，每次用后应及时进行清洁与消毒。

三、手套

手套是防止病原菌通过医务人员的手在人群中播散和污染环境的防护用品。

根据操作目的不同可将手套分为清洁手套和无菌手套两类。佩戴手套可以预防医务人员手上的病原微生物传播给患者或预防患者将自身的病原微生物传播给医务人员，以及预防医务人员手上的病原微生物污染环境。

（一）标准要求

选择使用的手套应是符合 GB 10213—2006《 一次性使用橡胶检查手套》和 GB 7543—2006《一次性使用灭菌橡胶外科手套》的技术标准要求的产品。

（二）应用指征

医务人员接触患者的血液、体液、分泌物、排泄物、呕吐物和污染物品时，应戴清洁手套。无菌手套的应用指征：医务人员在进行手术时，或为患者进行侵入性诊疗技术等无菌操作，以及接触患者破损皮肤、黏膜时，应佩戴无菌手套。

（三）戴脱方法

打开手套包，一只手掀起口袋的开口处，另一只手捏住手套翻折部分（手套内面）取出手套，对准五指戴上；掀起另一只袋口，使已戴着无菌手套的手指插入另一只手套的翻边内面，将手套戴好。然后将手套的翻转处套在工作衣袖外面。脱手套的方法：一只手捏住手套污染面的边缘将手套脱下，用脱下手套的手握住另一只手套清洁面（内面）的边缘，将手套脱下。

（四）注意事项

在日常诊疗护理工作中，应根据不同的需要，选择合适种类和规格的手套，一次性手套只能一次性使用。在不同的患者之间进行操作应更换手套，操作完成后脱去手套，应按规定程序与方法洗手，戴手套不能替代洗手，必要时进行手消毒。戴手套操作中，如发现手套有破损时应立即更换，戴无菌手套时应防止手套污染。

四、隔离防护服

隔离防护服是指为医务人员在工作时接触到传染性疾病患者的血液、体液、分泌物、排泄物等情况下，提供阻隔保护作用的防护用品。一般分为一次性防护服和隔离衣两类，防护服有分体隔离防护服和连体隔离防护服两种，隔离衣有一次性使用和棉布隔离衣两种。其作用为：预防医务人员受到患者血液、体液和分泌物的污染，同时预防患者之间的交叉感染和特殊易感患者受到感染。

（一）标准要求

选择一次性隔离防护服，应符合 GB 19082—2009《医用一次性防护服技术要求》的规定标准，防护服应具有良好的防水性和抗静电作用，过滤效率高，对皮肤无刺激性，穿脱方便，接合部严密，袖口、足踝口应为弹性收口。一般棉布隔离防护衣应后开口，身长可超过工作服或长可及膝，清洗消毒后可重复使用。

（二）应用指征

主要用于下列情形：可能受到患者血液、体液、分泌物、排泄物污染时；对患者实行保护性隔离时，如护理大面积烧伤患者、骨髓移植患者以及大创面换药时；对感染性患者如传染病患者、特殊耐药菌感染患者实施隔离时。

（三）隔离衣与防护服的穿脱方法

1. 穿一次性隔离衣　右手提衣领，左手伸入袖内，右手将衣领向上拉，使左手露出。换左手持衣领，右手伸入袖内，使右手露出，注意切勿触及面部。两手持衣领，由领子中央顺着边缘向后系好颈带。再扎好袖口。将隔离衣一边约在腰下 5cm 处渐向前拉，见到边缘捏住。同法捏住另一侧边缘。将腰带在背后交叉，回到前面将带子系好。可先扎袖口，衣后边缘一边压另一边。

2. 脱一次性隔离衣　解开腰带，在前面打一活结。解开两侧袖带，将袖带塞入袖襟内，充分暴露双手，进行手消毒。消毒双手后，解开颈后带子，双手持带将隔离衣从胸前向下拉。右手捏住左衣领内侧清洁面脱去左袖。左手捏住右侧衣领内侧下拉使右袖脱下，将隔离衣污染面向里，衣领及衣边卷至中央，放入污衣袋消毒清洗后备用。

3. 穿可重复使用的隔离衣　右手提衣领，左手伸入袖内，右手将衣领向上拉，使左手露出；换左手持衣领，右手伸入袖内，使右手露出，注意切勿触及面部；两手持衣领，由领子中央顺着边缘向后系好颈带；再扎好袖口；将隔离衣一边约在腰下 5cm 处渐向前拉，见到边缘捏住；同法捏住另一侧边缘；双手在背后将衣边对齐；向一侧折叠，一只手按住折叠处，另一只手将腰带拉至背后折叠处；将腰带在背后交叉，回到前面将带子系好。脱可重复使用的隔离衣：解开腰带，在前面打一活结；解开两侧袖带，将袖带塞入袖口内，充分暴露双手，进行手消毒；解开颈后带子；右手伸入左手腕部套袖内，拉下袖子过手；用遮盖着的左手握住右手隔离衣袖子的外面，将右侧袖子拉下；双手转换渐从袖管中退出，脱下隔离衣；左手握住领子，右手将隔离衣两边对齐，若挂在污染区，污染面向外，否则污染面向里。

4. 一次性防护服的穿脱方法　使用一次性防护服，无论是连体的，还是分体的防护服，原则上应先穿下衣，再穿上衣，然后戴好帽子，最后拉上拉链。

5. 脱分体防护服时　应先将拉链拉开；向上提拉帽子，使头部脱离帽子；脱袖子，脱下上衣将污染面向里放入医疗废物袋；脱下衣，由上向下边脱边卷，污染面向里，脱下后放入医疗废物袋。

6. 脱连体防护服时　先将拉链拉到底；向上提拉帽子，使头部脱离帽子，脱袖子；从上向下边脱边卷；脱下衣，将污染面向里脱下后放入医疗废物袋内。

（四）注意事项

穿防护服之前，要检查防护服有无破损；穿着防护服时，勿使衣袖触及面部及衣领，防护服有渗漏或破损应立即更换；穿防护服后只限在规定区域内进行操作活动，脱防护服时要注意避免污染。

五、鞋套

鞋套按形状可分为靴型鞋套和鞋型鞋套两类。鞋套应具有良好的防水性能，且一次性应用。使用鞋套的目的是防止医务人员的工作鞋、袜受到患者血液、体液等物质的污染，同时也可以预防污染清洁的环境。鞋套主要用于从清洁区进入污染区和（或）进入重点保护区时。鞋套只限于在规定区域内使用，离开该区域时应将鞋套脱掉，鞋套如有破损应及时更换。

六、防水围裙

防水围裙也称防渗透围裙，根据材质分为可复用的塑胶围裙和一次性防水围裙两类。其作用是有效防止患者血液、体液、分泌物及其他污染物质浸湿、污染工作服。防水围裙主要用于清洗内镜、医疗器械时，以及可能被患者血液、体液、分泌物及其他污染物质喷溅时的诊疗护理操作。使用防水围裙时应注意：一次性防水围裙必须一次性使用，受到明显污染时应及时更换。重复使用塑胶围裙后，应及时清洗与消毒，围裙如有破损或渗透应及时更换。

七、帽子

医用帽子根据制作材质的不同分为一次性帽子及布类帽子两类。其作用主要是预防医务人员受到感染性物质污染，以及防止微生物通过头发上的灰尘、头皮屑等途径污染环境和物体表面。医用帽子主要用于下列情形：进入洁净环境前、进行无菌操作时、接触患者时和进行诊疗技术操作时。使用时，布制帽子应保持清洁，定期更换与清洁，如被患者血液、体液污染应随时更换，一次性帽子不得重复使用。

第四节 医务人员进出隔离区流程

一、隔离病区穿戴防护用品程序

1. 通过员工专用通道进入清洁区，认真洗手后戴医用防护口罩、一次性帽子或布帽，换工作鞋袜，有条件的可以更换刷手衣裤。

2. 在进入潜在污染区前穿工作服、手部皮肤有破损或疑似有损伤者戴手套进入潜在污染区。

3. 在进入污染区前脱工作服，换穿防护服或隔离衣，加戴一次性帽子和一次性医用外科口罩（共穿戴两层帽子、口罩）、护目镜、手套、鞋套。

二、隔离区脱摘防护用品程序

1. 离开污染区前、应当先消毒双手、依次脱摘护目镜、外层一次性医用外科口罩和外层一次性帽子、防护服或隔离衣、鞋套、手套等物品：分置于专用容器中，再次消毒手，进入潜在污染区，换穿工作服。

2. 离开潜在污染区进入清洁区前，先洗手与手消毒，脱工作服，洗手和手消毒。

3. 离开清洁区前，洗手与手消毒，摘去里层一次性帽子或布帽、里层医用防护口罩，沐浴更衣，并进行口腔、鼻腔及外耳道的清洁。

4. 每次接触患者后立即进行手的清洗和消毒。

5. 一次性医用外科口罩、医用防护口罩、防护服或隔离衣等防护用品被患者血液、体液、分泌物等污染时应当立即更换。

6. 下班前应当进行个人卫生处置，并注意呼吸道与黏膜的防护。

三、隔离缓冲区更衣要求

隔离缓冲区（医务人员更衣）应注意到医务人员穿脱个人防护用品的便捷性与舒适性；隔离缓冲区应配备手卫生设施、更衣柜、穿衣镜、流程图、防护物品柜等；个人防护用品脱除区应考虑到医务人员脱除污染防护服时身体的稳定性，如增加靠凳或靠椅；淋浴区与卫生间应设置在医务人员流程便捷处，保证良好的通风。

第五节　职业暴露与处置

职业暴露是指医务人员从事诊疗、护理等工作过程中意外被病毒感染或是被患者的血液、体液污染了皮肤黏膜，或被含有病毒的血液、体液污染的针及其他锐器刺破皮肤，有可能被感染艾滋病、乙型肝炎、丙型肝炎等情况。

一、职业暴露的原因

1. 对锐器伤的认识不足，预防意识疏忽。

2. 医疗操作不规范，未执行安全操作法。

3. 锐器盒容量不足或过满，针头锐器外露，或医务人员未执行标准预防，在处理医疗废物时被锐器刺伤。

4. 因未与患者有效沟通及配合，致使医护人员在手术、扎针、拔针等操作时被患者无意动作致伤。

5. 医护人员专业技术操作不熟练，在处理输液器针头等锐器时注意力不集中。

6. 医务人员工作紧张、人手不足、劳动强度过大、身心疲劳，容易发生职业暴露。

二、职业暴露的防范措施

1. 加强职业暴露的安全教育和专业培训。

2. 建立完善操作流程，规范医疗操作行为，推广安全操作方法。

3. 建立良好的监控机制，设立临床一线感染监控员，加强监督检查，减少或杜绝各种危险的不规范的操作行为。

4. 重视重点医护人群的保护，合理安排值班，专人带教管理，改善医疗条件，提供足量安全有效的防护用品。

5. 职业暴露发生后，立即启动紧急预案，提供科学可行的保护措施。

6. 做好职业暴露者的心理疏导和隐私保护，确保治疗和随访的依从性。

三、处理步骤

（一）局部紧急处理

1. 皮肤或黏膜污染时，立即用肥皂液和流动水清洗污染的皮肤，用生理盐水冲洗黏膜。

2. 如有伤口，在伤口旁端轻轻挤压，尽可能挤出受损处的血液，再用肥皂液和流动水清洗，禁止在伤口局部按压。

3. 伤口冲洗后，用 75%乙醇或 0.5%碘伏进行消毒，并包扎。

4. 被暴露的黏膜应反复用生理盐水冲洗干净。

（二）报告与记录

1. 及时报告主管部门。

2. 报告内容：事情的发生时间与经过、暴露方式和暴露的具体部位及损伤程度；暴露源种类如血液或其他体液、培养液等；处理方法及处理经过。

3. 填写针刺伤报告表。医务人员发生职业暴露后，应及时填写锐器伤登记表，报告医院感染控制科，并根据有关规定做好相应的化验检查、疫苗接种及预防性用药。

四、常见传染病职业暴露后的处置

（一）乙肝病毒暴露后处置

1. 患者 HBsAg 阳性，暴露者如已知抗-HBs＞10mU/ml 者，可不进行特殊处理，如未接种乙肝疫苗或接种过乙肝，但抗-HBs＜10mU/ml 者，应立即予以注射

HBIG（乙型高价免疫球蛋白）200～400U，同时在不同部位注射一针乙肝疫苗（20μg），于1个月和6个月后分别接种第2针、第3针疫苗（各20μg）。

2. 患者HBsAg阴性，如果暴露者未做过乙肝疫苗接种或抗HBs阴性，可予以乙肝疫苗接种。

3. 患者情况不明或无法检测，暴露者未接种过乙肝疫苗或抗-HBs＜10mU/ml者，可予以HBIG+接种乙肝疫苗；如果抗-HBs＞10mU/ml者阳性，则无须处理。一般随访在3个月、6个月后检测"乙肝二对半"、HBV DNA定量及肝功能。

（二）HIV暴露后处置

医务人员发生HIV职业暴露后，应在有经验的专家指导下，根据其暴露后级别、暴露源的病毒载量水平进行评估和确定，并做出相应处置。

1. 开始给药时间 暴露后开始用药时间越早越好，最好不要超过24小时，但即使超过1～2周也应用药。

2. 疗程 用药28日。

3. 选择药物 过去用拉米夫定300mg，每日2次，用药28日；现在选用艾生特+舒发泰，每日1次。最好在暴露后2小时内服用，但1天内也有较好阻断作用。

4. 阻断效果 可以减少81%的危险。一般在暴露后4周、8周、3个月、6个月查抗HIV、血常规等。

（三）HCV病毒暴露后处置

丙肝病毒（HCV）暴露后目前无推荐方案，暴露者应进行适当的咨询、检测和随访。一般在暴露后4～6个月复查抗HCV、HCV-RNA及肝功能等。

（四）梅病暴露后处置

予以苄星青霉素，120万U，肌内注射，每周1次，连用2～3周。一般停药后1个月、3个月进行血清检测USR。

参考文献

林小田，周赤龙，孙剑，2011.传染病诊治新概念.北京：军事医学科学出版社.

王宇明，李梦东，2017.实用传染病学. 第4版.北京：人民卫生出版社.

黄建始，2003.传染病与生物恐怖.中华传染病杂志，21（5）：375-376.

国家卫生和计划生育委员会，2017.人感染H7N9禽流感诊疗方案. 中国病毒学杂志，7（1）:1-4.

炎龙，2020.美国担忧禽流感病毒成为武器.科学探索：65-66.

陈叶，王萍，刘芳炜，等，2017.埃博拉出血热研究进展.中国公共卫生，33（1）：170-172.

中华人民共和国国家卫生和计划生育委员会，2014.埃博拉出血热防控方案（第2版）.全科医学临床与教育，12（5）：483-486.

中华人民共和国国家卫生和计划生育委员会，2016.黄热病诊疗方案（2016年版）.传染病信息，29（3）： 2-3.

韩松，王雪萍，王军红，2019.东亚地区汉坦病毒的流行病学特征及其军事意义.实用医药杂志，36（10）：865-868.

理查德•扎克斯，2002. 西方文明的另类历史. 李斯，译. 海口：海南出版社，2002.

佟立波，曹玮民，李申龙，等，2019. 1992—2018年军队血吸虫病疫情报告分析.解放军预防医学杂志，（9）： 7-8,12.

关武祥，陈新文，2016. 新发和烈性传染病的防控与生物安全.中国科学院院刊， 31（4）： 423-430.

张斯钰，罗普泉，高立冬.2012.中国重点新发传染病的流行现状与应对策略.中国疾病控制中心，16（10）：892-896.

吴诗品，2017.防控新发传染病. 人类的永恒课题.新发传染病电子杂志， 2（1）:1-3.

林枚，李永红， 董柏青，2010.Current status of predicting an preparedness of communicable diseases in China J.中国热带医学，10（3）：308-310.

翟志光，2012.传染病预测预警方法及应用进展（一）.中国中医药现代远程教育，10（18）：159-162.

翟志光，2012.传染病预测预警方法及应用进展（二）.中国中医药现代远程教育，10（16）：161-163.

曲江文，2014.传染病预测预警方法的研究进展.医学与社会， 27（10）：13-15.

涂濛，2011.突发公共卫生事件应急管理体系研究:美国经验的审视.改革与开放，2：88.

陈子姝，2019.突发公共卫生事件的流行病学澈查及应急处理措施分析.中国健康标准管理，7（11）：6-7.

张向明，2013.应对突发公共卫生事件的健康教育策略.慢性病学杂志，14（7）：529-534.

金丽平，2019.传染病突发公共卫生事件预防控制策略探讨.心理月刊，1（14）：183-184.

陈新丽，刘卫华,2014.传染病医院医务人员职业暴露原因及防护对策.中华实验和临床感染病杂志,8(2):101-103.

张生琴，2012.传染病院职业暴露原因分析及防护措施.卫生职业教育，30（20）：113-114.